不忘流派初心

发展中医事业

米烈漢题

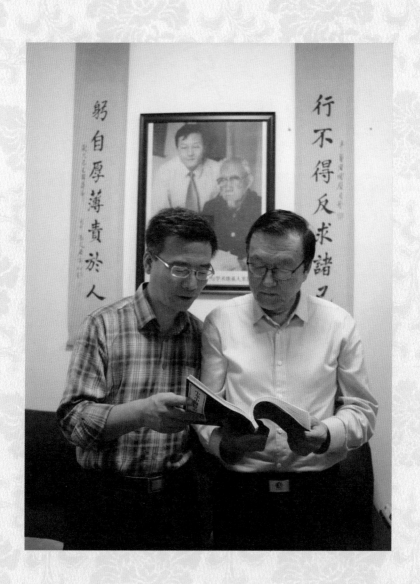

长安米氏内科流派证治丛书

集珠成钏

——米烈汉经验拾粹

主 编 路 波

编 者 田 萌 杭 程 柯 婷
沈 璐 白小林 杨明丽
李 群 田文红 谢晓丽
肖 洋

世界图书出版公司

西安 北京 广州 上海

图书在版编目（CIP）数据

集珠成钏:米烈汉经验拾粹 / 路波主编. —西安:世界图
书出版西安有限公司,2018. 9
（长安米氏内科流派证治丛书）
ISBN 978 - 7 - 5192 - 4687 - 7

Ⅰ.①集… Ⅱ.①路… Ⅲ.①中医内科—中医临床—
经验—中国—现代 Ⅳ.①R25

中国版本图书馆 CIP 数据核字(2018)第 195891 号

书 名	集珠成钏:米烈汉经验拾粹	
	JIZHU CHENGCHUAN:MI-LIEHAN JINGYAN SHICUI	
主 编	路 波	
责任编辑	胡玉平	
装帧设计	绝色设计	
出版发行	**世界图书出版西安有限公司**	
地 址	西安市北大街85号	
邮 编	710003	
电 话	029 - 87214941　87233647(市场营销部)	
	029 - 87234767(总编室)	
网 址	http://www.wpcxa.com	
邮 箱	xast@ wpcxa.com	
经 销	新华书店	
印 刷	西安牵井印务有限公司	
开 本	787mm×1092mm　1/16	
印 张	20.5　插页1	
字 数	350 千字	
版 次	2018 年 9 月第 1 版　2018 年 9 月第 1 次印刷	
国际书号	ISBN 978 - 7 - 5192 - 4687 - 7	
定 价	68.00 元	

医学投稿　xastyx@163.com　‖029 - 87279745　87284035
☆如有印装错误,请寄回本公司更换☆

前　言

米烈汉先生是长安米氏内科流派的代表性传承人。他奉仁爱，尚节义，谦处世，重躬行，上研灵素五典，下逮明清百家，传承家学衣钵，发扬师辈学说，学养根深叶茂，医术高超精妙。他以高尚的医德赢得了广大群众的信任，以精湛的医术博得众多患者的赞誉，以精诚的执着坚定了后学对中医的信心；以广博的才学点教弟子辨证遣方的能力。笔者有幸跟随米烈汉先生学习，十余年来，深刻体会到名老中医是中医理论、前人经验与当今实践相结合解决临床疑难问题的典范，他们代表着当前中医临床和学术的最高水平，是当代中医学术发展的杰出代表，是中医药伟大宝库的重要财富。在完成长安米氏内科学术流派传承工作室建设项目过程中，我们更加深入地领略到黄竹斋、米伯让、米烈汉等名老中医深邃的学术思想对临床思辨的指导性与宝贵的临证经验在辨证施治过程中的实用性。

本书是笔者汇集跟师所见所学，归纳先生经验编成，由传略医话篇、学术研究篇、临证经验篇、论文荟萃篇四部分组成。

米烈汉先生出生于中医世家，但他的从医道路却曲折坎坷。严格的家教和艰辛的历程造就了他大仁、大智、大勇的儒医品格。多年来他不但坚持奉献在"医、教、研"第一线，还积极参政议政，在陕西和全国"两会"上共提议案、提案70余件，为重塑陕西中医辉煌、弘扬祖国传统文化做出了贡献。我们将他的传略、有关学习和传承中医学术的观点汇入"传略医话篇"。

米烈汉先生继承其父米伯让老先生"中医临证优选法"思想并加以发扬和提高，形成了"临证优选，重抓主症；细辨脉舌，详审有无；会通用方，适度加减"的诊疗思路和技术特色。"中医临证优选法"为准确、高效地进行临床决策提供了良好的思路和方法，先生宝贵而丰富的临床经验确为活人之法。故我们在跟师临证学习的同时，努力探求老师临证思维和经验的规律性，并不揣谫陋将这些具有临证指导意义的学术思想和特色汇集成"学术研究篇"。

笔者随师学习十余年，侍诊期间见闻了众多临床验案，积累了大量病历资料。我们将这些散见于验案和资料中却又贵如玑珠的经验加以提炼，汇集成"临证经验篇"。篇中笔者在"中医临证优选法"思想的指导下，以验案、病历为素材，归纳米烈汉先生"抓主症"经验编为"临证优选备要"；汇总先生"会中西、通古今"古方今用的经验，按"发散、攻下、消散、和解、温里、清里、补益、固涩"八法编为"会通用方要点"；集合先生擅长诊疗病种经验方案十余种，编为"辨治经验方案"。

米烈汉先生潜心数十年对米伯让学术思想进行整理和挖掘，发扬光大米伯让先生的学术思想，并结合自己的中医实践对一些疑难杂症进行专题研究，撰写了大量的专著和论文。在米烈汉老师的带领下，有数十位学生加入流派研究行列，学生们通过计算机网络、影像等技术，客观规范地采集临床诊疗信息，开展临床研究及数据处理。学生们努力将理论与实践、定性与定量、前瞻研究与回顾研究相结合，传承弘扬流派学术观点和经验，并撰写成文。为直观、多角度地展现米氏内科的学术观点，收录相关论文编入"论文荟萃篇"。

我们有幸跟随米烈汉先生学习，亲聆其谆谆教诲，受益无穷，今集玑珠之经验，成救人之法钏，虽然能力有限，但能够将米烈汉先生的学术思想和临床经验整理出版，也是对中医传承和发展工作做的一份答卷。不足之处敬请同道斧正。

编　者
2018 年 5 月

目 录

传略医话篇

一、铁肩悬壶耘杏林

米烈汉是一位温厚谦和、著作等身的学者型中医临床家，在他身上有着浓郁的中国传统文化气息和历史责任感。提及米烈汉，不能不提起他的父亲——我国当代著名中医学家米伯让先生，一个对米烈汉做人、治学产生过重大影响的人。

米伯让（1919—2000年），陕西泾阳人，著名中医临床家、理论家和教育家，陕西省中医药研究院创始人。少时因父病不治而发奋从医，后随关学大师张果斋研修经史，随近代名医黄竹斋潜心医学，他毕生治学，在中医基础理论、医史文献、临床研究等诸多领域均有突出贡献，曾长期担任陕西省中医研究所所长、陕西省中医药研究院院长、名誉院长，国家科委中医中药组组员，全国首批名老中医专家学术经验传承指导导师。他从医半个多世纪，以其精湛的中医理论功底和丰富的临床实践经验，为保护人民生命健康、发展中医药事业，付出了艰辛的努力，做出了突出的贡献。他在继承发扬祖国医学遗产，保护陕西医学历史文物古迹，支持社会慈善事业等方面也做了大量工作，深受三秦父老爱戴。特别是他对危害陕西人民生命健康的急性传染病、地方病，运用中医药治疗取得了惊人的疗效，为中医药治疗急性传染病创出了一条路子，受到了党和政府的重视和赞扬。他精湛的医术、严谨的治学、崇高的医德、深厚的国学底蕴、承古开新的学术思想影响了众多的医界学子，被尊为"医德楷模，后学典范"。

米烈汉在回忆父亲时，满含深情地说："父亲一生襟怀坦荡，是非分明，淳朴求实，敬业拼搏。在他身上表现出了热烈深沉的爱国精神，救死扶伤的博爱精神，顽强探索的创新精神，无私无畏的奉献精神，这是父亲给我们留下的一笔巨大而珍贵的精神财富。他一生在做人做事上，历来坚持要'首先做人'，这正是他在事业上取得众多成就的根本原因，也成为我一生做人做事的根本。他淡泊名利、心存济民思想，也回答了医者'学医为何，为何学医'的重大认识问题。父亲一生都在为发扬祖国传统医学事业积极奔走呼吁，由于当时的历史局限和他身体原因，他当时的很多想法没能实现，这不能不说是一个遗憾！"

出生于中医世家的米烈汉，受家庭熏染和父亲的言传身教，他从小立志学医，这也成为他为祖国传统医学事业献身的思想基石。米烈汉幼时身体羸弱，父亲为其取名"烈汉"，除寓意儿子身体健康、意志刚强之外，也有期待将来他在事业上有所作为的含义。

小时候父亲对其管教很严格，寒暑假期一有空闲时间，就让他反复抄写并背诵《阴阳五行》《汤头歌诀》《药性歌括四百味》《医学三字经》等医学经典，面对一大堆泛黄艰涩、枯燥无味的医学书籍，米烈汉表现出强烈的逆反心理，结果是经常被父亲罚站。随着岁月的流逝，在父亲的严加管束和悉心教导下，天资聪颖的米烈汉慢慢对玄妙的中医有了兴趣，也逐渐理解了父亲的良苦用心。米烈汉曾感慨地说："我兄弟五人，只有我一人继承了父亲的衣钵，也许当时父亲看到了我性格平和，适合从事中医。从这一点上看，父亲对从医之人有着严格的要求，十分慎重。"

"文革"期间，米伯让作为"资产阶级反动学术权威"被打倒，但他放心不下的还是米烈汉。1967年底，16岁的米烈汉在父亲的安排下，随陕西省中医研究所医疗队来到地处渭北高原的永寿县永平卫生院下乡，在随医疗队为群众医病的过程中，他看到了农村"缺医少药"的严峻现实和患病群众的疾苦，也就是在这个时期，米烈汉对"医病救人"有了更为深刻的理解和认识，从而坚定了他从事中医事业的决心和信心。1969年12月，米烈汉回到家乡泾阳县蒋路公社徐家岩村"上山下乡"，真正成为一名"赤脚医生"，开始为群众诊脉医病，白天背着药箱满山跑，晚上就着昏黄的油灯潜心钻研，凭着坚实的家学基础和自己的勤奋，为不少患者解除了病痛。在这里一待就是3年，生活的历练，人生的感悟，他逐渐从一个懵懂少年慢慢走向了成熟。

时隔40年，米烈汉回想起当年的"知青岁月"仍然是感怀不已。他动情地说："到现在我都无法忘记那个年月，忘不了那些淳朴善良的父老乡亲，忘不了他们病愈后感激的笑脸，更忘不了当时的那种血浓于水的医患深情！"

1971年，米烈汉离乡返城，被分配到临潼一家军工厂卫生所工作。在这里生活工作相对稳定，他如鱼得水，如饥似渴地学习工作，不断提升自己的能力和水平。在此期间，他先后在西安医学院、西安市西医离职学习中医提高班、北京师范大学学习深造。通过系统学习，视野更开阔了，知识更丰富了，思想境界进一步得到升华。1981年毕业后，组织上将他配备为米伯让先生的助手，主要从事米伯让先生的学术经验整理继承工作。1990年，国家为了抢救中医药文化遗产，由原卫生部、人事部、国家中医药管理局联合召开了继承名老中医专家学术经验拜师大会，省上有关方面经过慎重研究，决定将米烈汉定为米伯让先生学术继承人。从 1981 年至 1994 年，米烈汉在米伯让先生身边学习工作了 13 年，这个时期对米烈汉从医生涯产生了极其重要的影响。在这漫长的 13 年里，米烈汉对米伯让先生的医德、医风、医疗实践经验和学术思想进行了全面的继承。

1995 年，43 岁的米烈汉出任陕西省中医药研究院附属医院业务院长，在医院的建设上，他坚持内练素质、外树形象。在人才培养、医疗发展、业务创新等方面，制定了一系列规章制度，为促进医疗水平的提高，服务上新台阶他尽职尽责，为陕西省中医药研究院附属医院建设发展做出了积极贡献。在他和全院同志的共同努力下，2000 年医院被评为陕西省中医药管理局先进中医医院。

2000 年 2 月 8 日，对于米烈汉来讲是一个难忘的日子，他的父亲——一代大医米伯让先生——在纷飞的瑞雪中溘然长逝，在学习探索和服务人民的道路上走完了 81 年的清白人生。"父亲一生都注意自己的道德修养，把良好的医德作为一个医务工作者的最高追求。他常讲，做人求善，科学求真。晚年不顾年迈多病，仍念念不忘中医药事业发展，抱病著书立说，将其一生的经验整理成册，毫无保留地奉献给了社会……"忆及父亲，米烈汉眼含泪光。

2002 年，医院改制，米烈汉调任陕西省中医药研究院，任医务处处长。为了将米伯让先生的学术思想发扬光大，他专心投入到米伯让学术思想的研究整理之中，并结合自己的中医实践对一些疑难杂症进行专题研究。

在父亲的严格教育下和对自身的严格要求下，米烈汉在努力做好医务行政和科研工作的同时，时刻不忘自己医生的天职，在他的门诊室里常常挤满了慕名而来就诊的患者，他精心为患者诊治，耐心回答患者询问，常常为此拖延下班时间。一些外地患者还辗转找到他的办公室，每遇此他便放下手头工作，耐心为患者诊治。更令人感动的是，他还经常利用节假日休息时间到行动不便的患者家里免费上门服务，许多患者家属出于感激，要给他诊费或赠予礼品，都被他谢绝了。

1997 年，一名来自陕西泾阳农村的 17 岁少女，患颅内胶质细胞瘤手术后偏瘫，来医院求治，精神与经济的双重压力几乎使这个家庭陷入绝境。米烈汉得知情况后，带头捐出半个月工资，在他的带领下，医院同仁纷纷响应，给了患者及家属很大安慰和鼓励。这样的例子还有很多……

米烈汉还先后参加了数十次省政协、省中医学会、九三学社陕西省委组织的医疗扶贫活动，不仅整日忙着为患者诊治服务，还为特别贫困的家庭捐赠钱物及药品，此举多次受到省政协的表扬。米烈汉以精湛的医术，平易近人的态度、高尚的品德以及强烈的社会责任感，在患者心中树立了良好的形象，受到社会各界的一致好评，甚至有很多来自美国、比利时、新加坡、巴基斯坦等国家和港、澳地区的患者前来求治。此外，米烈汉对他的研究生和下级医师及进修实习人员都能严格要求，耐心指导，受到年轻同事的爱戴和尊敬。

从医 40 多年来，米烈汉在继承家学的基础上，潜心研究，精审临证，在中医内科疾病临床和研究方面多有心得，并有独到的建树。在临床上，尤其擅长糖尿病、哮喘、甲状腺功能亢进症、痛风、肺癌、肺纤维化、肝硬化腹水、肥胖病、骨质疏松症、大骨节病、更年期综合征等疑难杂病的中医诊疗。在长期的临床医疗和科研实践中，米烈汉始终恪守一个医生的职责，全心全意为患者提供精湛的医疗服务和关怀，40 多年来，经他治愈的患者不计其数，为此他也赢得了广大患者的信任和赞誉，彰显了一位当代名医的风范。

米烈汉高尚的医德、精湛的医术得到了社会各界的广泛关注和好评。1995年，被评为全国首届"中国百名杰出青年中医"，1997 年被确定为陕西省"三五"人才，1999 年被授予国务院特殊津贴专家，2000 年被授予陕西省"白求恩精神奖"先进个人，2001 年被授予陕西省有突出贡献专家，2002 年被原国家人事部、卫生部、国家中医药管理局确定为国家级名老中医药专家师带徒指导老师。2003 年被聘为研究生导师，2008 年被评为陕西省名中医，同年被原国家卫生部、人事部和国家中医药管理局授予"全国卫生系统先进工作者"称号。2011年在北京受到时任中共中央总书记、国家主席、中央军委主席胡锦涛，全国政协主席贾庆林亲切接见。2012 年被国家中医药管理局确定为全国名老中医药专家传承工作室建设项目专家。同年 12 月长安米氏内科流派传承工作室被国家中医药管理局确定为第一批全国中医学术流派传承工作室建设项目。

在学术研究方面，米烈汉先后出版了《米伯让先生医案》《中医防治十病纪实》《中医临床家米伯让》《气功疗养汇编》《四病证治辑要》《米伯让文集》等专著 30 余部（约 600 万字），在国家级和省级学术期刊上发表学术论文 70 余篇，并多次获得国家级和省级优秀论文奖。他先后承担了科研课题 10 余项，获陕西省政府西安市政府科技进步一、二、三等奖共 8 项；并主持完成国家 I、II 期临床新药观察 30 余项。

大骨节病是一种严重危害健康的地方病，在陕西永寿、彬县、麟游等边远地区发病率比较高。米烈汉为此多次深入病区调研，并经临床观察，研制了防治该病的有效中成药"滋骨片"，这一研究被列入陕西省"九五"地方病攻关计划。另外，他还研制出治疗骨质疏松症新药"壮骨滋肾片"和冠心病外治新药"三益冠心宝"。

作为陕西省艾滋病中医防治组组长，米烈汉多次带队深入艾滋病区，为患者认真诊治，并与他们握手交流，使患者深受感动。2003 年，"非典"肆虐，米烈汉依据米伯让先生的经验，拟定了防治"非典"中药处方，在多家报刊上刊登，受到群众的普遍欢迎，被评为抗"非典"先进个人。近年来，甲型 H1N1 流感频繁流行，米烈汉针对一些群众为预防甲流盲目吃药现象，在报刊上提出了"预防甲流，盲目吃药不可取"的观点，并从中医角度为大家提供了科学的预防方法和注意事项。

米烈汉说："父亲在世时经常告诫我们，中医要勤学苦练，敢于面对疑难重症，要为中医争气，要继承发扬祖国医学，要有大志向，要为中医药事业的发展呐喊、讲话，争当积极的令人崇敬的'卫道士'。过去对此理解不是很深刻，'静水流深'，多年之后，重温老人的教诲，才意识到重振中医药辉煌，是我们广大中医药工作者的一种历史责任！"

作为一名在中医药研究领域成就斐然的学者型专家，党和政府没有忘记米烈汉为陕西中医药事业发展所做出的贡献。从 1997 年起，米烈汉便担任九三学社陕西省委副主委，并连任陕西省政协七、八两届委员，陕西省十届人大常委，九三学社中央委员，2008 年当选第十一届全国政协委员。米烈汉虽然医务繁忙，他还是积极参政议政，关注社会，关注民生。针对陕西医务界存在的问题，他先后提出了尽快颁布《陕西省遗体捐献地方性法规》《陕西省艾滋病防治条例》《医疗救援需建立城乡一体化系统》等议案、提案 30 余件。特别是在省政协全会上关于《入世对医疗机构的影响及对策建议》的报告和在省人大常委会上《非典带来的反思及建议》的发言，受到了省上领导的高度重视和省人大代表、省政协委员的普遍好评。经他调研并起草的《关于完善农村合作医疗的建议》，在全国政协十届四次会议上作为九三学社中央委员会的提案提交，受到了九三学社中央和九三学社陕西省委的表扬。

弘扬祖国传统文化，重塑陕西中医辉煌。这不仅是以米伯让先生为代表的老一辈名老中医的一个愿望，更是陕西中医界的心声和共识，为此米烈汉经过广泛的调研论证，站在全局的高度提出《尽快颁布陕西省中医发展条例》《关于加快中医药立法》《关于建立健全中医行政管理体制》《尽快恢复"中国国医节"》等议案、提案，在陕西和全国"两会"上引起了广泛关注。在他参政议政的 20 年里，共提议案、提案 70 余件。

米烈汉说："改革开放以来，中医药事业得到了前所未有的发展机遇，中医药在全世界范围内产生了巨大影响，国际上出现了中医热，已有 100 多个国家和地区成立了针灸研究组织，研究、运用中医药的医生越来越多，这标志着中医药已经走向世界。但应该看到我们也面临着严峻的挑战，近年来，日本、韩国等一些国家和地区都一直在下功夫、下大本钱在研究中医基础理论和新药开发，这是值得我们关注的问题。中医药作为中华文明的重要标志，和中华民族有着不可分割的关系。时逢盛世，陕西发展中医药事业有着得天独厚的优势，可谓'天时、地利、人和'三者兼具。如何将传统中医药与充分运用现代科技方法有机结合起来，积极参与对中医药重大科学问题的研究，加强科技成果转化，使陕西中医药研究更上新台阶，是摆在我们中医药工作者面前的一道时代命题。'路漫漫其修远兮，吾将上下而求索。'我们坚信，随着陕西建设'西部强省'步伐的加快，在省委、省政府的正确领导下，在全省中医药工作者的共同努力下，陕西中医药事业一定会有一个辉煌灿烂的明天！"

米烈汉发扬祖国瑰宝及先辈之学可谓呕心沥血，米氏的学术精神在他的传承下生机勃勃、枝繁叶茂。他被评为全国第三、四、五批名老中医药师带徒导师，现国家中医药管理局、陕西省中医药管理局已批准成立了"名老中医米烈汉学术经验传承工作室""长安米氏内科流派传承工作室"，培养学术继承人数十名。悠悠岁月，薪火相传，一批秉承米烈汉老师医德和医术的后来人，正在为祖国的中医事业默默地奉献着自己的力量。正是：

> 悬壶济世救众生，直言铁肩担道义；
> 杏林耕耘四十载，自有硕果酬苦辛。

二、德馨艺精播仁道

米烈汉自幼受父教诲，奉行儒学，长期随父习医耳闻目染，行医过程中躬身力行，逐步形成了以"仁"为核心的医德观念和人文精神。他认为医者之仁体现在热爱祖国、忠于职守、孝敬父母、关爱兄弟、爱人如己、谦恭礼让、博闻多知、勇于担当、敏事慎言、惠施苍生等方面。

医儒相通，"医乃仁术"与"仁者爱人"如出一辙。"仁"的根基是对生命的敬重。"天覆地载，万物悉备，莫贵于人"和"人命至重，贵于千金"是米烈汉的口头禅。面对至重之生命，医者之仁就是勇于担当。他常引"仁者必有勇"自勉，同时用"君子有勇而无义为乱"自律。他要求自己和学生临证遇到危险时不得瞻前顾后，自虑吉凶；但一定要尊重科学，做好防护。一件小事让我对老师强调的"仁勇"有了深刻的认识。

2007年秋，我接到米烈汉老师的一个电话，通知我随他到山阳县对艾滋病患者进行巡诊。

艾滋病是一种目前无法治愈、致死率极高的传染病！我对它有一种莫名的恐惧。我有心不去，但又不好意思推托，于是就硬着头皮随老师踏上了行程。

"山阳县的艾滋病患者有十几个人，是一个特殊的群体。他们都是因为贫困再加上无知，被人骗到外省参加地下采血活动，感染上了这病。多亏省政府对他们极其重视，组织中西医专家对他们进行免费治疗，他们的病情目前控制良好。

我作为中医专家组成员已经给他们看了 1 年多了。"老师似乎看出了我的担忧，在路上对我说，"开始，省中医药管理局给我下达任务时我也没有把握，但考虑到这些患者的境况，我还是接受了这个任务。艾滋病是可怕，但只要做好防护，就没有啥可怕的了。"

车在崎岖的山路上行走 4 个多小时后，我们一行来到秦岭腹地一个小山村。一位中年男人热情地从屋里迎了出来，老师紧走两步和他握手，我跟在老师身后。当老师开始仔细询问他的病情时，我才知道他就是一位艾滋病患者！这是我第一次见到艾滋病患者。可怕的艾滋病病毒就在他体内滋长，我离艾滋病病毒就这么近，我不由得后退了半步。可看到老师和患者相距只有半米左右，并且非常投入地询问病情，把脉、观舌，我停止了后退。

这时老师叫我到他身边，指导我给患者把脉、观舌。我当时心情复杂，未能投入，患者舌脉如何，竟然全无印象。

随后，我们上车前往下一个患者家。在路上老师说："这些患者都很自卑，医生的一点点迟疑都可能被他们理解为嫌弃，他们有可能因此而放弃治疗。那样一条命，乃至一个家就可能毁了。作为医生，但凡有一点希望，就不能轻言放弃……"

老师的言行让我真正体会到了"知者不惑，仁者不忧，勇者不惧"的精神内核。我们挨家挨户地走了两天，巡诊了所有的患者。后来，我也像老师一样，近距离地观察患者，并收集了许多有价值的病案资料。如今，此事已过去数年，每遇到棘手的临床问题，总感到有一双手推着我，阻止我退缩；每遇到危险或面临患者生死攸关之时，总有一句话萦绕在耳边："但凡有一点希望，就不能轻言放弃……"

面对至重之生命，医者之仁就是爱人如己。他的"仁爱"观一方面是行医时医者要做到推己及人，爱人如己；另一方面是习医时心怀仁德，追求真知。

米烈汉老师临证时，怀仁慈恻隐之心，待患者如同亲人，不问贵贱贫富，一视同仁，不避饥渴疲劳，一心赴救。老师每临门诊半日内诊治六七十人，诊室外门庭若市。老师不因患者多而敷衍了事。对每一个患者必认真四诊，详定处方，细嘱忌宜。对患者有问必答，不厌其烦。尤其对远路或农村来的患者，他更是用心诊治，详加叮嘱。就这样，老师上门诊常拖延至下午 2 时才能下班，常常耽误吃饭。有时患者们不好意思提出让老师先吃饭，老师却说："让这么多人等我一个，我于心不忍。"另外老师为了患者服药安全，给每一位新就诊的患者都留自己的电话号码，告诉患者"服药如有不适，打电话给我"。若因会议或门诊不便接电话时，随后都会一一回电。老师对患者的点滴关心无不体现着他内心之中的仁慈。

他用范文正先生"不为良相，便为良医"之言勉励学生，医生与国相地位相距很远，但济人利物之心则一也。治国重臣以"惠民济世"的思想，以仁爱之心治理社会，可平天下；疗病良医以"惠民济世"的思想，以仁爱之心救助患者，则可将爱心传播，使家庭和睦，人伦有序，也可为国家社会的长治久安做出贡献。"仁爱"不但可以帮助习医之人立下远大的济世之志，更能勉励习医之人不懈探求活人之术。传统医学，知识丰富，汗牛充栋，信息庞杂，浩如烟海；而当今医学知识和技术更呈"爆炸"之势，故医者即使尽其毕生精力也难穷掘尽医学宝库之一隅。所以，米烈汉老师常说习医之人只有发仁爱恻隐之心，才能立终身求索之志，才能做到精勤不倦，不辞劳苦、不怕失败，倾其所有智慧和精力努力学习医学知识、磨炼诊疗技术。

"怀仁心，施仁术，绝不放弃任何一个患者"是老师行医的信条。老师行医四十余年不断践行着自己的信条，实现着做一名人民医生的人生理想。

三、精研经典修医术

米烈汉老师认为学好经典是做好临床的必备条件和基本素质。因"文革"的耽误，米烈汉未进过中医高等院校深造，但他却树立了通过师承教育、通过研读经典成为一代名医的典范。

米烈汉出身中医世家，自幼受父亲熏陶，对中医产生了浓厚的兴趣。其父因材施教，用《医学三字经》《汤头歌诀》等训蒙。及稍长，他又在父亲的指导下涉猎家藏中医典籍，搜阅百余种。家庭熏染和父亲的言传身教，奠定了他立志献身祖国传统医学事业的思想基石。米烈汉认为反复阅读经典著作对理解和运用中医至关重要。从表面上讲经典就是人们不约而同地反复阅读的同一本书；其实质则是经典里汇集了前人对世界规律和法则的诠释，是指导人们正确思维和行动的圭臬。《内经》《难经》为中医学之鼻祖，标志着中医学理论体系和思维模式的建立；《伤寒论》《金匮要略》为中医学之功臣，为后世中医临床垂范方法、建立津梁；《千金方》《外台秘要》为医学界所推崇和重视；《素问玄机原病式》《儒门事录》《脾胃论》《格致余论》等金元经典则将中医学术、技术推向新的高度。这些书中阐释的规律和法则通过无数临床实践，拯救了万兆性命；书中记述经验和方法随着千年岁月积淀，已深入历代医家脑海。后世中医各学科的建立，以及明清温病的大发展，无不建立在这些经典之上。读这些经典，犹如与大师先贤对话。为中医者不可不读经典。

米烈汉认为读经典有三大好处：其一，增长真知。经典历史悠、质量高、文辞雅，阅读经典不仅仅可以产生更多的阅读快感，尤其可以增长见识，明确医学知识产生的本源和传承，掌握医学真谛。其二，利于交流。经典由于被人们不约而同地反复阅读，已深深刻进医家的脑海，在医学交流和医学实践中运用的最多，读经典本身意味着掌握了更为有效的交际工具。其三，应用广泛。对于从事临床的医生而言，经典中凝聚着前人诊治疾病的闪光经验；对于搞科研和写论文的人而言，读经典则意味着可从中汲取更多的养分；对于正在求学的人而言，经典是打开中医药宝库的钥匙、是探寻中华文化源脉的路径。

经典多成书较早，在研读经典时难免遇到疑难问题，米烈汉老师结合自己的体会教导学生要善于使用工具书。工具书是人们在整理、研究大量的图书资料的基础上，按照一定的分类体系编成的。它们不仅保存了大量文献资料，也反映了一定时期人们对事物的认识以及某学科的研究成果和水平。对学习新知识、研究新问题都有很大的帮助。好的工具书就等于一位时间空间限制较少、随时可请教的先生。对于研读中医经典的学人，《说文解字》（东汉·许慎著）、《康熙字典》（清·张玉书等编）、《汉语大字典》（徐中舒主编）等形、音、义兼释的字典应作为必要的工具。另外，综合解释词语典型意义的《辞源》（商务印书馆修订本）《辞海》（中华书局修订本）等有条件也可备用。使用工具书时要开动脑筋。工具书毕竟是不会说话的先生，它尽管学识渊博，几乎无所不包，无所不能，但当你向它请教的时候，它只是和盘托出它所能贡献的东西，真知还需要由我们自己选择。工具书选用的资料往往是有代表性的，所列的义项也有典型性，概括力较强。有的问题我们可以在工具书中找到现成的答案，但也有许多时候在工具书中找不到解决问题的现成答案。此时要发扬"咬文嚼字"的精神，多翻几册字典，结合具体的语言环境去分析，去感悟。

米烈汉老师常说：要想真正学好中医、用好中医，研读经典就是一辈子的必修课。熟读强识中医经典著作对中医医师的成长、提升非常重要。老师教导我们：经典要放在案头，更要常置心头。对于一时不能理解或参透的问题，老师要求我们用曾国藩的"耐"字诀去思考。曾国藩曾言："穷经必专一经，不可泛骛。读经以研寻义理为本，考据名物为末。读经有一耐字诀：一句不通，不看下句；今日不通，明日再读；今年不精，明年再读，此所谓耐也。"实践中我们按"耐"字诀精神，将临证、读经中遇到的疑难问题常记在心间，反复琢磨，随着学习水平的提高，见识的增长，许多问题均迎刃而解，我们的能力和学识亦将随着问题的破解日渐精进。

四、弘扬国粹重传承

米烈汉老师是长安米氏内科流派的代表性传承人，是通过师承教育成才的典范；他是首批全国老中医药专家学术经验继承工作学员，又于 2003 年起连续 4 届作为该项工作的导师，所以对中医师承教育的学习、教学、管理等方面他均有深刻的思考。他认为名老中医的学术经验与技术专长，是中医理论与实践相结合的结晶，是活的中医临床学科的精华荟萃。名老中医学术经验继承工作是继承发扬祖国医药学、培养造就高层次中医临床人才的重要途径，是实施中医药继续教育的重要形式。继承整理老中医的宝贵经验，是发扬中医学术的重要方面，也是造就一代名医的一项重要措施。

在继承整理老中医经验工作中，结合自己的实践，他认为继承是整理的前提，整理是继承的发展。所谓继承，就是通过继承者向老中医学习，承接老中医的学术观点和经验，且寓有继续进行前人未竟之事业，继往开来，承前启后之意。要搞好继承，除对继承者按一定的要求选择外，还要创造一定的条件并掌握具体的继承方法和内容，才能真正做好继承工作。

（一）融洽情义

米烈汉认为，作为继承人，业已和老中医结对，就必须存在人际关系，因此要搞好继承工作，首先必须搞好师生间的关系。怎样才能搞好师生之间的人际关系呢？大体上可从以下几方面着手。

◇ **融洽师生感情** 融洽师生感情是搞好师生人际关系的首要环节，否则就无法形成"酒逢知己千杯少"的境界，相反可能坠入"话不投机半句多"的境地。要融洽感情最主要的是要尊敬师长，只有心悦诚服地尊重老师，才能确实地搞好关系，做好继承工作。其次必须在行动上要处处照顾老师，不仅在工作中予以关怀，而且表现在生活上的照顾，感情上的融洽，这些都是做好继承工作的铺路石。

◇ **了解秉性爱好** 每位老中医都有自己的秉性爱好，作为继承人必须熟悉了解，并力争取得共鸣，诸如琴棋书画及戏剧之类的业余爱好，年轻的继承人对此不一定感兴趣，可千万不能流露出反感或抵触情绪，这会影响到彼此感情的融洽。至于对老中医某些个性秉性，诸如孤僻、自尊、主观等，应该予以体贴关怀，因为这是老年人的性格特征，应予以宽容、谅解，切忌在背后议论，这也是在情义上争取融洽的一个关键。

◇ **熟悉医理脉案** 老中医在业务技术上各有特长，虽然并不一定已自成派系，但在医理治则上有自己的见解，在立法选方用药上有自己的喜恶。这有时已形成文字，有的还隐藏在脉案之中，由此在继承工作之前或之初，继承者可先查阅以往的文稿或医案，对其有所了解和掌握，这样在临诊时就不会有生疏之感，相反能熟悉老师的思路和方法，听写脉案时呼之能应，融洽感情。

◇**重点补己不足** 继承者虽已掌握一定的业务知识，但于老师而言，必然存在一定的差距（理论上的或实践工作中的），且有喜恶、擅长之不同，因此继承者必须找到自己与老师在学术上的差异和距离，并及早予以补充。使自己能跟上老师的思维逻辑和学术水平。

以上都是为搞好继承工作需长期准备的条件，若有可能在继承工作之前先做好了解、熟悉、掌握、补充的工作，继之在接触中融洽感情，则有利于继承工作的展开，若事前没有可能，那么在继承工作开始后，应在最短时间内做好这些工作，创造继承的有利条件。

（二）突出要点

米烈汉认为，继承工作的核心是掌握老中医的经验，然而老中医的经验究竟表现在哪些方面，如何抓住其重点内容，这是在开展继承工作中应十分注意的。

◇**了解辨证要点** 老中医经验是我们继承的关键，其经验之一，就是诊病时辨证的特色。辨证论治是中医的特点，辨证是医者认识疾病的一种技能，它不仅要有丰富的理论素养和扎实的临床实践根底，更需要具有明察秋毫的分析能力和特有的敏锐性。临床上疾病的发生虽有一定的规律性，但时有其个体的特殊性和变异性，在症候群中又有主症、兼症、假象等不同表现，有经验的老中医常能在患者临床表现的微妙差异中进行精确的辨识，诚可谓"独具慧眼""洞察全貌"。

继承者在随诊中就必须通过耳目了解老中医辨证中的独特之处，再通过施治及疗效予以验证证实。从而获得一般中医诊断学上所未列入或未详述的辨证知识和方法，其辨证之要点既包括四诊的内容，又侧重于辨证识证之枢机。四诊的内容既有擅长的舌诊、脉诊，又有独特的诊法，诸如面诊、耳诊、指诊、腹诊等。辨证的重点在于如何辨别不同的证型，尤其是及时识别病证变幻的有关征象。大体而论，老中医辨证一般尚不逾越中医理论中辨证的规矩，但又各自方圆变通，故继承者贵在了解其变通之奥妙，在疑难杂症的诊治中尤应细心体察和询问。

◇**掌握方药运用** 辨证是施治的前提，辨证是否正确关系到施治的效果，然而，施治中法则的确立、方药的选用，又是关系治疗效果的重要因素。因此老中医在临诊中花费精力和时间较多的，就是在方药选择运用上，诸位老中医对此则各有千秋，诸如有治则派系的不同，如金元四大家之分歧；有经方、时方选择加减之运用；对常用药物的喜恶取舍；药物配伍中有对药、组方的使用；方剂组合的原则及药味多寡之不同；有同类药物之筛选取舍之因由；缺药代用品之选择；某些药物的特殊用法或计量；药品的炮制加工需求；药物之饮食忌宜等，名老中医对此深有讲究，如傅宗翰说："择药当有准绳，不能只知其一，不知其二；组方须顾及全身，统筹安排，若能发挥一药数用，不啻一箭双雕，且药简而效宏，岂不事半功倍!"故继承者当深切体会老中医用药的深邃含义。

◇**全面贯通融会** 继承老中医经验,从点滴经验入手,但不能仅满足于点滴经验之荟萃,一定要力求全面融会贯通,即把老中医毕生的相关经验全面继承下来,全面继承包含二方面的概念:一是全盘接受,继承者成为老中医的全貌接班人,这有一定的难度,也需要有较持久的时间,非一朝一夕能办到,以往庭训家传的,常是自幼习医,可形成这种方式;二是有重点的全面深入的继承,即在某一理论上,或某一病证中,或某一法则、方剂的灵活变通中出神入化的奥秘,继承者能心领神会并运用自如,甚至有所开拓深化,目前由组织上安排的继承者大都以这种方式继承,重点突破,有所得益。这对于老中医经验来说仍然是"局部"的,但对这一课题来说是"全盘"的,并能深化探研,而不浮于浅表的认识,才是符合融会贯通的要求。若继承学习像蜻蜓点水一样,杂而肤浅,不求甚解,这就是没有把握住继承的核心内容,未能达到继承的目的和要求,是应该竭力避免的。

(三) 做好继承

米烈汉认为,继承的内容很多,又如何很好地做好继承工作,这就要掌握继承的方法。继承的方法也同样很多,有的是老师滔滔不绝地讲述的,有的是继承者自己查阅理解的,有的是彼此交流体验的。从继承者的角度来说,大体可归纳为听、看、思、勤、恒五类。

◇**对"听"的诠释** 作为继承者,师生之间感情融洽的,可做到推心置腹,无话不谈,作为学生就必须从听老师讲开始。

听必须在肯学的思想指导下,才能听进去,如朱熹说:"为学须先立志,志既立,则学问可以次第着力。"听的技巧,不是单在老师作专题讲座时才听,而是随时随地注意老师言谈中有关涉及学术的内容。特别可抓住两个时机,一是老师在每一患者诊疗后的间隙,适其时,老中医诊务已毕,而学员尚在录清抄方之中,老中医会有意无意地讲述病机或用药的缘由;二是半天诊务工作结束后,在收拾诊室或归途中,老中医常会提及今天诊务中的重要病案,并作一定的分析,这两个时机既不占用老中医分外的时间,而且又是老中医即兴发言,往往中肯并切中要害。

听不仅要带耳朵,还要用嘴巴,即及时地向老师提出问题,促使老师更进一步阐述,如《内经质难》《伤寒质难》都是用问答式的文笔展开内容的。向老中医学习好比叩钟,大叩大鸣,小叩小鸣,所以只带耳朵不提问题是学不到什么知识的。提问也有一个技巧问题,即什么时候问?问些什么?一般而论,在老师专心考虑"工作"时或情绪欠佳时少问或不问;在老师清闲之际或谈论有兴趣时多问、深问。至于问的内容，注意下列几点，一是属于一般性医学基础知识的尽可能不问，因为这问题反映了自己的知识浅薄，会引起老师的误解或不快；二是估计对老师有一定难度的问题，要注意提问的方式，可采用探讨的形式，如王阳明《传习录》所云："与人论学，亦需随人分限所及。"免得老师被问得下不了台，相反拉大了感情间的距离。也就是说，既不提出幼稚可笑、天真无知的问题，也不提出深不可测、使人难堪的问题，一般是可就实际病案中的内容提出问题，步步深入，引发展开。

◇**对"看"的诠释** 看涉及面很广，主要翻阅下列几方面的东西，一是老师指定阅读和推荐的书籍，必须读到通晓的程度，因为老师的临诊发挥很大部分源于这些书本内容，这样就能使自己与老师日常工作的业务知识相适应；二是老师以往的著作或心得笔记，这不仅限于已经公开发表的文稿，更多的是尚未成熟的未发表的资料及其他人为老师整理的文稿，从中了解老师的特长和成果，并从中发现漏缺之处，为今后整理时提供线索；三是老师历来的医案资料，这对继承者来说是最宝贵的财富，所谓"耳听是虚，眼见是实"。临床上以抄方的形式开展继承，就是看活的资料，在此不仅要看成功的案例，也要看疗效不明显的，从中可吸取教训，更上一层楼；四是看老师诊治病例的远期效果，使每一有价值的病案有其延续性；五是看与老师学术思想相近的及相悖的其他医家的有关资料，在攀比中悟出老师的特色，并可扩大自己的见识和思路，达到"博览群书"的程度。

◇**对"思"的诠释** 听和看是开展继承工作的基本方法，更重要的是要思要想。所以《荀子·劝学篇》教导学生："君子之学也，入乎耳，箸乎心。"思就是要动脑筋，这一方面是对不理解的部分提出问题常问老师，另一方面更重要的是通过思而撷取精华，真正学到老师的经验。因为经验是不能采用填鸭式的方式来加以传授的，而是要心领神会、启发式的省悟，通过思考对老师学术经验的理解和吸收才真正能学到手。

思主要是为了通晓老师的学术特长，因此必须从理解老师的言语和书本知识开始，发展到对事物意义、概念的认识；对事物类属、分歧的理解，更上升到对因果关系、逻辑理论、整体结构的理解，所以"思而得之则深"。对于继承者来说，他本身有无这方面的思考、分析、吸收能力，比单纯对老师言语的理解与否的差别显著，所以思考理解是继承中的关键。

如何能提高理解思考的能力？一般来说，它是以原有的知识和经验为基础，而知识的丰富性、经验的正确性、已获得知识的质与量，以及本人的思维发展水平都是影响思维理解能力的因素。这既有个人的聪明才智、天赋的智能，也有联想的触类旁通的思维逻辑，更有对事物认识的综合分析能力及判断识别的才能。

具有这样的才能既能扩大原来的知识结构，又能改组原有的认识结构，由此升华，产生质的变化。任何新的发明创造都有它一定的知识结构的基础或雏形，绝不是冥思苦想的无根之木，所以思考是认识事物、加深理解，并开拓思路的重要环节。

◇对"勤"的诠释　勤就是勤奋。勤奋能反映一个人治学态度的严肃与否，亦是一种学习和积累资料的好方法。欲勤奋，就必须精读，读写结合，才能对所读之书深刻了解。要做到不翻开笔记本不读书。读书时，手边一定要准备笔记本，遇有心得体会或警句名言，皆要记在本子上。平时临床遇心得体会，往往及时记上，以免日久遗忘。另外，对每日随师临证对患者的诊断、治法、方药都要总结，一周一小结，一月一大结，要常以"好记性不如烂笔头"作为自己治学的一个特点。

◇对"恒"的诠释　就是持之以恒，继承工作开始以后，一定要坚持下去，这不仅表现在随师临诊学习的形式上，更主要的是体现在学习内容和方法上的循序渐进，既不能操之过急，也不能好高骛远，不讲实效，更不能遇到困难时，浅尝辄止，而是要锲而不舍。平时要注意点滴资料的累积，诸如原始病历的收集，读书笔记及心得的札记，重要文稿的摘录等，都要长期坚持，日久天长，就会感到学习内容众多，越学越想学，越学越有收获。

米烈汉认为，继承工作主要在于学习求知，同时还必须在适当的场合要"行"，就是亲自实践，但这是在继承工作的后期，即在临近"满师"之期，不能过早上马，否则对继承学习没有裨益。"行"主要是运用老师的经验予以实践体会，进一步巩固已获得的知识，诚如前人所云："纸上得来总觉浅，绝知此事要躬行。"所以孔子在《中庸》中归结成这样一段话："博学之，审问之，慎思之，明辨之，笃行之。"这正是继承方法的内容及继承态度的概况。

（四）整理方法

米烈汉认为：在整理老中医经验的工作中，必须结合具体情况，采取相应的方法，也就是必须结合老中医的学术水平、表达能力、临床资料，以及继承者对老中医学术思想的熟悉程度和其本人的业务水平和思维能力，逐步实施。

继承者和老中医接触之初，先做些整理工作，侧重于继承和收集资料，在此基础上可先就个案经验整理成文，进而可汇文成册，此类论文、专著如公开发表则整理的资料已非一案一例的个案报道性质，而是一组带有规律性的资料。但这尚属回顾性、实录性的资料小结，随着传承工作的深入，可由资料小结列出课题作前瞻性、深层次的探究。传承课题一般需要两个起码的条件：一是老中医确有深邃的医理和学术见解；二是整理者有深厚的理论功底及组织能力。在传承课题研究的基础上，继承整理小组也配备了实力雄厚的技术骨干及必要的仪器设备，并有一批辅助科室或其他单位予以协助。进而将对老中医的学术思想和临床经验传承推向实验研究、理论研究的层次。

总之，整理工作往往是由浅到深，由单体个案到总体组合，由实践上升到理论，循序渐进地展开。具体方法也可综合利用，可互为因果，由实录起步，逐步经历收集、领悟、思考、综合、剖析到深化、发展、开拓，借整理者的辛勤劳动，使老中医的经验得以保存、流传、推广，并逐步深化，取得成果，发展中医事业。

（五）掌握要领

整理工作虽源于老中医经验，但已非原始记录，经过了整理者的加工润色，因此为防止走样、失实、变质，在整理中需掌握要领——勿失真实性，保持进步性。

米烈汉要求：首先尽力保持原汁原味，老中医经验必然有老中医的风格和味道，而且每位老中医还各有其特性，整理者在整理文稿时，注意要用老中医擅长使用的文笔或用词，尤其突出在病案书写及医话、医案之中，不能用整理者的"通俗讲话"，不使读者误解为整理者本人的心得体会；其次准确把握主客关系，整理者为充实文稿的内容，常借用古代医家的和经典著作的论述，或借鉴现代医药的知识，在此必须掌握"古为今用"及"西为中用"的分寸，应以老中医的论点和经验为核心，古代的、西医的均作为旁证或衬托；更不能轻视或贬低中医理论和老中医经验，诸如分析药物作用原理时，尽谈某某药物具有抗菌消炎、退热降温、镇静止痛、脱敏免疫作用等等，而不论述老中医运用本药的指导思想，就不是反映老中医经验的本质。阐发时应该古今合参、中西结合、医药共存、融会贯通，才能不失老中医经验之本意；最后保持进步循序渐进。整理工作的全面展开，一定要采取循序渐进的措施，一步一个脚印脚踏实地地向前推进，一般常以医案、医话类点滴经验开始，嗣后再形成整体，上升到理论，著书立说，或进入科研设计、立题探研的境界，循序渐进，关键在于"进"，有序的工作常容易做到，这是因为继承工作由浅入深，由表及里，必须在"进"字上深挖，下功夫。

学术研究篇

一、临证优选

"人命至重，有贵千金。"医师的诊疗决策直接关系到患者的性命安危，疾病进退，资费多寡。准确而高效的临床决策可调动较少的资源获得更大的临床疗效，这就是"临证优选法"的目标。

"中医临证优选法"是长安米氏内科学术流派通过长期实践形成的学术思想。长安米氏内科流派创始人米伯让先生首先提出"中医优选法"的概念，1975 年米伯让先生应邀为华罗庚诊病，两人共同探讨如何提高中医临床决策质量的问题。米老提出中医临床从诊断到用药的各项决策，就是在临床实践中找到最优方案的过程。他提出"辨证求因、审因立法、分清主次、依法定方、加减有度"就是中医的优选法，华氏非常赞同。

米伯让先生提出"中医临证优选法"后，不断在临床诊疗实践中加以完善，并将其思想核心、临证心法潜移默化地传授给了他的高徒米烈汉。米烈汉在此基础上逐步完善，进而形成了独特的中医临证优选法学术思想。

"中医临证优选法"是由"黄金分割法"启发而来。通过长期的决策实践，人们逐步认识到"黄金分割法"较"逐一实验法""对分选择法"等选择法有更高的决策效率。实践证明，对于一个因素的问题，用"黄金分割法"做 16 次试验就可以完成"对分法"做 2500 次试验所达到的效果。黄金分割法实质上是采用"分清主次"的方法剖析事物。它较之"对分法"在实验决策时，不但分割了事物，而且分清了主次，保留了更加优势的一方，为进一步分析提示了方向，故能用极少的实验次数寻得实验目标，提高了决策效率。

中医临证，无论诊断还是治疗，总要在阴与阳、寒与热、虚与实、表与里、标与本、主与次、轻与重、补与泻、寒与温、升与降等一系列相对的概念区间中，就相对优势的一方做出抉择。中医临证优选法就是采用分清主次的方法，抓住疾病主要线索，化"多"为"少"，得出主要病位病性，再用次要因素对病位病性进行核验，得出病机、辨证结论，最后谨守病机、选定治法及方药。

米烈汉老师临证以"分清主次"为临证优选的决策方法，以"主症"为起点，粗略判断病位、病性；继而以脉辨阴阳表里，舌察寒热虚实；得出初步辨证再通过兼症鉴别诊断，并与初步辨证相互印证，大大提高了临证诊断辨证的准确性，提高了诊断效率。在明确诊断后，围绕病机确定主要治法，选择主治方药，辅以有度加减兼顾兼变证，最终达到扭转主要病机的目的。归纳老师的诊疗思路是"临证优选、重抓主症，详审有无，细辨脉舌，精选药组"。

二、重抓主症

"抓主症"是米烈汉老师诊治疾病时执简驭繁的窍门，尤其是诊治疑难病症的重要思路之一。"病"是由数个"证"串联的，"证"是由许多证候要素构成的。众多症候中有的对患者生活质量、生命影响大，有的则影响小。影响大的、表现突出的一个或一组症候就是"主症"。"重抓主症"就是诊病时重点辨明"主症"，初步明确病位、病性；以病位、病性初步判断按中医理论推定舌脉及兼症，如患者实际舌脉及兼症与推定相符，则按"主症"立法、遣方、用药，达到治疗患者主要痛苦的目的。

"重抓主症"的理论和方法受病机十九条的启发而来。《素问·至真要大论》"病机十九条"的基本句式为：诸 XXX，皆属于 Y，其中"X"多代表主症，"Y"则多代表病位或病性，如："诸风掉眩，皆属于肝"句中之"风"代表躯体颤动等主症，"掉"代表躯体摇动等主症，"眩"代表晕眩等主症；句中之"肝"则表明病位在肝。余条中"诸寒收引，皆属于肾；诸气膹郁，皆属于肺；诸湿肿满，皆属于脾；诸热瞀瘛，皆属于心；诸厥固泄，皆属于下；诸痿喘呕，皆属于上"均言主症与病位的关系。另有"诸痛痒疮；诸禁鼓栗，如丧神守；诸躁狂越；诸逆冲上；诸病胕肿，疼酸惊骇"等主症的病性属于火；"诸胀腹大；诸病有声，鼓之如鼓；诸转反戾，水液浑浊；诸呕吐酸，暴注下迫"等主症的病性属于热；诸暴强直等主症的病性属于风；诸病水液，澄澈清冷等主症的病性属于寒；诸痉项强等主症的病性属于湿。病机十九条对临床有两个启发：①主症往往是病位、病性的直接外在表现，抓住主症就能抓住疾病的核心；②主症如有相似表现，单纯主症信息不足以支持诊断决策，需进一步详察鉴别。

临证时但见"诸禁鼓栗，如丧神守"或"诸逆冲上"或"诸躁狂越"或"诸病胕肿，疼酸惊骇"任何一症，虽症状不一，表现不同，但其病因皆归属于

"火"。只要掌握住治火这一原则，就可以解决一系列的症状。如老师临床治疗败血症、糖尿病酮症酸中毒、系统性红斑狼疮、高血压危象、甲亢危象等不同病因的疾病，如出现高热抽搐、神昏狂躁、突发灼痛等任何一症，则考虑亢极之火；进而如见舌绛苔黄或干黑如煤，脉沉细而实或大而数等症，则考虑示亢极之火或伤津或耗气，进一步支持亢极之火的辨证预判；再验之兼症如出现高热、神昏谵语、斑疹、唇燥等，则诊断明确，治用清瘟败毒饮，清热泻火；如兼腹痛拒按、便秘、狂躁、抽搐等症状，则因三焦亢极之火造成阳明腑实，治用承气汤急下存阴，如下后仍热盛则再用清瘟败毒饮。这种针对危及生命的主症，采用的治法虽不能尽愈这些危重之病，但却减轻了极端高热、极高血压、极快心率等危象，避免了阴阳离绝的出现，为后续治疗赢得了宝贵的时间和机会。

主症如有相似者，应对主症加以详辨，再辅以舌脉及兼症可大大提高诊断的准确性。如"诸暴强直""诸转反戾"等以躯体僵硬抽动为特征的主症分属于风、热，病性截然不同，属风者发病暴急，躯体强直，苔白、脉浮，兼见恶风、自汗、项强硬等；属热者角弓反张，舌红绛、脉数滑，兼见身热面赤、口渴多汗、神昏谵语、腹胀便秘等。虽有相似主症，但只要抓住主症，就可大大缩小排除范围，提高辨证诊断的准确率。

辩证唯物主义的矛盾论认为物质世界充满矛盾，矛盾是事物之间相互联系、相互制约的关系，所有事物都是矛盾的统一体。在任何个体事物中必然有一对矛盾表现得最突出、最具有代表性，这对矛盾就是主要矛盾。把握和解决好主要矛盾对认识这个事物，解决事物内部的矛盾极为重要。人体是一个运动着的矛盾统一体。人体的矛盾蕴涵着脏腑、经络、气血的各种阴阳矛盾统一，同时包藏着人与自然环境、社会环境的各种阴阳矛盾统一。正常的生理状态是各种矛盾对立统一，达成平衡的结局，所谓"阴平阳秘，精神乃至"。疾病则是机体生理平衡被破坏，形成新的矛盾的状态，是人体生理状态被破坏的过程。这些破坏机体平衡的矛盾——疾病，就是我们需要解决的问题。针对症状繁多、病程冗长、延医诊治、疗效不佳的疑难病症，如果治疗没有重点，或治疗方向不明，都不能取得良好疗效，甚至贻害于患者。所以，用"重抓主症"的办法把握治疗重点、明确治疗方向是老师面对疑难疾病时常用的方法。

老师诊治实践中不但重视主要矛盾，而且还善于把握主要矛盾的变化。由于治疗、环境、时间等因素的参与或变化，疾病原有的主要矛盾蜕变为次要矛盾，原有的次要矛盾上升为主要矛盾，此时诊断、辨证、治法、用药均发生变化。如老师临床治疗脓毒血症、糖尿病酮症酸中毒、系统性红斑狼疮、高血压危象、甲状腺功能亢进危象等，常果断使用大剂量清热泻火、急下存阴之剂；当患者极端高热、极高血压、极快心率等危象缓解后，则依据新的"主症"继以"保津液"

"存胃气"或"驱邪气""解内毒"等治疗。

总之，"重抓主症"有利于抓住疾病变化的主流，容易找到最根本的证候，高效得到有价值的辨证信息，提高医生诊断的准确性，尽快解除患者的痛苦，树立治疗信心，为后期治疗提供良好的生理、心理基础。

三、细辨脉舌

"重抓主症"是对病机（病位、病性）的第一步优选，进而会运用第二步优选"细辨脉舌"对第一步进行核验。

四诊合参是中医诊断的基本方法，但四诊资料对诊断决策的可信性有很大差别，尤其问诊可信度较低。我们常见患者对不同医师提出的同一个问题回答不同，另外患者同样的回答而不同医师有不同的理解，这些均能导致问诊的变异性增大，可信性下降。但脉象、舌象受主观因素影响较小，故米烈汉临证对望诊、切诊尤为重视。米烈汉老师在临证优选法的学术思想指导下，认为脉象侧重于阴阳表里辨证，舌象侧重于寒热虚实辨证。

（一）脉定阴阳表里

阴阳辨证是中医辨证的起始，经曰"察色按脉，先别阴阳"。米烈汉认为：疾病虽浩繁，病因不外外感六淫、戾气，内伤七情、痰瘀，以及房劳、金刃、虫兽所伤等三大病因。病机不外阴阳偏胜、正邪交争、升降失常等三大病机。三因中人，病机变化必致气血扰动，脉为气血之现，气血扰动则脉随之变化。气血俱盛，则脉阴阳俱盛；气血俱衰，则脉阴阳俱衰。病变百端，故脉象浩繁，诊脉之要是分清阴阳。脉之阴阳既是在中医理论指导下，依据脉位、脉力、脉率、脉形等脉诊信息辨明疾病阴阳属性。其中大、浮、数、动、滑为阳脉的代表；沉、涩、迟、弦、微为阴脉的代表。

大脉体状庞大，脉体宽度大于常脉一倍，应指满溢。实大为病邪进展的征象，虚大为阴虚不敛，虚阳偏盛。浮脉轻按即得，浮泛于皮肤之表。举之则泛泛流利，按之则稍减而不空。浮脉为六淫之邪侵入肌表，或人体之气血趋向于表的征象。动脉如豆厥厥动摇，脉数硬而滑，盛大有力，时而摇摇，有震荡之意。动脉主疼痛，阻滞，在惊恐时亦能见到，由于气血受阻，血运乖常，而出现一时性震荡不稳之脉象。数脉一息五至七至，大约每分钟 90～110 次左右。数而有力主阳盛，属热属火，凡热性病，脉数心烦，是病势进展之象；数而无力为虚热，浮数为表热，沉数为里热，细数为阴虚，滑数多为毒火，数而滑实，为热毒痰火，数而洪大，常见于疮疡肿痛。数大而虚，为精血耗竭之脉。如肝肾阴虚，脉多现虚数。滑脉往来流利，如珠走盘，即指下感到流利如珠。滑脉为气实血壅之候，为痰热上逆，或食积、呕吐、满闷。脉象滑大，滑数，为内热，上为心肺头目咽喉之热，下为小肠膀胱之热，总视滑脉表现之部位而定。总之，大脉、浮脉、数脉、动脉、滑脉等之脉型或在脉位，或在脉力，或在脉率，或在脉形等方面反映疾病性质偏于阳盛。

沉脉举之不足，重按乃得，即浮取摸不见，须重按至骨肉之下，筋骨之上方能得之。沉脉其病在里、在下、属寒，属久病。涩脉是脉搏细弱而不流利，上下波动指下体会不清，似有似无。涩脉多因血管充盈不足，血流减慢，多由情志不遂，血无以充，气无以畅。凡脉搏慢于正常均谓迟脉，迟脉一息三至，脉搏约在每分钟 50 ~ 60 次。迟脉为阳气失职（指心肾阳），胸中大气不能敷布之候。历代医家皆以迟脉属虚寒。弦脉端直而长，如张弓弦，如按琴之弦。弦脉为痛，为疟疾，为拘急，为寒热、为寒凝气结。临床体会弦脉为气血不和，肝气郁滞，故在躁急愤怒之后，常会出现。微脉极细而软，或欲绝，若有若无，轻按不见，重按如欲绝。微为气血不足，阳气衰微之象。

病位辨证是临床辨证的核心归属。总体来讲病分表里。以脉定位则脉分浮中沉三部，浮部候皮肤经络之气；沉部候五脏之气；中部候六腑之气；以寸主头胸、关主中腹、尺主脐下确定病位。结合五脏六腑则左寸候心、小肠及头胸左侧，右寸候肺、大肠及头胸右侧；左关候肝、胆及右胁腹，右关候脾、胃及左胁腹；左尺候肾、膀胱及左下腹，右尺候命门、心包、三焦及右下腹。寸部候阳统于气，尺部为阴统于血，关候中州统升降。

临证优选法抓主症获得初步病位、病性判定后，进而"以脉验症"。即本着"谨守病机，有则求之，无则求之"的原则用脉象对病位、病性初步判断结论进行鉴别诊断，如脉证相符则主症辨证结论更接近本质病机，可进行下一步诊治；如不相符则应重新详察主症，或查找脉证不符的原因。随师临证我们概要总结出主要脉象对应的主症，编录于下：

浮脉		
部位	左浮脉主症	右浮脉主症
寸	口苦口糜，心热心烦，目眩目赤，头痛头热	胸热胀痛，咳嗽痰多，咽痛黄痰，喘逆气短
关	胁满腹胀，头眩目晕，心烦喜怒，失眠目赤	脘满胀疼，灼心嘈杂，恶心呕吐，食少纳呆
尺	尿急尿频，淋浊赤涩，尿血腰痛，下肢肿痛	少腹胀满，腰膝酸疼，大便燥结，尿血淋浊

洪脉		
部位	左洪脉主症	右洪脉主症
寸	伤风发热，头痛目眩	感冒风邪，咳嗽痰多，胸满气短
关	脘满胁胀，恶心厌食，烦闷眠差	腹胀脘满，纳差易饱，灼心胃痛
尺	膀胱风热，尿赤淋痛，下肢肿痛	淋浊便血，关节肿痛，下焦风热

濡脉		
部位	左濡脉主症	右濡脉主症
寸	心虚惊悸，胸满气短，盗汗失眠	咳逆憎寒，胸闷咳痰，气短自汗
关	右胁胀满，心烦喜怒，筋挛虚疼	胃脘胀闷，食少纳呆，虚肿身倦，
尺	男子伤精，女子脱血，腰腿酸痛	下元虚冷，肠虚泄泻，便溏肢冷

芤脉		
部位	左芤脉主症	右芤脉主症
寸	心血妄行，吐血衄血	咳嗽咯血，衄血呕血
关	胁间窜痛，吐血目暗	肠痈下血，呕血不食
尺	小便下血，痔瘘 出血，女子崩漏	大便下血，女子经病，尿血赤痢

革脉		
部位	左革脉主症	右革脉主症
寸	胸闷气短，心悸心烦，心胸绞痛，胸部闷压	咳喘胸闷，气短息浅，喘促痰涌
关	右胁胀疼，心烦喜怒，脘满纳呆	腹胀脘满，食少胃疼，消化迟缓
尺	腰膝酸痛，遗精早泄，失眠尿频，痴呆健忘，失精亡血	腹胀神疲，腰膝酸痛，半产漏下

沉脉		
部位	左沉脉主症	右沉脉主症
寸	胸部寒痰，气壅胸满，胸痛气短，心悸头眩	肺寒停饮，咳喘气短，不足以息，胸满冷痛
关	肝郁胁痛，脘满腹胀，心烦喜怒	胃中积滞，脘满腹胀，嗳酸胃痛
尺	肾寒腰痛，小便频浊，少腹胀满	腰痹疝痛，少腹冷胀，小便不畅

伏脉		
部位	左伏脉主症	右伏脉主症
寸	巅顶冷痛，胸闷隐痛，心悸气短	咳嗽痰多，胸满气促
关	胁肋胀痛，心烦喜怒，脘满纳呆	胃胀纳呆，中脘积聚，胃脘疼痛
尺	腰骶冷痛，少腹胀满，疝瘕寒痛	脐下冷痛，寒气挛急

弱脉		
部位	左弱脉主症	右弱脉主症
寸	惊悸怔忡，自汗气短，头眩失眠	身冷气短，体虚易感
关	心情郁闷，心烦喜怒，胁胀胃满	脘满腹胀，食少纳呆，消化迟钝
尺	头空耳鸣，腰酸遗精，夜尿频数	少腹冷痛，大便溏泄，食欲不振

虚脉		
部位	左虚脉主症	右虚脉主症
寸	心悸气短，惊悸头昏，耳鸣胸闷，虚烦自汗	自汗咳喘，气短息浅，虚咳久咳
关	胁胀隐痛，心烦喜怒，食欲不振，头眩耳鸣	皖满腹胀，消化迟钝，浮肿便溏，气短脱肛
尺	腰腿酸痛，下肢痿痹，腿麻不仁，遗精早泄，月事不调	便溏尿清，少腹冷痛

细脉		
部位	左细脉主症	右细脉主症
寸	怔忡失眠	咳逆气短
关	郁闷多虑	腹胀乏力
尺	泄利遗精	下元冷惫

代脉主症
心悸怔忡，胸满气短，当胸闷压，气短息浅，胸疼自汗，胸满胁痞，心烦失眠，胃脘痞痛，脘闷纳呆，腰膝酸痛，少腹胀痛，大便秘结，少腹疝痛

短脉		
部位	左短脉主症	右短脉主症
寸	头晕胸闷，心悸气短，失眠多梦	面色苍白，身倦神疲，气短头眩
关	胁肋胀满，心烦喜怒，脘满食少	胃满腹胀，食少纳呆，泛酸嗳腐，消化迟钝
尺	少腹胀痛，便秘尿涩，月事不调，遗精腰酸	少腹冷痛，腰痛遗精，月事不调

滑脉		
部位	左滑脉主症	右滑脉主症
寸	头眩心烦，心悸气短，失眠多梦	胸满闷痛，咳嗽痰多，喘逆气短
关	头痛目眩，胁肋胀痛，心烦喜怒，食少脘闷	脘满腹胀，宿食不化，呕吐腹痛，消化迟钝
尺	腰憋胀痛，小便赤涩，尿频淋痛	淋痛尿血，小便赤涩，下肢肿痛

实脉		
部位	左实脉主症	右实脉主症
寸	口舌生疮，咽喉肿痛，心热狂烦，头痛目眩，心悸不宁，气壅胸膈	胸满短气，咽喉干痛，咳逆喘促，痰多胸闷
关	胸胁胀痛，脘腹胀满，心烦纳亢，目赤喜怒，头眩脑涨	胸腹胀痛，善饥灼心，唇破舌裂
尺	大便秘结，腹胀腹痛，下肢肿痛，小便赤涩，淋痛	少腹胀痛，小便短赤，经闭带多
紧脉		
部位	左紧脉主症	右紧脉主症
寸	颞额紧痛，项窜恶寒，胸闷冷痛	鼻塞清涕，胸满气短，咳吐寒痰
关	胁痛腹胀，筋挛拘急	胃脘膨闷，返吐清水，胃脘冷痛
尺	腰腿冷痛，少腹冷痛	脐下胀痛，小便困难，寒疝清便
弦脉		
部位	左弦脉主症	右弦脉主症
寸	头胀颞痛，目赤心烦	胸满咳嗽，咽梅核气
关	胁肋满痛，癥瘕积聚	胃寒腹痛
尺	少腹憋胀，腰膝疼痛	寒疝腹痛，脚足挛急
长脉		
部位	左长脉主症	右长脉主症
寸	心烦胸热，心悸气短，舌疮咽干	咳嗽痰多，咽喉干痛
关	头热目眩，心烦喜怒，胁肋胀痛，反酸灼心	胃脘胀满，气短咽干，消谷多食
尺	少腹胀痛，大便秘结，尿赤淋痛	相火上炎，头眩心烦，少腹胀痛，便燥尿赤

数脉主症
上热头痛，咽痛喉肿，口舌生疮，咳嗽痰黄，喘逆吐血，肺生脓疡，肝热目赤，烦满胁痛，胃热吐酸，灼心呕恶，纳亢多食，腹痛腹胀，尿赤淋痛，便燥下血，遗精腰痛

促脉主症
心热壅迫，咳喘痰涌，胁胀血滞，胃脘胀痛，呕恶食积，耳鸣头眩，淋浊便血

动脉主症
惊悸怵惕，自汗气促，胃痛挛急，亡精失血

迟脉主症

胸闷冷痛，气短畏寒，痰滞咳逆，肢体拘急，脘满胁胀，胃冷便泄，寒食积滞，腰膝冷痛，女子不月，男子滑精，五更泄泻

缓脉主症
心虚怔忡，健忘胸满，气短咳逆，虚风眩晕，脘满腹胀，腰痛足痿，腹冷泄泻，少腹冷痛

涩脉		
部位	左涩脉主症	右涩脉主症
寸	头晕乏力，心悸气短，心虚怔忡	上焦冷痞，气短臂痛，虚咳自汗
关	胁胀隐痛，心烦喜怒	脾弱食少，脘满腹胀，消化迟钝
尺	伤精，月事不调，少腹胀痛	便燥液枯，腹寒足冷

结脉		
部位	左结脉主症	右结脉主症
寸	心悸气短，自汗身倦	胸满气短，胸痛心悸，咳喘气短
关	脘满胁痛，食少呕恶	脘满腹胀，纳呆泛酸，嗳腐胃痛
尺	少腹胀满，食少便溏，下肢拘挛	月事不调，行经后期，经行腹痛

（二）舌察寒热虚实

寒热、虚实均为病性辨证。舌为心之苗，手少阴心经之别系舌本；足太阴脾经连舌本，散舌下；足厥阴肝经络舌本；足少阴肾经循喉咙，夹舌本；肺系上达咽喉，与舌根相连。其他脏腑组织也直接或间接与舌产生联系。舌为气血津液所注之处，故经络脏腑之病，均呈其形、着其色于舌。舌的形、色、质、态以及舌苔等也随病性的寒热、虚实而变化。《医门棒喝》说："观舌质可验其正之阴阳虚实，审苔垢即知邪之寒热浅深。"

正常舌象舌质淡红、柔软灵活、大小适中，舌苔薄白，荣润均匀，舌下脉络充盈隐现，脉络顺畅。若舌质较正常人淡，甚至全无血色，则为寒；若舌质较正常人红，甚至成红绛色，则为热。凡病属实者，其舌必坚敛而兼苍老，或舌下脉络粗大；病属虚者，其舌必浮胖而兼娇嫩，或舌下脉络细短。另有外感风寒，苔多薄白；外感风热，苔多薄白而干；阴虚内热，苔少干、甚者无苔；痰饮、湿浊则苔腻；寒湿为病，苔白滑；瘀血则见舌质紫暗，舌下脉络迂曲。总之，舌犹如内脏的一面镜子，气血的盛衰、脏腑的寒热、正邪的虚实，多能较为客观地反映于舌。

脉定阴阳表里，舌察寒热虚实，虽各有侧重，但临证时宜合参使用。抓主症指明病机方向是对疾病诊断结论的第一次优选，辨舌脉验核得出主要病机则是对疾病诊断的第二次优选。中医临证优选法要求第一次优选后依据中医理论和临证经验预判患者舌脉，进而诊得舌脉，如与预判相符则主要病机成立；如与预判不

相符则进而收集兼症，详辨有无。学生以跟师多年临证积累的验案为研究对象，归纳总结了老师舌诊经验，编成歌诀以便记忆和应用。

以下舌象要牢记，临证不惑运用灵。

舌诊首辨神与根，轻重虚实预后分；
有神病重有转机，红活润泽津液充；
病轻无神生机欠，枯槁晦暗不灵活；
根与胃气总相关，有根有胃方得生。

重点诊舌苔与质，质候血病苔察气；
邪气浅深察苔知，脏腑虚实质可识。

舌尖心肺中央胃，舌根属肾四畔脾，
舌面两旁肝胆地，尖上根下三焦析。

全舌淡红平人象，心血胃气均恰当；
虽有外感未及血，杂病气血仍充盈。

红舌主热多分别，温病初期赤边尖，
见于杂病心肝色，赤热心尖肝胆边。

红色鲜艳温热甚，舌心干红属阴虚，
镜面主凶胃津败，深红温热传血营。

绛为深红主热盛，舌绛苔燥营血热，
绛萎干枯肾阴竭，无苔光亮胃阴亡。

血气瘀滞青紫舌，黄苔紫舌腑积热，
苔白滑润寒伤阴，舌紫且晦瘀为患。
久病紫舌体肿大，瘀血冲心命难挽。

淡白血少胃失充，光莹瘦薄气血空；
湿润胖嫩寒水停，苔白无华脱血气。

平素体质舌苔别，正常薄白根润匀；
灰黄或白脾胃病，舌赤无苔阴亏验；
润燥厚薄知邪正，润为津存燥热乘；
厚是病进薄邪轻，结合苔色病情明；
诊而后食厚薄清，诊而后饮润燥明。

纹剥芒刺有标志，纹在舌质如碎瓷，
血虚热甚或阴虚，剥落点片见舌底，
阴伤现象难填没，病情更重整舌剥，
舌生芒刺黑黄色，不论前后化燥志，
痰饮热湿体胀大，诸虚证急舌瘦瘪。

舌苔厚薄见底辨，见底为薄正常现。

苔厚邪积内证实，湿食里热胃气变；

腐苔松厚揩之去，正将化邪阳气余；

腻苔粘舌刮不脱，痰湿踞中阳被遏。

腐苔如霉或如脓，胃气败坏有内痈。

苔布满舌邪气漫，薄白表证白腻痰；

白苔主表湿虚寒，外感风寒苔白滑；

白苔舌红风温起，白苔转黄邪内传；

白苔绛底湿热伏，白苔黏腻痰湿搏；

白苔湿润边齿印，兼胖舌湿痰之证；

虚证白苔舌明净，舌体嫩滑阳虚证。

黄苔主病属里热，微黄不燥初传入；

黄而干燥里热极，阳明腑实苔黄聚；

燥生黑刺或发裂，均为热深阴液消；

黄而滑腻质红暗，均为痰湿与热结；

别有黄淡质胖嫩，津润而冷脾虚寒。

灰苔主病辨润燥，阴阳寒热霄壤别；

由黄转灰苔燥厚，伤寒传经里热候；

灰苔骤见无积垢，薄而滑润三阴候；

苔灰微黑质滑润，痰饮水肿细辨识。

黑苔与灰辨证似，灰渐黑来里热深；

黑而燥裂热伤津，下焦热甚根黑燥；

黑而滑润阴寒中，杂病阳虚苔相同。

四、详审有无

    临证以主症、脉舌为切入点，虽抓住了主要矛盾，把握了主要病机，为进一步把握疾病的全局，米烈汉还强调要遵循"详审有无，各司其属，有则求之，无则求之"之古训，对兼症详求有无，对以上主要病机推论加以鉴别，完成第三步优选核验。

    如病机十九条的"诸风掉眩"的掉症与"诸热瞀瘛"的瘛症，皆为"不自主抽动"之临床表现均可做为主症，但仅凭"不自主抽动"之主症只能考虑肝或心受热动风，但是肝还是心？就应通过详求有无对病机加以鉴别。前者属肝，木生风，肝病可以生风，引发肢体动摇，如肌肉痉挛、震颤等，常伴有头晕、目眩等兼症，主要病机为肝热生风，肝阳化风，为肝脏本身的病证；或有水不涵木则木燥而生风，精虚血少，血不养肝则血虚而生风。故"掉症"治法多用平肝熄风或滋阴平肝等。瘛，抽搐也，《素问·玉机真藏论》："筋脉相引而急，病名曰瘛。"火为热之极，属阳，易动风，刘完素曰"火本动也"。火盛常兼有身热，神昏，肢体抽掣，甚者肢体僵直，角弓反张。故"瘛症"治法多用清泻实火，醒神解痉等。临床见症相似，但前者属肝、后者属心，医者把握病机时则应辨证求因，审因立法，依法选方，同病异治。

米烈汉临证常在明确主要病机后对兼症详求有无，对主要病机加以鉴别，进而把握疾病全局，最终优选出治疗方药。如老师分析诊治一位"上腹部痞满不舒3天"为主症的成年男性患者，其舌淡红，苔薄黄，脉弦。依主症、舌脉考虑主要病机为寒热错杂致胃脘痞塞。如验之兼症有呕恶、肠鸣、下利等，则以上主要病机推论成立，临床决策可用半夏泻心汤治疗；如验之临床无呕恶、肠鸣、下利等兼症，则以上主要病机推论不成立，不可用半夏泻心汤。在兼症不支持初步判断的情况下，再对主症剖析、对病机加以鉴别。如上腹部痞满不舒为阵发性，则考虑水气上冲，验之兼症当有冲气、胸闷、心悸、头晕诸症，决策则可用苓桂草枣汤治疗；如只有头目眩晕，胸闷胁胀，并无心悸、气冲感觉，则考虑少阳胆气不舒，验之其他兼症当有口苦、咽干、两胁不舒等，则决策用小柴胡汤。本病主症：心下痞满，可能病机：或胃肠寒热错杂，或水气上冲脘腹，或少阳胆气不舒等；察之于舌脉：舌淡红，苔薄黄，脉弦，倾向于少阳胆气不舒之证；验之于兼症：有口苦头眩、胸闷胁胀；无呕恶、肠鸣、下利、心悸、头晕诸症等，支持少阳胆气不舒之判断。故给小柴胡汤，服药一剂病减，续服三剂病愈。

为准确把握病机，米烈汉老师强调确定病因和病证后，还应分析病势。病势即疾病特有的病证演变规律，如伤寒病有六经发展趋势，而六经又有循经传、越经传、直中等传变规律；温病则有卫气营血、三焦发展的趋势，其中又包括了顺传、逆传等规律。认识病势对把握疾病发展趋势，确定治疗方向，权衡药物加减，判断疾病预后，做好既病防变等有重要意义。

通过对主症、舌脉、兼症的选择和验核，得出病位、病性、病势等辨证结论，完成"辨证求因"的优选过程，进而则是依"审因立法，依法定方"原则优选治法。

临证经验篇

一、临证优选备要

我们从跟师临证积累的病历中，以"记述明确""治疗有效""用方固定"为标准，筛选归纳米烈汉教授经常处理的"主症"四十余种。在"中医临证优选法"思想的指导下，我们归纳米烈汉老师这部分经验以主症为起始，辅以常见舌脉，阐明主要病机，后附米烈汉老师针对该主症的经验药组及常用比例，既能方便临证备查，又能启发临证思辨，故将其名之为临证优选备要。

（一）恶 寒

◈ 1. 风寒束表
主症：恶寒发热，头身紧痛，无汗涕清。
病性：风寒。
病位：太阳经。
舌诊：舌淡红，苔薄白，有津，舌下脉络如常。
脉诊：浮或浮紧，双寸浮。
主要病机：风寒束表。
经验药组：麻黄、桂枝。

因外感风寒，束缚肌表，卫阳郁闭则恶寒、无汗，正邪交争则发热，卫阳不舒则头身紧痛，风寒袭肺，肺失宣降则流清涕。米烈汉常用麻黄、桂枝为主治疗，配伍比例麻三桂二。麻黄辛、微苦，温，归肺、膀胱经，中空气薄，辛温外达，善行卫分、开腠理、散寒邪，功能发汗解表，宣肺平喘，利水消肿；桂枝辛、甘、温，归心、肺、膀胱经，色赤入营，辛温发散，解肌和营，温通经脉。两药协同共奏辛温发汗、解表散寒之功，且麻黄引桂枝出血分，桂枝引麻黄入营分，两药协同引营分之邪达于肌表，令汗出而解，以防邪气内传。

◈ **2. 少阴虚寒**

主症：恶寒无热，神倦肢冷，心悸尿清。

病性：阳虚感寒。

病位：少阴经。

舌诊：舌淡嫩或边有齿痕，苔白或白腻，水滑，舌下脉络细或浅淡瘀点。

脉诊：微细，或沉细，或迟细，双尺无力。

主要病机：少阴虚寒。

经验药组：麻黄、附子、细辛。

因素体阳虚，寒邪乘虚直中少阴。肌表阳虚则恶寒，里阳虚则神倦肢冷，正虚而邪实，但正不拒邪则无热，心阳虚则心悸，肾阳虚则尿清。米烈汉常用麻黄、附子、细辛为主治疗，配伍比例附子二麻辛各一。麻黄开泄皮毛、散寒宣肺，逐邪于外；附子温肾助阳、振奋阳气，鼓邪达外，益太阳之标阳，助少阳之火热。二药配合，相辅相成，为助阳解表的常用组合；细辛芳香气浓，性善走窜，通彻表里，宣上温下，既能祛风散寒，助麻黄解表，又可鼓动肾中真阳之气，协附子温里。三药并用，使外感风寒之邪得以表散，在里之阳气得以温补，则阳虚外感可愈。

（二）寒热往来

◈ **1. 邪传少阳或胆经郁热**

主症：寒热往来，口苦咽干、目眩胁满。

病性：风寒、气郁。

病位：少阳经、胆经。

舌诊：舌边红，苔薄黄，或少津，舌下脉络饱满。

脉诊：弦或弦数，左关有力。

主要病机：邪传少阳或胆经郁热。

经验药组：柴胡、黄芩。

因伤寒太阳病不解，邪传少阳，邪正相争，正胜则热，邪胜则寒；或情志内郁化热，郁热入胆，移热胃肠均能致以上见症。米烈汉常用柴胡、黄芩为主治疗，配伍比例柴胡八黄芩三。柴胡苦辛，解肌退热，疏肝解郁，解半表半里之外邪，治寒热邪气，从阴出阳，乃从太阴地土、阳明中土而外达于太阳之药；黄芩苦寒，清热燥湿，清热解毒，清泄半表半里之邪热，其内空腐心黯而性寒，能清肠胃之热，外皮色黄而性寒，能清肌表之热，乃手足阳明兼手太阴之药。两者相合，升清降浊，调和表里，和解少阳。

◈ **2. 邪传少阳或肝胆郁热**

主症：寒热起伏、汗出不清、胁胀呕恶。

病性：湿温。

病位：肝、胆。

舌诊：舌红或边红，苔黄厚腻或白如积粉，少津，舌下脉络粗大。

脉诊：弦或弦数，双关有力，或濡。

主要病机：邪传少阳或肝胆郁热。

经验药组：龙胆草、栀子、黄芩。

因情志内郁化热，致肝胆郁热；或湿温病邪热痰浊留恋三焦，气化失司致以上见症。米烈汉常常用龙胆草、栀子、黄芩为主治疗，配伍比例芩栀各二龙胆三。龙胆草苦，寒，归肝、胆经，功能清热燥湿，泻肝胆火。栀子苦，寒，归心、肺、三焦经，功能泻火除烦，清热利湿，凉血解毒。黄芩苦，寒，归肺、胆、脾、胃、大肠、小肠经，功能清热燥湿，泻火解毒，止血，安胎。药组中龙胆草茎如竹枝，花开青碧，禀东方木气，大苦大寒，既能泻肝胆实火，又能利肝经湿热，泻火除湿；栀子禀寒水之精，治内热，清在上之火热，解君火之实，治外热导火热之气下降；黄芩色黄内空，能清肠胃之热，外肌皮而性寒，能清肌表之热。三药合用清泻肝胆，燥湿清热、疏利三焦。

（三）潮　热

◈ 1. 阳明经证，胃腑郁热

主症：日晡潮热，两颊红热，进食多汗。

病性：郁热。

病位：阳明经、胃。

舌诊：舌红，苔黄厚或焦黄，少津，舌下脉络粗大。

脉诊：洪大或沉实有力，双关滑而有力。

主要病机：阳明经证，胃腑郁热。

经验药组：生石膏、知母。

因表邪不解，或为伤寒化热内传阳明之经，或为温邪由卫及气；或因喜食肥甘，胃府郁热致以上见症。米烈汉常用生石膏、知母为主治疗，配伍比例石三知母二。生石膏甘、辛，大寒，归肺、胃经，功能能清热泻火，除烦止渴。知母苦、甘，性寒，归肺、胃、肾经，功能清热泻火，滋阴润燥。生石膏体重气浮，甘辛大寒，善清肺胃之热，为阳明胃府之宣凉剂；知母外皮有毛而肉色白，禀秋金清肃之气，质润多汁，甘苦而寒，清肺胃热，下泻相火。二药伍用，相互促进，清热泻火。

◈ 2. 阴血亏虚，或肺阴津伤，或肝阴血虚，或肾阴精亏

主症：夜间潮热，五心烦热，消瘦，失眠。

病性：虚热。

病位：营血、肺、肝、肾。

舌诊：舌体瘦小，舌红或有裂纹，苔薄干，或无苔，少津，舌下脉络细而显露。

脉诊：细数，或右寸细数，或弦细数，或左尺细数。

主要病机：阴血亏虚；或肺阴津伤；或肝阴血虚；或肾阴精亏。

经验药组：熟地黄、山药、山茱萸。

因素体阴虚或过汗、过吐、过下、亡血、亡津之后，阴血亏虚，虚火上炎致以上见症。米烈汉常用熟地黄、山药、山茱萸为主治疗，配伍比例为地二山各一。熟地黄甘、微温，归肝、肾经，补血养阴，填精益髓。地黄入土最深，性唯下行，蒸熟则苦味尽除，寒性稍减，色更黑，故补肾相宜。山药甘，平，归脾、肺、肾经，益气养阴，补脾肺肾，固精止带。山药始出中岳嵩山，得中土之专精，为专补太阴脾土之药。山茱萸酸、涩，微温，归肝、肾经，补益肝肾，收敛固涩。山茱萸色紫赤而味酸平，禀厥阴少阳木火之气化。药组中熟地黄色黑质润，填精益髓，善补肾阴；山药气味甘平，补脾益气，滋养脾阴，配熟地黄先后天同补；山茱萸色紫赤而味酸平，补养肝肾，并能涩精，配熟地黄取"肝肾同源"之意。三药配合，阴血并补，壮水之主以制阳光。

◈ 3. 中气不足，或肺气亏虚

主症：上午虚热，自汗畏风，不耐寒热。

病性：气虚。

病位：脾、肺。

舌诊：舌淡嫩，舌边齿痕，苔白，或白滑，水滑，舌下脉络细，色淡隐隐。

脉诊：虚，或细，或弱，或右关无力，或右寸细浮。

主要病机：中气不足或肺气亏虚。

经验药组：黄芪、白术。

因劳倦内伤，饮食失节，中气不足，阴火乘土，土不生金，脾肺气虚致以上见症。米烈汉常用黄芪、白术为主治疗，配伍比例芪三术一。黄芪甘，微温，归脾、肺经，功能健脾益气，升阳举陷，益卫固表，利尿消肿，托毒生肌。白术甘、苦，温，归脾胃经，益气健脾，燥湿利水，止汗，安胎。凡脾胃一虚，肺气先绝，故药组中重用黄芪，黄芪禀火土相生之气化，甘温，内可大补脾肺之气，外可固表止汗；白术作煎饵，则燥而能润，温而能和，健脾益气。两药合用，脾肺双补，清气得升，围护浮阳，气旺表固，虚热自除。

◈ 4. 瘀阻气机

主症：定时潮热，漱水不咽，病程久长。

病性：瘀血。

舌诊：舌质紫暗，有瘀斑，苔或厚腻，或少津，舌下脉络迂曲、瘀点密集。

脉诊：涩或弦。

主要病机：瘀阻气机。

经验药组：丹参、郁金。

因跌扑损伤，或情志久郁，或寒凝气滞，或热伤血络等影响血运，滞而成瘀，瘀滞化热致以上见症。米烈汉常用丹参、郁金为主治疗，配伍比例丹二郁一。丹参苦，微寒，归心、心包、肝经，功能活血调经，祛瘀止痛，凉血消痈，除烦安神。郁金辛、苦，寒，归肝、胆、心经，功能活血止痛，行气解郁，清心凉血，利胆退黄。丹参味苦微寒，通行血脉，祛瘀止痛，广泛用于治疗心腹瘀血，寒热积聚；郁金味辛苦性寒，味能行散，活血行气，治胁腹瘀滞，辛苦寒泄，解郁清热。两药合用相辅相成，活血通脉，行气解郁，散解郁热。

（四）虚　热

◈ 1. 心脾两虚

主症：手足心热，稍劳加重，神倦心悸。

病性：血虚。

病位：心、脾。

舌诊：舌淡嫩，舌边齿痕，苔白或白滑，水滑，舌下脉络细、色淡隐隐。

脉诊：虚，或细，或弱，或左寸沉细，或右关无力。

主要病机：心脾两虚。

经验药组：黄芪、当归。

因失血、过劳等致心脾两虚以上见症。米烈汉常用黄芪、当归为主治疗，配伍比例为芪五归一。黄芪甘，微温，归脾、肺经，功能健脾益气，升阳举陷，益卫固表，利尿消肿，托毒生肌。当归甘、辛，温，归肝、心、脾经，功能补血调经，活血止痛，润肠通便。药组中黄芪味甘微温，内资经脉，外资肌肉，补中益元，生血生肌；当归辛甘温润，以甘温养血，辛温行血，为补血之圣药，活血之要药。米烈汉临证黄芪常数倍于当归，一则遵"有形之血不能速生，无形之气所当急固"之理补气而专固肌表；二则遵"有形之血不能自生，生于无形之气"之理大补脾肺，以资化源，而气旺血生。配当归养血和营，则浮阳秘敛，阳生阴长，气旺血生，而虚热自退。

◈ 2. 枢机不利，郁热化火

主症：五心烦热，烦躁易怒，烦闷无汗。

病性：郁火。

病位：肝、脾。

舌诊：舌红或边红，苔薄黄或少津，舌下脉络饱满。

脉诊：弦或弦数，左关有力。

主要病机：枢机不利，郁热化火。

经验药组：升麻、葛根、柴胡。

因外邪未解，过用寒凉，冰伏其邪，或过食寒凉，抑遏胃阳，或五志过极，郁遏气机等，致枢机不利，郁热化火致以上见症。米烈汉常用升麻、葛根、柴胡为主治疗，配伍比例为升麻一柴葛各二。升麻辛、微甘，微寒，归肺、脾、胃、大肠经，解表透疹，清热解毒，升举阳气。葛根甘、辛，凉，归脾、胃经，功能解肌退热，透疹，生津止渴，升阳止泻。柴胡苦、辛，微寒，归肝、胆经，功能解表退热，疏肝解郁，升举阳气。药组中升麻辛微甘微寒，辛甘升散，主从中土而达太阳之气，甘寒清热，兼启太阳之寒水；葛根延引藤蔓，主经脉，甘辛粉白，则入阳明，皮黑花红，则合太阳，故葛根为宣达阳明中土之气，而外合于太阳经脉之药甘辛凉，辛凉发散而解肌，甘凉清热而升阳，为宣达阳明中土之气，而外合于太阳经脉之药；柴胡苦辛微寒，辛行苦泄，善调达肝气，疏肝解郁，微寒退热，乃从太阴地土、阳明中土而外达于太阳之药。三药合用解郁散火，升脾疏肝，疏利气机。

（五）自 汗

◈ 1. 风寒犯表，肺卫失固

主症：自汗恶风，时寒时热，周身酸楚。

病性：风寒。

病位：卫表、腠理。

舌诊：舌淡嫩，舌边齿痕，苔白或白滑，水滑，舌下脉络细、色淡隐隐。

脉诊：虚，或细，或弱，或右寸细浮。

主要病机：风寒犯表，肺卫失固。

经验药组：桂枝、白芍。

因外感风邪，卫气失固，营阴外泄致以上见症。米烈汉常用桂枝、白芍为主治疗，配伍比例为1:1。桂枝辛、甘、温，归心、肺、膀胱经，发汗解肌，温通经脉，助阳化气。白芍苦酸，微寒，归肝、脾经，养血敛阴，柔肝止痛，平抑肝阳。桂枝辛甘温，解肌和营，助卫阳，通经络，发表；白芍苦酸甘微寒，敛阴和营，养血止汗。两药合用一散一收，一温一寒，相互制约，桂枝合白芍解肌发表而不伤阴，白芍合桂枝敛阴止汗而不滞邪，共收调营卫，和气血，益阴止汗之功。

◈ 2. 阳明经证，胃腑郁热

主症：自汗频出，面热口渴，进食易发。

病性：实热。

病位：阳明经、胃。

舌诊：舌红，苔黄厚，或焦黄，少津，舌下脉络粗大。

脉诊：洪大，或滑数，或沉实有力，双关滑而有力。

主要病机：阳明经证；胃腑郁热。

经验药组：生石膏、知母。

因表邪不解，或为伤寒化热内传阳明之经，或为温邪由卫及气；或因喜食肥甘，胃府郁热致以上见症。米烈汉常用生石膏、知母为主治疗，配伍比例石膏八知母三。生石膏味甘、辛，大寒，归肺、胃经，功能清热泻火，除烦止渴。知母苦、甘，寒，归肺、胃、肾经，功能清热泻火，滋阴润燥。药组中生石膏白若精金，禀阳明金土之精，辛甘大寒，入肺胃经，清热泻火，清泄气分实热，以除阳明气分之热，为阳明胃府之凉宣剂；知母皮外有毛，除皮毛之邪气，苦寒质润，能助石膏清肺胃之热，还能滋阴润燥救已伤之阴津。石膏与知母相须为用，热清而汗自退。

◈ 3. 肺气亏虚或中气不足

主症：稍动自汗，反复感冒，气短畏寒。

病性：虚寒。

病位：肺、脾。

舌诊：舌淡嫩，舌边齿痕，苔白，或白滑，水滑，舌下脉络细，色淡隐隐。

脉诊：虚，或细，或弱，或右寸细浮，或右关无力。

主要病机：肺气亏虚；或中气不足。

经验药组：防风、黄芪、白术。

因脾肺气虚，表卫不固，腠理不密，津液外泄致以上见症。米烈汉常用黄芪、防风、白术为主治疗，配伍比例防三芪二白术一。防风辛、甘、微温，归膀胱、肝、脾经，功能祛风解表，胜湿止痛，止痉。黄芪甘、微温，归脾、肺经，功能健脾益气，升阳举陷，益卫固表，利尿消肿，托毒生肌。白术甘、苦、温，归脾胃经，益气健脾，燥湿利水，止汗，安胎。药组中防风质松而润，气味俱升，遍行周身，上清头面七窍，内除骨节痛痹，外解四肢挛急，为风药中之润剂，治风重取此味，任重功专，为治外风之通用药；黄芪质轻皮黄肉白，质轻升浮，色黄入脾，色白入肺，能补三焦而实卫，为益卫固表之剂。两药相反相成，固表不留邪，祛邪不伤正。故《古方选注》曰："黄芪性钝，防风性利。钝者受利者之制耳。惟其受制，乃随防风周卫于身，而顾护表气耳。"所以防风得黄芪，其功愈大。白术味甘，性温，健脾胃，温分肉，培土即以宁风，则肌肉之气外通皮肤，内通经脉，助脾气止汗。三药合用以防风祛风，得黄芪固表，则外有所卫；得白术以固里，则内有所据。正气守而卫表御，风邪去而不复来。

（六）盗　汗

◇ 1. 阴血亏虚，或肺阴津伤，或肾阴精亏

主症：盗汗频频，五心烦热，尿黄便干。

病性：阴虚。

病位：肺、肾。

舌诊：舌体瘦小，舌红或有裂纹，苔薄干或无苔，少津，舌下脉络细而显露。

脉诊：细数，或右寸细数，或左尺细数。

主要病机：阴血亏虚，或肺阴津伤，或肾阴精亏。

经验药组：当归、生地黄、熟地黄、生黄芪。

因亡血失精，或阴血暗耗，或肺痨久咳等导致阴血亏虚，虚热迫津，气随津泄致以上见症。米烈汉常用当归、生地黄、熟地黄、生黄芪为主治疗，配伍比例黄芪三分归地各一。黄芪甘，微温，归脾、肺经，功能健脾益气，升阳举陷，益卫固表，利尿消肿，托毒生肌。生地黄甘、苦，寒，归心，肝，肾经，功能清热凉血，养阴生津。熟地黄甘，微温，归肝、肾经，补血养阴，填精益髓。当归甘、辛，温，归肝、心、脾经，功能补血调经，活血止痛，润肠通便。用当归以养液，二地以滋阴，令阴液得其养，倍加黄芪，固表定阴，数药合用滋阴降火，固表敛汗。

◇ 2. 心阴血伤或肝阴血虚

主症：盗汗时作，心悸少寐，夜梦纷扰。

病性：血虚。

病位：心。

舌诊：舌体瘦小，舌边尖红或有裂纹，苔薄干或无苔，少津，舌下脉络细而显露。

脉诊：细数，或左寸细数，或弦细数。

主要病机：心阴血伤或肝阴血虚。

经验药组：当归、炙黄芪、五味子。

因劳伤暗耗或失血多汗等过耗心血致以上见症。米烈汉常用当归、炙黄芪、五味子为主治疗，配伍比例芪六归二五味一。黄芪甘，微温，归脾、肺经，功能健脾益气，升阳举陷，益卫固表，利尿消肿，托毒生肌。当归甘、辛，温，归

肝、心、脾经，功能补血调经，活血止痛，润肠通便。五味子酸甘温，归肺、心、肾经，功能收敛固涩，益气生津，补肾宁心。药组中黄芪味甘微温，补脾益气以生血，"有形之血不能自生，生于无形之气"，故重用黄芪使气旺而血生；当归辛甘温润，滋中焦之汁以养血，补血养心。五味子五味咸备，禀五运之精，而酸独胜，善生津敛汗。三药合用补血养心敛汗。

◇ **3. 肝胃郁热**

主症：盗汗油腻，头重肢困，口苦流涎。

病性：郁热。

病位：肝、胃。

舌诊：舌红或边红，苔黄厚腻，少津，舌下脉络粗大。

脉诊：弦，或滑，或弦数，或弦滑数，双关有力；或弦细濡数。

主要病机：肝胃郁热。

经验药组：柴胡、黄芩、瘪桃干。

因外感或饮食不调，肝胃郁热，正邪交争，迫津于外致以上见症。米烈汉常用柴胡、黄芩、瘪桃干各等分为主治疗。柴胡苦、辛，微寒，归肝、胆经，功能解表退热，疏肝解郁，升举阳气。黄芩苦，寒，归肺、胆、脾、胃、大肠、小肠经，功能清热燥湿，泻火解毒，止血，安胎。瘪桃干酸、苦，平，归肺、肝经，功能敛汗涩精，活血止血，止痛。柴胡长于开郁，黄芩善于清热，合用则疏调肝胆气机，清泻内蕴湿热，瘪桃干助调肝胆气机，三药合用疏肝解郁，清泻湿热，敛汗。

（七）四肢瘫软

◇ **1. 肺胃津伤**

主症：热病后期，手足瘫软，唇干呛咳。

病性：津伤。

病位：肺、胃。

舌诊：舌体苍老，或瘦小，舌红，或有裂纹，苔薄干，或无苔，少津，舌下脉络细而显露。

脉诊：细数，或右寸细数，或寸尺细数。

主要病机：肺胃津伤。

经验药组：桑白皮、生石膏、麦冬。

因热邪客于肺胃，耗伤津液，中焦壮火食气，上焦无以宣散，百脉空虚，肌筋失养致以上见症。米烈汉常用桑白皮、生石膏、麦冬为主治疗，配伍比例石膏二桑麦各一。桑白皮甘，寒，归肺经，功能泻肺平喘，利水消肿。生石膏甘、辛，大寒，归肺、胃经，功能清热泻火，除烦止渴。麦冬甘、微苦，微寒，归胃、肺、心经，功能养阴润肺，益胃生津，清心除烦。药组中桑白皮甘寒归肺经，禀阳明土金之气，生长之气最盛，治伤中，续经脉，主五劳、六极、羸瘦、肌肉消减。生石膏甘辛大寒归肺胃经。质坚色白，气辛味淡，禀阳明金土之精，为阳明胃府之凉宣剂。麦冬气味甘平，质性滋润，颗分心贯，横生土中，连而不断，禀少阴冬水之精，上合阳明戊土，助胃补肾，治伤中、羸瘦、短气。三药合用清阳明、泻壮火、润燥金、布津液，而充实百脉，充养肌筋。

◈ **2. 肝阴血虚或肾阴精亏**

主症：手足渐瘫，腰膝酸软，筋惕耳鸣。

病性：阴虚。

病位：肝、肾。

舌诊：舌体瘦小，舌红或有裂纹，苔薄干或无苔，少津，舌下脉络细而显露，或迂曲。

脉诊：细数，或左关弦细数，或左尺细数。

主要病机：肝阴血虚或肾阴精亏。

经验药组：熟地黄、山茱萸。

肝藏血主筋，肾藏精主骨。因禀赋不足，或房劳过度，则肝肾不足，精血亏虚，筋骨失养致以上见症。米烈汉常用熟地黄、山茱萸为主治疗，配伍比例地二萸一。熟地黄甘，微温，归肝、肾经，功能补血养阴，填精益髓。山茱萸酸、涩，微温，归肝、肾经，功能补益肝肾，收敛固涩。药组中地黄色黄，味甘质润，补中焦之精汁，通周身之经络，填骨髓，长肌肉；山茱萸色紫赤而味酸平，禀厥阴少阳木火之气化，促足厥阴肝藏血，血足则充肤热肉。两药合用填充精血，补益肝肾，壮骨柔筋，四肢为用。

◈ **3. 湿热浸淫**

主症：下肢痿软，患肢灼热，身热不扬。

病性：湿热。

病位：胃、脉络。

舌诊：舌红，苔黄厚腻，少津，舌下脉络粗大、迂曲。

脉诊：滑，或数，或滑数，或濡数，双关有力。

主要病机：湿热浸淫。

经验药组：黄柏、苍术。

因内生湿热，湿郁热蒸，湿热下注，流于下肢，痹阻筋脉，使筋脉弛缓，则两足痿软无力；湿热痹阻筋脉，以致筋骨疼痛、灼热红肿；湿热阻滞故身热不扬。米烈汉常用黄柏、苍术为主治疗，配伍比例1:1。黄柏苦，寒，归肾、膀胱、大肠经，功能清热燥湿，泻火解毒，除骨蒸。苍术辛、苦，温，归脾、胃、肝经，功能燥湿健脾，祛风散寒。药组中黄柏苦以燥湿，寒以清热，其性沉降，长于清下焦湿热；苍术健脾燥湿。二药相伍，清热燥湿，标本兼顾。

◈ **4. 脾胃虚寒，肾阳虚衰**

主症：肢困瘫软，脘闷纳呆，腰酸跗肿。

病性：寒湿。

病位：脾、肾。

舌诊：舌淡嫩胖，边有齿痕，苔白或白腻，水滑，舌下脉络细或浅淡瘀点。

脉诊：缓滑，迟细，双尺无力。

主要病机：脾胃虚寒，肾阳虚衰。

经验药组：附子、白术。

因脾胃素虚，受纳减少，运化失司，水谷精微化生气血不足，肌肉筋脉失于濡养致以上见症；或因禀赋不足，久病伤阳，则肾阳虚衰，肌筋失于温养致以上见症。米烈汉常用附子、白术为主治疗，配伍比例附一术四。附子辛、甘，大热，有毒，归心、肾、脾经，功能回阳救逆，补火助阳，散寒止痛。白术甘、苦，温，归脾胃经，功能益气健脾，燥湿利水，止汗，安胎。药组中附子禀雄壮之质，具温热之性，助少阳之火热游行于肌关之骨节，散阴寒，长肌肉；白术味甘，性温，补益脾土，土气营运，则肌肉之气外通皮肤，内通经脉，白术多脂，又治脾土之燥，作煎则味甘温而质滋润，土气和平。两药伍用温养脾肾，脾胃虚寒重用白术；肾阳虚衰重用附子。

◈ **5. 瘀阻脉络**

主症：外伤瘫痪，不知痛痒，皮薄甲错。

病性：瘀血。

病位：筋脉肌肤。

舌诊：紫暗，有瘀斑，苔或厚腻，或少津，舌下脉络迂曲、瘀点密集。

脉诊：涩，或沉细涩。

主要病机：瘀阻脉络。

经验药组：红花、丹参。

因外伤或久病致离经血瘀、脉络瘀滞，筋脉失养而见以上病症。米烈汉常用红花、丹参为主治疗，配伍比例花一丹五。红花辛，温，归心、肝经，功能活血通经，祛瘀止痛。丹参苦，微寒，归心、心包、肝经，功能活血调经，祛瘀止痛，凉血消痈，除烦安神。药组中红花色赤辛温，通利血脉，祛瘀止痛；丹参色赤，活血化瘀，祛瘀生新。两药合用，相互促进，通络活血，祛瘀生新，充养筋脉。

◈ 6. 肝气郁结，筋失血养

主症：瘫痪突发，情绪诱发，胁胀嗳气。

病性：气滞。

病位：肝。

舌诊：舌淡红，苔薄白，有津，舌下脉络饱满，或有迂曲。

脉诊：弦或弦细数。

主要病机：肝气郁结，筋失血养。

经验药组：柴胡、白芍。

因情志所伤，肝郁气滞，肝血失调，筋脉失养致以上见症。米烈汉常用柴胡、白芍等分为主治疗。柴胡苦、辛，微寒，归肝、胆经，功能解表退热，疏肝解郁，升举阳气。白芍苦、酸，微寒，归肝、脾经，功能养血敛阴，柔肝止痛，平抑肝阳。药组中柴胡轻清升散，引清轻之气上升，疏调少阳之气，理肝脾，调中宫；芍药春生红芽，禀厥阴木气而治肝，花开三四月间，禀少阴火气而治心，故除血痹。两药伍用，白芍之酸敛制柴胡之辛散，用柴胡之辛散佐芍药之酸敛，互制其短而展其长，共达疏肝和血之功。

（八）偏身麻木

◈ 1. 中气不足

主症：半身麻软，多为右侧，气短脘闷。

病性：气虚。

病位：脾胃。

舌诊：舌淡嫩，舌边齿痕，苔白或白滑，水滑，舌下脉络细、色淡隐隐。

脉诊：虚，或细，或弱，或右关无力，或右寸细浮。

主要病机：中气不足。

经验药组：黄芪、白术、柴胡。

因劳力过度，饮食不节，攻伐太过，则中气受损致以上见症。米烈汉常用黄芪、白术、柴胡为主治疗，配伍比例为芪十术四柴胡一。黄芪甘，微温，归脾、肺经，功能健脾益气，升阳举陷，益卫固表，利尿消肿，托毒生肌。白术甘、苦，温，归脾、胃经，功能益气健脾，燥湿利水，止汗，安胎。柴胡苦、辛，微寒，归肝、胆经，功能解表退热，疏肝解郁，升举阳气。黄芪色黄，味甘，微温，禀火土相生之气化，土主肌肉，火主经脉，助三焦出气，内资经脉，外资肌肉，调和经脉，充足肌肉也；白术味甘，性温，健脾胃，温分肉，培土即以宁风，则肌肉之气外通皮肤，内通经脉，助脾气止汗；柴胡引少阳清气上行，为脾胃引经之要药。三药合用补中升阳，经脉得充而麻木止。

◈ **2. 心脾两虚**

主症：偏身麻木，左侧多发，心悸失眠。

病性：血虚。

病位：心，脾。

舌诊：舌淡嫩边有齿痕，苔白或白腻，水滑，舌下脉络细、色淡隐隐，或有脉络迂曲。

脉诊：虚，或细，或弱，或左寸沉细，或右关无力。

主要病机：心脾两虚。

经验药组：黄芪、当归。

因失血过多，或房劳多产，或久病耗伤，或过服辛温，使阴血亏耗，筋脉失养致以上见症。米烈汉常用黄芪、当归为主治疗，配伍比例芪五归一。药组中重用黄芪先巩固肌表卫气而防无形之气亡脱，继而大补脾肺之气以资化源而使气血续生；配以少量当归甘温以养血和营，使阳生阴长，气旺血生，辛温以活血止痛通络，助心主之血液从经脉而外充于皮肤。两药合用补气生血、活血通络，用于气血不足，血运无力，筋脉失养之偏身麻木。

◈ **3. 风寒束表**

主症：肢麻突发，困重酸痛，恶寒身痛。

病性：风寒。

病位：络脉。

舌诊：舌淡红，苔薄白，有津，舌下脉络饱满，或有迂曲。

脉诊：浮，或浮紧，双寸浮。

主要病机：风寒束表。

经验药组：黄芪、桂枝、白芍。

因素体血虚，加风寒侵袭，邪滞血脉，凝涩不通致以上见症。米烈汉常用黄芪、桂枝、白芍为主治疗，配伍比例为芪二归芍各一。药组中黄芪甘温益气，补在表之卫气；桂枝散风寒而温经通痹，与黄芪配伍，益气温阳，和血通经，桂枝得黄芪益气而振奋卫阳；黄芪得桂枝，固表而不致留邪；芍药养血和营而通血痹，与桂枝合用，调营卫而和表里。三药共奏益气温经、和血通痹之效。

◈ **4. 肝风内动，挟痰窜络**

主症：半身麻木，肢体震颤，眩晕烦躁。

病性：内风。

病位：肝、脉络。

舌诊：舌颤，或偏斜，舌红，苔黄，或黄腻，少津，舌下脉络怒张，迂曲，色青紫，瘀点密集。

脉诊：弦，或弦数，或弦滑数，或左关动，或促，双尺无力。

主要病机：肝风内动，挟痰窜络。

经验药组：天麻、钩藤。

因肝阳素旺，加之五志过极，阳亢生风，挟痰窜络，经络失荣致以上见症。米烈汉常用天麻、钩藤为主治疗，配伍比例麻九比钩一。天麻甘，平，归肝经，功能息风止痉，平抑肝阳，祛风通络。钩藤甘，凉，归肝、心包经，功能清热平肝，息风止痉。药组中天麻甘平属土，为补益上药，重用培土扶木，平抑肝阳，祛风通络，另天麻质沉，药性趋下，息风止痉；钩藤性凉，质轻气薄，轻清走上，清泻肝热，息风止痉。两药合用，一轻一重，清上引下，平肝息风。

◈ 5. 痰湿阻络

主症：半身胀麻，体胖困重，头沉胸闷。

病性：痰湿。

病位：脾、脉络。

舌诊：舌体胖大，边有齿痕，色淡青紫或暗红，苔白腻，有津，舌下脉络粗大，迂曲。

脉诊：缓，或滑，或沉滑。

主要病机：痰湿阻络。

经验药组：半夏、陈皮、天麻。

因过食伤脾，脾不化津，蓄津成湿，湿聚成痰，痰伏脉络致以上见症。米烈汉常用陈皮、半夏、天麻为主治疗，配伍比例半夏三分陈麻各二。半夏辛，温，有毒，归脾、胃、肺经，功能燥湿化痰，降逆止呕，消痞散结。陈皮辛、苦，温，归脾、肺经，功能理气健脾，燥湿化痰。天麻甘，平，归肝经，功能息风止痉，平抑肝阳，祛风通络。药组中半夏生当夏半，主宣达阳明之气，运脾化痰，其色白味辛皆属金，金能制风，故治头眩、身麻；陈皮味苦辛，性主温散，能达脾络之气，上通于胃，利水谷，配半夏相互促进，健脾祛湿，化痰畅气；天麻甘平属土，为补益上药，重用培土扶木，平抑肝阳，祛风通络。三药合用除入络之痰。

◈ 6. 瘀阻脉络

主症：麻木不仁，色白不温，皮薄甲错。

病性：瘀血。

病位：筋脉肌肤。

舌诊：色暗青紫有瘀斑或有齿痕，苔或厚腻，或少津，舌下脉络迂曲，瘀点密集。

脉诊：涩或沉细涩。

主要病机：瘀阻脉络。

经验药组：红花、丹参。

因外伤或久病致离经血瘀、脉络瘀滞，筋脉失养而见以上病症。米烈汉常用红花、丹参为主治疗，配伍比例花一丹五。红花辛，温，归心、肝经，功能活血通经，祛瘀止痛。丹参苦，微寒，归心、心包、肝经，功能活血调经，祛瘀止痛，凉血消痈，除烦安神。药组中红花色赤辛温，通利血脉，祛瘀止痛；丹参色赤，活血化瘀，祛瘀生新。两药合用，相互促进，通络活血，祛瘀生新，充养筋脉。

（九）浮　肿

◇ 1. 风寒袭肺，水道失司

主症：头面先肿，来势迅速，恶风尿清。

病性：风寒。

病位：肺。

舌诊：舌淡红，苔薄白或薄白腻，有津，舌下脉络饱满。

脉诊：浮，或浮紧，双寸浮，双尺无力。

主要病机：风寒袭肺，水道失司。

经验药组：麻黄、桂枝、生白术。

因外感风寒，郁闭肺气，宣发失司，肃降不利，全身水道失其通调，水液不循"下输膀胱，水精四布，五经并行"之常道，溢于肌肤致以上见症。米烈汉常用麻黄、桂枝、生白术为主治疗，配伍比例麻三桂二白术四。药组中取麻黄汤之意以开发肌表，以生白术除湿而固里，且麻黄汤内有白术，则虽发汗而不至多汗，而术得麻黄并可以行表里之湿，使行者行，守者守，并行不悖。

◇ 2. 风热犯肺，水道失司

主症：脸面突肿，发热咽痛，尿黄短赤。

病性：风热。

病位：肺。

舌诊：舌边尖红，苔薄黄或薄黄腻，少津，舌下脉络饱满。

脉诊：浮或浮数。

主要病机：风热犯肺，水道失司。

经验药组：麻黄、连翘、赤小豆。

肺为水之上源，风热上受，肺失宣肃，肺气郁闭，水道不通致以上见症。米烈汉常用麻黄、连翘、赤小豆为主治疗，配伍比例为赤小豆五麻翘各一。连翘苦，微寒，归肺、心、小肠经，功能清热解毒，消肿散结，疏散风热。赤小豆甘、酸、平，无毒，主下水肿，排痈肿脓血。药组中赤小豆性下沉，《神农本草经》云"主下水肿，利其湿"；麻黄以开发毛窍，开其表；连翘泻其热。共治风热犯肺，水道失司之水肿。

◈ **3. 水湿困脾**

主症：下半身肿，自下渐起，身重胸闷。

病性：水湿。

病位：脾。

舌诊：舌淡嫩胖，边有齿痕，苔白或白腻，水滑，舌下脉络饱满或浅淡瘀点。

脉诊：沉滑，或濡缓，或濡迟。

主要病机：水湿困脾。

经验药组：五皮饮和五苓散。

因涉水淋雨，久居湿地，寒湿内侵，阻滞脾气；或脾气素虚，运化失司，水湿不泄，泛于肌肤致以上见症。米烈汉常用五皮饮和五苓散为主治疗。五皮饮健脾化湿，理气消肿，五苓散甘淡渗利为主，佐以温阳化气，两方相合使水湿之邪从小便而去。

◈ **4. 脾肾阳虚，水湿不化**

主症：腰腹下肿，压之如泥，腰冷便溏。

病性：虚寒。

病位：脾、肾。

舌诊：舌淡嫩胖，边有齿痕，苔白或白腻，水滑，舌下脉络细，或浅淡瘀点。

脉诊：迟滑，或迟细，双尺无力。

主要病机：脾肾阳虚，水湿不化。

经验药组：茯苓、附子、白术。

因久病耗阳，阳虚不化，水湿停聚致以上见症。米烈汉常用茯苓、附子、白术为主治疗，配伍比例为苓附各三白术一。药组中茯苓利水渗湿，使水邪从小便去；附子辛甘性热，用之温肾助阳，以化气行水，兼暖脾土，以温运水湿；白术健脾燥湿。三药合用温脾肾以助阳气，利小便以祛水邪。

◈ **5. 心脾两虚**

主症：全身虚浮，肌肤萎黄，气短心悸。

病性：气血双虚。

病位：脾、心。

舌诊：舌淡嫩，舌边齿痕，苔白或白滑，水滑，舌下脉络细，色淡隐隐。

脉诊：虚，或细，或弱，或左寸沉细，或右关无力。

主要病机：心脾两虚。

经验药组：黄芪、当归、茯苓。

因久病耗伤，或过劳暗耗，使气血亏虚，脏腑失养，运化失常致以上见症。米烈汉常用黄芪、当归、茯苓为主治疗，配伍比例芪五归一茯苓三。药组中重用黄芪健脾益气，升阳举陷，利尿消肿；配以少量当归养血和营，使阳生阴长，气旺血生，两药相合而气血充，运化畅；再加茯苓气味甘平，有土位中央而枢机旋转之功，利水渗湿，健脾。共奏补益气血，利水消肿之功。朝宽暮急重用当归，暮宽朝急重用黄芪。

◈ **6. 瘀阻水停**

主症：局部肿胀，皮薄色暗，瘀络隐现。

病性：瘀血。

病位：脉络。

舌诊：色暗青紫，有瘀斑，或有齿痕，苔腻滑，有津，舌下脉络迂曲，瘀点密集。

脉诊：涩或沉细涩。

主要病机：瘀阻水停。

经验药组：红花、丹参、车前子。

因外伤或久病致离经血瘀、脉络瘀滞，筋脉失养而见以上病症。米烈汉常用红花、丹参、车前子为主治疗配伍比例红花一丹车五。红花辛，温，归心、肝经，功能活血通经，祛瘀止痛。丹参苦，微寒，归心、心包、肝经，功能活血调经，祛瘀止痛，凉血消痈，除烦安神。车前子甘，微寒，归肝、肾、肺、小肠经，功能利尿通淋，渗湿止泻，明目，祛痰。药组中红花色赤辛温，通利血脉，祛瘀止痛；丹参色赤，活血化瘀，祛瘀生新；车前子得土气之用，土气营运，则湿邪自散。三药合用，相互促进，通络活血，祛瘀利水。

（十）发 黄

◈ **1. 肝胆湿热，胆汁外溢**

主症：目黄身黄，黄色鲜明，尿黄厌油。

病性：湿热。

病位：肝胆。

舌诊：舌红绛，边甚，苔黄厚腻，少津，舌下脉络粗大。

脉诊：弦，或弦数，双关有力，或濡数。

主要病机：肝胆湿热，胆汁外溢。

经验药组：茵陈蒿、栀子。

因湿浊、湿热等自口而入，蕴结于中焦，以致肝失疏泄，胆液不循常道，随血泛溢，外溢肌肤致以上见症。米烈汉常用茵陈蒿、栀子为主治疗，配伍比例茵三栀二。茵陈蒿苦、辛，微寒，归脾、胃、肝、胆经，功能清利湿热，利胆退黄。栀子苦，寒，归心、肺、三焦经，功能泻火除烦，清热利湿，凉血解毒。药组中茵陈蒿因旧苗而春生，得冬令水寒之气，具阳春生发之机，故清利湿热，利胆退黄；栀子气味苦寒，禀寒水之精，而治热之在内，通利三焦，助茵陈蒿引湿热从小便而去。

◈ **2. 寒湿中困，胆汁外溢**

主症：目黄身黄，黄色晦暗，便溏纳呆。

病性：寒湿。

病位：脾胃、胆。

舌诊：舌淡嫩胖，边有齿痕，苔白或白黄腻，有津，舌下脉络饱满或浅淡瘀点。

脉诊：濡缓，或沉迟。

主要病机：寒湿中困，胆汁外溢。

经验药组：茵陈蒿、附子、白术。

因素体脾胃虚弱，或劳倦过度，或饥饱失常，或嗜酒过度，损伤脾胃，脾伤失运，脾胃寒化，阻滞肝胆，致肝失疏泄，胆液不循常道，随血泛溢，浸淫肌肤致以上见症。米烈汉常用茵陈蒿、附子、白术为主治疗，配伍比例茵二附一白术四。茵陈蒿苦、辛，微寒，归脾、胃、肝、胆经，功能清利湿热，利胆退黄。附子辛、甘，大热，有毒，归心、肾、脾经，功能回阳救逆，补火助阳，散寒止痛。白术甘、苦，温，归脾胃经，益气健脾，燥湿利水，止汗，安胎。药组中茵陈蒿因旧苗而春生，得冬令水寒之气，具阳春生发之机，故清利湿热，利胆退黄；附子禀雄壮之质，具温热之性，助少阳之火热游行于肌关之骨节，散阴寒，长肌肉；白术味甘，性温，补益脾土，土气营运，则肌肉之气外通皮肤，内通经脉，白术多脂，又治脾土之燥，作煎则味甘温而质滋润，土气和平。三药伍用温养脾肾，化湿退黄。脾胃虚寒重用白术；肾阳虚衰重用附子。

◈ **3. 瘟毒入营，胆汁外溢**

主症：身目金黄，骤起急进，高热出血。

病性：瘟毒。

病位：营血分。

舌诊：舌体胖大，舌红绛或有瘀斑，苔黄褐厚腻或焦黄，干燥少津，舌下脉络粗大，瘀斑。

脉诊：数，或弦数大，或弦滑。

主要病机：瘟毒入营，胆汁外溢。

经验药组：水牛角、茵陈蒿。

因外感疫毒，蕴结于中焦，脾胃运化失常，湿热熏蒸肝胆，以致肝失疏泄，胆液不循常道，随血泛溢，伤及营血，内陷心包致以上见症。米烈汉常用水牛角、茵陈蒿为主治疗。水牛角苦、寒，归心、肝经，功能清热凉血，解毒，定惊。茵陈蒿苦、辛，微寒，归脾、胃、肝、胆经，功能清利湿热，利胆退黄。两药合用清热凉血，利湿退黄。

◇ **4. 气血瘀滞，胆失疏泄**

主症：身黄晦暗，面色黧黑，胁痛缓进。

病性：瘀血。

病位：肝胆。

舌诊：色暗青紫，有瘀斑，或有齿痕，苔腻滑，舌下脉络迂曲，瘀点密集。

脉诊：弦涩或沉细涩。

主要病机：气血瘀滞，胆失疏泄。

经验药组：大黄䗪虫丸。

因肝郁日久，或湿热黄疸迁延，瘀滞肝胆，胆汁疏泄失职致以上见症。米烈汉常用大黄䗪虫丸为主治疗。

◇ **5. 气血两虚，胆失疏泄**

主症：肌肤萎黄，白睛不黄，心悸乏力。

病性：血虚。

病位：脾、肝。

舌诊：舌淡嫩，舌边齿痕，苔白，或白滑，水滑，舌下脉络细，色淡隐隐。

脉诊：濡细，双关无力。

主要病机：气血两虚，胆失疏泄。

经验药组：黄芪、桂枝、白芍。

因机体脾胃虚弱，或劳倦过度，脾伤失运，运化失职，湿浊内生，气血亏虚，久之肝失所养，疏泄失职，而致胆液不循常道，随血泛溢，浸淫肌肤致以上见症。米烈汉常用黄芪、桂枝、白芍为主治疗，配伍比例为芪二桂芍各一。药组中黄芪甘温益气，健脾升阳；桂枝温通经脉，助阳化气；芍药养血敛阴，养血和营。三药共奏益气和血，振奋中阳，调整脾胃之效。

（十一）躁 烦

◇ **1. 肾阴不足，浮火扰心**

主症：虚烦躁扰，不寐心悸，手足心热。

病性：阴虚火旺。

病位：肾、心。

舌诊：舌体瘦小，舌红，或有裂纹，苔薄干，或无苔，少津，舌下脉络细而显露。

脉诊：细数，或左寸濡数，或左尺细数。

主要病机：肾阴不足，浮火扰心。

经验药组：熟地黄、栀子。

因久病伤阴或七情内伤，或老年体衰，肾阴不足，水亏火浮，上扰心神致以上见症。米烈汉常用熟地黄、栀子为主治疗，配伍比例地八栀三。熟地黄甘，微温，归肝、肾经，功能补血养阴，填精益髓。地黄入土最深，性唯下行，蒸熟，则苦味尽除，寒性稍减，色更黑，故补肾相宜。栀子苦，寒，归心、肺、三焦经，功能泻火除烦，清热利湿，凉血解毒。药组中熟地黄补肾滋阴，栀子泻火除烦，两药一补一清，一升一降，不在下之肾阴，清在上之心热。

◈ **2. 痰郁互结，化火扰神**

主症：烦闷气急，躁扰不宁，急躁易怒。

病性：痰火。

病位：肝、脾。

舌诊：舌红，或红绛，或边有齿痕，苔黄厚腻，少津，舌下脉络粗大、迂曲。

脉诊：滑数，或弦滑，或弦滑数。

主要病机：痰郁互结，化火扰神。

经验药组：黄连、黄芩、半夏。

因素体多痰，积痰化热，或情志不随，气郁化火，或热邪炼液，聚生痰浊，痰热互结，扰及神明致以上见症。米烈汉常用半夏、黄芩、黄连为主治疗，配伍比例夏四芩三黄连一。半夏辛，温，有毒，归脾、胃、肺经，功能燥湿化痰，降逆止呕，消痞散结。黄芩苦，寒，归肺、胆、脾、胃、大肠、小肠经，功能清热燥湿，泻火解毒，止血，安胎。黄连苦，寒，归心、脾、胃、胆、大肠经，功能清热燥湿，泻火解毒。药组中半夏生当夏半，白色味辛，禀阳明燥金之气化，燥湿化痰，辛散热结，配芩连制其温热之性；黄连泻火热而养阴，泻心火而养神；黄芩色黄内空，能清肠胃之热，外肌皮而性寒，能清肌表之热。三药合用清热化痰，开郁除烦。

◈ **3. 瘀血冲心**

主症：心烦躁扰，秽语神狂，面唇青紫。

病性：瘀血。

病位：心、肝。

舌诊：色暗青紫，有瘀斑，或有齿痕，苔腻滑，舌下脉络迂曲、瘀点密集。

脉诊：弦涩，或沉细涩，或结代。

主要病机：瘀血冲心。

经验药组：三七、郁金。

因血瘀日久，郁而化热，或邪热入络，血浓成瘀，热壅血瘀，扰动心神致以上见症。米烈汉常用三七、郁金为主治疗，配伍比例为1:4。三七甘、微苦、温，归肝、胃经，功能化瘀止血，活血定痛。郁金辛、苦、寒，归肝、胆、心经，功能活血止痛，行气解郁，清心凉血，利胆退黄。药组中三七专走血分，善化瘀血；郁金入于气分行气解郁，达于血分凉血破瘀。两药合用，一专走血分，一善行气分，相辅相成，活血化瘀，解郁清心。

◇ **4. 邪传少阳或胆经郁热**

主症：烦躁惊惕，胸胁满闷，肢困尿涩。

病性：郁热。

病位：少阳经。

舌诊：舌边红，苔薄黄，或少津，舌下脉络饱满。

脉诊：弦或弦数，左关有力。

主要病机：邪传少阳，或胆经郁热。

经验药组：柴胡、黄芩、龙骨、牡蛎。

因外邪侵袭，热郁少阳；或情志不随，热郁胆经致以上见症。米烈汉常用柴胡、黄芩、龙骨、牡蛎为主治疗，配伍比例柴芩各一龙牡倍之。柴胡苦辛，解肌退热，疏肝解郁，解半表半里之外邪，治寒热邪气，从阴出阳，乃从太阴地土、阳明中土而外达于太阳之药；黄芩苦寒，清热燥湿，清热解毒，清半表半里之邪热，其内空腐心黯而性寒，能清肠胃之热，外皮色黄而性寒，能清肌表之热，乃手足阳明兼手太阴之药。两者相合，升清降浊，调和表里，和解少阳。龙骨甘、涩、平，归心、肝、肾经，功能镇惊安神，平肝潜阳，收敛固涩。牡蛎咸、微寒，归肝、胆、肾经，功能重镇安神，平肝潜阳，软坚散结，收敛固涩。龙骨益阳之中能潜上越之浮阳，牡蛎益阴之中能摄下陷之沉阳，两药相合益阴潜阳，镇静安神。四药共奏清解郁热，潜阳安神之功。

◇ **5. 热入心营**

主症：烦躁发狂，夜甚身热，抽搐动血。

病性：火热。

病位：营血分。

舌诊：舌深绛，或有瘀斑，苔黄褐厚腻，或焦黄，干燥少津，舌下脉络粗大，瘀斑。

脉诊：细数。

主要病机：热入心营。

经验药组：水牛角、生地黄。

因外感热邪，或内生火邪，乘虚内攻，陷入心营致以上见症。米烈汉常用水牛角、生地黄等分为主治疗。水牛角苦，寒，归心，肝经，功能清热凉血，解毒，定惊。生地黄甘、苦，寒，归心，肝，肾经，功能清热凉血，养阴生津。药组中水牛角凉血清心而解热毒，使火平热降，毒解血宁；生地黄，凉血滋阴生津，一以助水牛角清热凉血，又能止血；一以复已失之阴血。两药相配，共成清热解毒，凉血散瘀之功。

◈ 6. 阳明经证，胃腑郁热

主症：烦躁壮热，汗出气粗。

病性：实热。

病位：阳明经。

舌诊：舌红，苔黄厚，或焦黄，少津，舌下脉络粗大。

脉诊：洪大或沉实有力，双关滑而有力。

主要病机：阳明经证，胃腑郁热。

经验药组：生石膏、知母。

因外感热邪，或内生火邪，充斥阳明致以上见症。米烈汉常用生石膏、知母为主治疗，配伍比例石三知二。生石膏甘、辛，大寒，归肺、胃经，功能能清热泻火，除烦止渴。知母苦、甘、寒，归肺、胃、肾经，功能清热泻火，滋阴润燥。生石膏体重气浮，甘辛大寒，善清肺胃之热，为阳明胃府之宣凉剂；知母外皮有毛而肉色白，禀秋金清肃之气，质润多汁，甘苦而寒，清肺胃热，下泻相火。二药伍用，相互促进，清泻阳明。

（十二）嗜　睡

◈ 1. 气血两虚

主症：倦怠多寐，心悸气短。

病性：气血虚。

病位：脾、心。

舌诊：舌淡嫩，舌边齿痕，苔白，或白滑，水滑，舌下脉络细，色淡隐隐。

脉诊：虚，或细，或弱，或左寸沉细，或右关无力。

主要病机：气血两虚。

经验药组：黄芪、当归。

因病久失调，或崩漏便血，或思虑过度，或饮食不节，心血耗伤，脾气不足致以上见症。米烈汉常用黄芪、当归为主治疗，配伍比例为芪五归一。药组中黄芪味甘微温，内资经脉，外资肌肉，补中益元，生血生肌；当归辛甘温润，以甘温养血，辛温行血，为补血之圣药，活血之要药。米烈汉教授临证黄芪常数倍于当归，取其补正气之虚，而调和经脉，充足肌肉，进而精神增，倦怠减；配当归养血和营，则浮阳秘敛，阳生阴长，气旺血生，心悸宁。

◈ 2. 寒湿困脾

主症：困倦欲睡，头身困重，脘闷口黏。

病性：寒湿。

病位：脾。

舌诊：舌淡嫩胖，边有齿痕，苔白，或白腻，水滑，舌下脉络细或浅淡瘀点。

脉诊：缓滑或迟细。

主要病机：寒湿困脾。

经验药组：苍术、白术。

因素体湿盛，或过食生冷，或冒雨涉水，坐卧湿地，湿困脾阳致以上见症。米烈汉常用苍术、白术为主治疗，欲补脾，则多用白术，欲运脾，则多用苍术。苍术健脾平胃，燥湿化浊，升阳散郁，祛风湿；白术补脾燥湿，益气生血，和中安胎。苍术苦温新烈，燥湿力胜，散多于补，偏于脾胃燥湿；白术甘温性缓，健脾力强，补多于散，善于补脾益气，止汗。两药合用，一散一补，一胃一脾，则中焦得健，脾胃纳运如常，水湿得以运化，不能聚而为患。

◈ 3. 肾阳不足

主症：疲惫欲睡，精神萎靡，腰凉肢冷。

病性：虚寒。

病位：肾。

舌诊：舌淡嫩，或边有齿痕，苔白，水滑，舌下脉络细，或浅淡瘀点。

脉诊：迟细，右尺无力。

主要病机：肾阳不足。

经验药组：鹿茸、黄精、杜仲。

因素体肾虚，或邪犯少阳，或久病失治误治，肾阳亏虚致以上见症。米烈汉常用鹿茸、黄精、杜仲为主治疗。鹿茸甘，温，生精补髓，养血助阳，强筋健骨。杜仲甘温能补，微辛能润，色紫入肝经气分，润肝燥，补肝虚，子能令母实，故兼补肾，肝充则筋健，肾充则骨强，能使筋骨相着；黄精甘平。补中益气，安五脏，益脾胃，润心肺，填精髓，助筋骨。三药合用补益肾阳。

◈ 4. 肾精不足

主症：怠惰善眠，精力不支，健忘耳鸣。

病性：精虚。

病位：肾。

舌诊：舌红，苔薄白，舌下脉络细短，或见细小瘀点。

脉诊：细弱。

主要病机：肾精不足。

经验药组：熟地黄、山茱萸、枸杞子、山药。

因劳伤过度，或久病迁延，年高体衰，肾精亏损，髓海亏虚致以上见症。米烈汉常用熟地黄、山茱萸、枸杞子、山药各等分为主治疗。熟地黄甘，微温，归肝、肾经，补血养阴，填精益髓。山茱萸酸、涩，微温，归肝、肾经，功能补益肝肾，收敛固涩。枸杞子甘，平，归肝、肾经，功能滋补肝肾，益精明目。山药甘，平，归脾、肺、肾经，功能益气养阴，补脾肺肾，固精止带。药组中熟地黄滋阴补肾，填精益髓；山茱萸、枸杞子补养肝肾，山茱萸并能涩精；山药补益脾阴，亦能固肾。四药配合，肾肝脾并补，补肝则子壮母实，补脾则化源不断，故共奏补肾填精之力。

（十三）健　忘

◇ 1. **心脾两虚，神不内守**

主症：健忘神怯，怔忡气短。

病性：气血虚。

病位：心脾。

舌诊：舌淡嫩，舌边齿痕，苔白或白滑，水滑，舌下脉络细，色淡隐隐。

脉诊：虚，或细，或弱，或左寸沉细，或右关无力。

主要病机：心脾两虚，神不内守。

经验药组：黄芪、当归。

心主藏神，脾主思虑，思虑过度，劳伤心脾，心血暗耗，君火失养，火不暖土，脾土失运，生化无力，血虚难复，气血互伤致以上见症。米烈汉常用黄芪、当归为主治疗，配伍比例芪五归一。药组中重用黄芪大补脾肺之气以资化源，而使气血续生；配以少量当归甘温以养血和营，使阳生阴长，气旺血生。两药合用补气生血，血养心神，气充元神，而记性机灵。

◇ 2. **肾精不足，脑髓失充**

主症：健忘，神情恍惚，精神呆滞。

病性：精虚。

病位：肾、髓海。

舌诊：舌红，苔薄白，舌下脉络细短，或见细小瘀点。

脉诊：细弱。

主要病机：肾精不足，脑髓失充。

经验药组：紫河车、熟地黄、杜仲。

因劳伤过度，或久病迁延，年高体衰，肾精亏损，髓海亏虚致以上见症。米烈汉常用紫河车、熟地黄、杜仲为主治疗。紫河车甘、咸，温，归肺、肝、肾经，功能补肾益精，养血益气。熟地黄甘，微温，归肝、肾经，功能补血养阴，填精益髓。杜仲甘，温，归肝、肾经，功能补肝肾，强筋骨，安胎。药组中紫河车为血肉有情之品，填肾补髓而充实脑窍；得熟地黄充足精血，杜仲益少阴肾精气，合用则补肾精、充脑髓。

◇ 3. 心肾不交，神志受伤

主症：常常健忘，失眠心烦，腰膝酸软。

病性：阴虚。

病位：心、肾。

舌诊：舌体瘦小，舌红，或有裂纹，苔薄干，或无苔，少津，舌下脉络细而显露。

脉诊：细数，或左寸濡数，或左尺细数。

主要病机：心肾不交，神志受伤。

经验药组：黄连、肉桂、阿胶。

因房劳过渡，损及肾阴，或七情内伤，化火伤阴，或老年体衰，肾阴不足，水亏火浮，心扰神伤，肾虚志损致以上见症。米烈汉常用黄连、肉桂、阿胶为主治疗，配伍比例为连一桂二阿胶三。黄连苦，寒，归心、脾、胃、胆、大肠经，功能清热燥湿，泻火解毒。肉桂辛、甘，大热，归肾、心、脾、肝经，功能补火助阳，散寒止痛，温经通脉，引火归元。阿胶甘，平，归肺、肝、肾经，功能补血，滋阴，润肺，止血。三药合用借黄连直折心火，用阿胶以补肾阴，肉桂以补肾阳，兼引火归元，则心肾交合，水升火降，心神安宁，则心有所意，意有所存。

◇ 4. 痰郁互结，扰动神明

主症：时有健忘，嗜卧恍惚，目眩多痰。

病性：痰浊。

病位：心、肝。

舌诊：舌红，或红绛，或边有齿痕，苔黄厚腻，少津，舌下脉络粗大、迂曲。

脉诊：弦滑。

主要病机：痰郁互结，扰动神明。

经验药组：半夏、枳实。

因情志不随，肝气郁结，木旺土虚，健运失司，水湿成痰，痰随气逆，扰动神明致以上见症。米烈汉常用半夏、枳实等份为主治疗。半夏辛，温，有毒，归脾、胃、肺经，功能燥湿化痰，降逆止呕，消痞散结。枳实苦、辛、酸，温，归脾、胃、大肠经，功能破气消积，化痰除痞。药组中半夏能走能散，除湿化痰，发表开郁，宣通阴阳；枳实破气化痰，两者均入脾经，相互参合，健脾行气，痰化而神明渐清。

◈ **5. 瘀血攻心，心神失养**

主症：突发健忘，舌强语蹇。

病性：瘀血。

病位：心。

舌诊：色暗青紫，有瘀斑，或有齿痕，苔腻滑，舌下脉络迂曲、瘀点密集。

脉诊：结代，或弦涩，或沉细涩。

主要病机：瘀血攻心，心神失养。

经验药组：三七、郁金。

因血瘀日久，脉络瘀滞，气血不行；或瘀阻壅遏，神志受伤致以上见症。米烈汉常用三七、郁金为主治疗，配伍比例为三七一郁金四。药组中三七专走血分，善化瘀血；郁金入于气分行气解郁，达于血分凉血破瘀。两药合用，一专走血分，一善行气分，相辅相成，活血化瘀，解郁清心，心神安宁，则心有所意，意有所存。

（十四）不 寐

◈ **1. 心脾两虚，心神不安**

主症：不易入睡，多梦易醒，气短心悸。

病性：气血虚。

病位：脾、心。

舌诊：舌淡嫩，舌边齿痕，苔白，或白滑，水滑，舌下脉络细，色淡隐隐。

脉诊：虚，或细，或弱，或左寸沉细，或右关无力。

主要病机：心脾两虚，心神不安。

经验药组：黄芪、当归、酸枣仁。

因思虑过度，劳伤心脾，气血两虚，血不养神，心神不安致以上见症。米烈汉常用黄芪、当归、酸枣仁为主治疗，配伍比例芪枣各五当归一。酸枣仁甘、酸，平，归心、肝、胆经，功能养心益肝，安神，敛汗，生津，酸枣仁形圆色赤，禀火土之气化。火归中土，则神气内藏，食之主能癉寐。药组中重用黄芪健脾益气，配以少量当归养血和营，使阳生阴长，气旺血生，再以重剂酸枣仁安神，则心脾安和，浮神入心。

◈ **2. 心阴不足，阳不入阴**

主症：入睡困难，多梦健忘，盗汗口干。

病性：阴虚。

病位：心。

舌诊：舌体瘦小，舌红，或有裂纹，苔薄干，或无苔，少津，舌下脉络细而显露。

脉诊：细数，或左寸濡数。

主要病机：心阴不足，阳不入阴。

经验药组：生地黄、酸枣仁。

因久思暗耗，心阴不足，心阳偏亢，阳不入阴，心神不宁致以上见症。米烈汉常用生地黄、酸枣仁为主治疗，配伍比例地一枣二。重用甘寒之生地黄，入心能养血，入肾能滋阴，故能滋阴养血，壮水以制虚火，滋阴清热；酸枣仁养心安神，补血润燥，助生地黄滋阴补血，并养心安神。两药相合阴长阳藏，阳气入阴。

◈ **3. 心肾不交，虚热扰神**

主症：难以入睡，彻夜难眠。

病性：阴虚阳亢。

病位：心、肾。

舌诊：舌体瘦小，舌红，或有裂纹，苔薄干，或无苔，少津，舌下脉络细而显露。

脉诊：细数，或左寸濡数，或左尺细数。

主要病机：心肾不交，虚热扰神。

经验药组：黄连、肉桂、阿胶。

因久病伤阴或七情内伤，或老年体衰，肾阴不足，水亏火浮，上扰心神致以上见症。米烈汉常用黄连、肉桂、阿胶为主治疗，配伍比例为连一桂二阿胶三。三药合用借黄连直折心火，用阿胶以补肾阴，肉桂以补肾阳，兼引火归元，则心肾交合，水升火降，阴阳交泰，心神安宁，夜能成寐。

◈ **4. 胆郁痰扰，决断无权**

主症：恐惧不寐，寐后易惊。

病性：气虚。

病位：心、胆。

舌诊：舌体胖嫩，色淡，苔薄白，或白腻，边有齿痕，舌下脉络细，色淡。

脉诊：细弱而缓，或弦细。

主要病机：胆郁痰扰，决断无权。

经验药组：半夏、竹茹。

因恐惧，气陷胆经，决断无权致以上见症。米烈汉常用半夏、竹茹各等份为主治疗。竹茹甘，微寒，归肺、胃经，功能清热化痰，除烦止呕。药组中半夏辛温，燥湿化痰，和胃止呕；竹茹甘而微寒，清热化痰，除烦止呕。两药一温一凉，化痰和胃，止呕除烦之功备，理气化痰以和胃，胃气和降则胆郁得舒，痰浊得去则胆无邪扰，如是则复其宁谧。

◆ **5. 肝胆郁热，热扰心神**

主症：睡眠不宁，多梦易醒，烦躁易怒。

病性：郁热。

病位：肝、胆。

舌诊：舌红，或边红，苔黄厚腻，少津，舌下脉络饱满、粗大，或有瘀点。

脉诊：弦，或弦数，双关有力。

主要病机：肝胆郁热，热扰心神。

经验药组：龙胆草、栀子。

因恼怒伤肝，肝失疏泄，郁久化火，或酒食不节，湿热聚于肝胆，火热扰动，心神不宁致以上见症。米烈汉常用龙胆草、栀子为主治疗，配伍比例为胆二栀一。龙胆草大苦大寒，既能泻肝胆实火，又能利肝经湿热，泻火除湿。栀子苦寒泻火、燥湿清热，加强龙胆草泻火除湿之力，又引龙胆草入心清心安神。

◆ **6. 痰热扰神**

主症：睡眠不宁，多梦多汗，口苦多痰。

病性：痰热。

病位：脾、心。

舌诊：舌红，或红绛，或边有齿痕，苔黄厚腻，少津，舌下脉络粗大、迂曲。

脉诊：滑数。

主要病机：痰热扰神。

经验药组：黄连、半夏。

因脾失健运，或嗜食肥甘，聚湿炼痰，痰郁日久，化生热邪，或邪热入里，炼津成痰，痰热扰动心神致以上见症。米烈汉常用黄连、半夏为主治疗，配伍比例夏二连一。药组中半夏辛温，燥湿化痰，和胃止呕；黄连清泻心火。两药相合辛开苦降，化痰泻热，清宁心神。

◈ 7. 心火亢盛，心神不守

主症：失眠多梦，胸中烦热。

病性：火。

病位：心。

舌诊：舌尖红，苔薄黄，少津，舌下脉络饱满。

脉诊：数而有力。

主要病机：心火亢盛，心神不守。

经验药组：酸枣仁、栀子。

因烦劳伤心，心火独亢，心神不宁致以上见症。米烈汉常用酸枣仁、栀子为主治疗，配伍比例枣三栀一。药组中酸枣仁甘酸质润，入心、肝之经，养血补肝，宁心安神；栀子苦寒清热除烦。相伍共奏养血安神、清热除烦之效。

（十五）晕　厥

◈ 1. 元气虚陷

主症：劳悲诱发，晕厥肢凉，面青息微。

病性：气虚。

病位：脾、肺、心。

舌诊：或有舌纵，舌强，舌体胖嫩，色淡红，苔薄白，或白腻，边有齿痕，舌下脉络细、色淡。

脉诊：沉弱，或弦细，或结代，甚至脉微欲绝。

主要病机：元气虚陷。

经验药组：人参、附子。

因素体虚弱，加之烦劳或悲恐，使阳气消乏，脾气不升致突然昏晕；宗气下陷致气短息微；阳虚失温则四肢厥冷；气不帅血则面唇青紫；还多伴有气虚失固而冷汗淋漓等。米烈汉常用人参、附子为主治疗，配伍比例为1:1。附子辛、甘，大热，有毒，归心、肾、脾经，功能回阳救逆，补火助阳，散寒止痛。人参甘、微苦、微温，归肺、脾、心经，功能大补元气，补脾益肺，生津，安神益智。药组中人参大补元气，复脉固脱，安精神，定魂魄，补心肾肺肝之真气；附子走而不守，通行十二经，无所不至，配人参复消散之元阳。

◈ 2. 血虚气脱，神机不运

主症：突然站起，诱发晕厥，面白唇淡。

病性：血虚。

病位：心、脉络。

舌诊：舌淡，苔薄白，舌下脉络细，色淡。

脉诊：脉细如丝，或细数无力，或芤。

主要病机：血虚气脱，神机不运。

经验药组：黄芪、当归、五味子。

因大出血或大吐下致气随血脱，加之突然站起或坐起，血不上承，神机不运而突然昏倒、不省人事、四肢厥冷、移时方苏；血虚则面白唇淡。米烈汉常用黄芪、当归、五味子为主治疗，配伍比例为黄芪五分归味各一。五味子酸、甘，性温，归肺、心、肾经，功能收敛固涩，益气生津，补肾宁心。药组中黄芪味甘微温，内资经脉，外资肌肉，补中益元，生血生肌；当归辛甘温润，以甘温养血，辛温行血，为补血之圣药，活血之要药。米烈汉教授临证黄芪常数倍于当归，一则遵"有形之血不能速生，无形之气所当急固"之理补气而专固肌表；二则遵"有形之血不能自生，生于无形之气"之理大补脾肺，以资化源，而气旺血生；五味子专收敛肺气而滋肾水，强阴涩精，配芪归收耗散之气。

◈ 3. 气血上逆，扰乱神明

主症：恼怒诱发，握拳口噤，气粗面赤。

病性：气血上逆。

病位：肝。

舌诊：舌红，或暗紫，苔或黄厚，舌下脉络怒张、迂曲、瘀点密集。

脉诊：沉弦。

主要病机：气血上逆，扰乱神明。

经验药组：柴胡、当归、乌药。

因恼怒伤肝，气机逆乱、扰动神明致突然昏仆、不省人事；气血凝结于牙关筋脉则牙关紧闭、双手握拳；气随血升则气粗面赤。米烈汉常用柴胡、当归、乌药为主治疗，配伍比例柴二归乌各一。药组中柴胡疏肝解郁，当归补血活血，两药同归肝经，合用疏肝气、补肝血。乌药辛，温，归肺、脾、肾、膀胱经，功能行气止痛，温肾散寒，辛温香窜，上入脾、肺，下通肾经，能疏胸腹邪逆之气，一切病之属气者皆可治，引上逆之气下行。三药合用，调畅气机，下行气血。

◈ 4. 肝阴不足，阴不制阳

主症：平素眩晕，激扰诱发，面红目赤。

病性：阴虚阳亢。

病位：肝。

舌诊：舌体红瘦，或有裂纹，苔薄黄，或无苔，少津，舌下脉络迂曲，或瘀点密集。

脉诊：弦细数。

主要病机：肝阴不足，阴不制阳。

经验药组：山茱萸、天麻。

因平素羸弱、阴精亏虚，肝阴失养，阴不制阳，加以情绪激扰则肝阳上亢而头晕目眩；虚阳上亢面红目赤。米烈汉常用山茱萸、天麻为主治疗，配伍比例为山一麻二。山茱萸酸、涩，微温，归肝、肾经，功能补益肝肾，收敛固涩。天麻甘、平，归肝经，功能息风止痉，平抑肝阳，祛风通络。药组中山茱萸平补肝肾，天麻平抑肝阳，一补虚，一镇潜，共奏补阴潜阳之功。

◈ 5. 气逆痰壅，蒙蔽清窍

主症：体胖眩晕，恼怒诱发，痰鸣肢厥。

病性：痰浊。

病位：心、肝、脾。

舌诊：舌体胖大，舌暗红或边有齿痕，苔厚腻，少津，舌下脉络粗大、迂曲。

脉诊：弦滑。

主要病机：气逆痰壅，蒙蔽清窍。

经验药组：胆南星、姜半夏、枳实。

因体型肥胖或痰湿素盛，复因恼怒，痰随气逆，蒙闭清窍致昏仆；痰随气逆则痰鸣；气机闭塞则肢厥。米烈汉常用胆南星、姜半夏、枳实等分为主治疗。胆南星味苦、微辛，性凉，归肝、胆经，功能清热化痰，息风定惊。药组中胆南星味辛而麻，气温而燥，散经络风痰；姜半夏能走能散，除湿化痰，发表开郁，宣通阴阳；枳实破气化痰，三药相互参合，健脾化痰，行气降逆，散经络风痰。

（十六）头 胀

◈ 1. 肝火上逆，扰动清窍

主症：恼怒诱发，太阳穴胀，头筋突起。

病性：郁火。

病位：肝。

舌诊：舌边红，或舌红绛，苔薄黄，或少津，舌下脉络粗大、迂曲、有瘀点。

脉诊：弦或弦数，左关有力。

主要病机：肝火上逆，扰动清窍。

经验药组：龙胆草、黄芩。

肝经绕阴器，布胁肋，连目系，入巅顶；胆经起于目内眦，布耳前后入耳中。因恼怒或情绪郁结，气郁化火，肝胆火热，循经上逆，扰乱清窍致以上见症。米烈汉常用龙胆草、黄芩为主治疗，配伍比例为龙三芩二。龙胆草苦，寒，归肝、胆经，功能清热燥湿，泻肝胆火。黄芩苦，寒，归肺、胆、脾、胃、大肠、小肠经，功能清热燥湿，泻火解毒，止血，安胎。药组中龙胆草大苦大寒，禀东方木气，既能泻肝胆实火，又能利肝经湿热，泻火除湿，两擅其功，切中病机；黄芩色黄内空，能清肠胃之热，燥湿清热，加强君药泻火除湿之力，使火降热清，湿浊得利，循经所发诸症皆可相应而愈。

◇ **2. 痰阻阳遏，浊阴不降**

主症：头胀沉重，如物裹头，胸脘满闷。

病性：痰湿。

病位：脾。

舌诊：舌体胖大，舌暗红，或边有齿痕，苔厚腻，少津，舌下脉络粗大，迂曲。

脉诊：滑或濡。

主要病机：痰阻阳遏，浊阴不降。

经验药组：苍术、半夏、天麻。

因饮食劳倦，损伤脾胃，痰湿内生，或涉水淋雨，或久处湿地，感受湿邪，阻遏阳气，清阳不升，浊阴不降致以上见症。米烈汉常用苍术、半夏、天麻为主治疗，苍术二半麻各一。药组中半夏燥湿化痰，降逆止呕；天麻平肝息风，而止头眩，苍术健脾祛湿，能治生痰之源。三药合用风痰并治，标本兼顾。

（十七）头　重

◇ **1. 风湿上蒙，阻滞清窍**

主症：头重如裹，头痛恶风，阴雨转甚。

病性：风湿上蒙。

病位：肌表。

舌诊：舌淡红，苔薄白腻，边有齿痕。

脉诊：浮缓或濡，双寸明显。

主要病机：风湿上蒙，阻滞清窍。

经验药组：羌活、藁本。

因外感风湿，上蒙清窍致以上见症。米烈汉常用羌活、藁本等份为主治疗。羌活辛、苦，性温，归膀胱、肾经，功能解表散寒，祛风胜湿，止痛。藁本辛，性温，归膀胱经，功能祛风散寒，除湿止痛。药组中羌活气雄而散，味薄上升，藁本祛风胜湿，且善止头痛。两药同入足太阳经，祛除太阳经风湿，经脉缓和则头重减轻。

◇ 2. 湿热上蒸，清窍被遏

主症：头沉胀痛，午时加重，颊痛面赤。

病性：湿热上蒸。

病位：中焦。

舌诊：舌红，或红绛，或边有齿痕，苔黄厚腻，少津，舌下脉络粗大、迂曲。

脉诊：滑数或濡数。

主要病机：湿热上蒸，清窍被遏。

经验药组：生石膏、白芷。

因外感湿热、暑湿，或湿邪化热，或因脾胃不健，聚湿化热致湿热上蒸，清窍被遏。米烈汉常用石膏、白芷为主治疗，配伍比例为石膏二白芷一。生石膏甘、辛，大寒，归肺、胃经，功能清热泻火，除烦止渴。白芷辛，温，归肺、胃、大肠经，功能解表散寒，祛风止痛，通鼻窍，燥湿止带，消肿排脓。药组中生石膏甘辛体重而降，足阳明经大寒之药，色白入肺，兼入三焦，诸经气分之药，寒能清热降火，辛能发汗解肌；白芷嗅香色白，气味辛温，气胜于味，不但禀阳明燥金之气下行，且禀阳明中土之气上达，故寒热头风侵目泪出可治。两药相合生石膏长于清热，白芷燥湿，共奏清热燥湿，清解清窍。

◇ 3. 痰湿上犯，阻遏清阳

主症：头重如裹，头晕耳鸣，胸脘满闷。

病性：痰湿。

病位：脾。

舌诊：舌体胖大，边有齿痕，舌淡青紫或暗红，苔白腻，有津，舌下脉络粗大、迂曲。

脉诊：缓滑或濡滑。

主要病机：痰湿上犯，阻遏清阳。

经验药组：半夏、天麻、白术。

因饮食劳倦，脾胃受损，健运失司，聚湿成痰，痰湿上犯，阻遏清阳致以上见症。米烈汉常用半夏、天麻、白术为主治疗，配伍比例夏三术六天麻二。药组中半夏燥湿化痰，降逆止呕；天麻平肝息风，而止头眩；白术重用以健脾祛湿，治生痰之源。三药并用风痰并治，标本兼顾，健脾祛湿治头重胸脘闷，化痰息风疗头晕耳鸣。

◇ 4. 气血不足，清阳不升

主症：头部沉重，乏力难持，头时空痛。

病性：气血虚。

病位：脾。

舌诊：舌淡嫩，舌边齿痕，苔白或白滑，舌下脉络细，色淡隐隐。

脉诊：脉缓无力，或虚，或弱，右关为甚。

主要病机：气血不足，清阳不升。

经验药组：黄芪、当归、升麻。

因劳倦久病，耗伤元气，中气虚弱，清阳不升致以上见症。米烈汉常用黄芪、当归、升麻为主治疗，配伍比例芪十归三升麻一。药组中重用黄芪先巩固肌表卫气而防无形之气亡脱，继而大补脾肺之气以资化源而使气血续生；配以少量当归甘温以养血和营，使阳生阴长，气旺血生，辛温以活血止痛通络，助心主之血液从经脉而外充于皮肤；升麻生发阳气。三药合用补气生血，生发阳气，清窍得充，头沉减轻。

（十八）头　痛

◈ 1. 风寒袭表，阻遏清阳

主症：头项背痛，紧束畏寒，遇风加重。

病性：风寒。

病位：太阳经、肌表。

舌诊：舌淡红，苔薄白，有津，舌下脉络如常。

脉诊：浮紧或双寸浮。

主要病机：风寒袭表，阻遏清阳。

经验药组：川芎、白芷、羌活。

因外感风寒，邪居太阳肌表，阻遏太阳经气致以上见症。米烈汉常用川芎、白芷、羌活为主治疗，配伍比例因部位而定。药组中川芎辛温升浮，味辛，性温，归肝、胆、心包经，功能活血行气，祛风止痛，为血中气药，助清阳而开诸郁，上行头目，下行血海，搜风散瘀；白芷辛，温，归肺、胃、大肠经，功能解表散寒，祛风止痛，通鼻窍，燥湿，芳香通窍，行手足阳明，治阳明头目昏痛；羌活辛、苦，温，归膀胱、肾经，功能解表散寒，祛风胜湿，止痛，气雄而散，味薄上升，入足太阳以理游风，治风湿相搏，本经头痛。三药均味辛性温，辛制风，温治寒，风寒散则清阳展。米烈汉教授治外感头痛多用风药，因巅顶之上，唯风药可到；另外他还重视引经药如太阳羌活、阳明白芷、少阳柴胡、太阴苍术、少阴细辛、厥阴吴茱萸的应用。

◈ 2. 风挟热邪，中于阳络

主症：头痛而胀，痛甚如裂，遇热加重。

病性：风热。

病位：阳络、卫分。

舌诊：舌边尖红，苔薄黄或薄黄腻，少津，舌下脉络饱满。

脉诊：浮或浮数。

主要病机：风挟热邪，中于阳络。

经验药组：连翘、蔓荆子、生石膏。

因外感风热，或因风寒化热，风热相挟，喜升喜散，令头胀痛。米烈汉常用连翘、蔓荆子、生石膏各等份治疗。药组中连翘质轻而宣散，形似心味苦而入心（心包），微寒而清热解毒，疏散风热；蔓荆多生水滨，其子黑色，气味苦寒，归膀胱，疏散风热，清利头目；生石膏质坚色白，白属金，金能制风，为太阴肺脏之宣剂，气辛味淡性寒，为阳明胃府之凉剂。三药相合以连翘、蔓荆子相须宣散风热，御邪卫分，伍生石膏清泻里热，先安气分，卫气同治使邪热表散。

◈ **3. 风挟湿邪，上蒙清窍**

主症：头重如裹，昏沉疼痛，阴雨加重。

病性：风湿。

病位：太阳经、清窍。

舌诊：舌淡红，苔薄白腻，边有齿痕。脉诊：浮缓或濡，双寸明显。

主要病机：风挟湿邪，上蒙清窍。

经验药组：羌活、藁本。

因外感风湿，上蒙清窍致以上见症。米烈汉常用羌活、藁本等份为主治疗。羌活辛、苦，温，归膀胱、肾经，功能解表散寒，祛风胜湿，止痛。藁本辛，温，归膀胱经，功能祛风散寒，除湿止痛。药组中羌活气雄而散，味薄上升，藁本祛风胜湿，且善止头痛。两药同祛除风湿，同入足太阳经，相须为用则经脉缓和则头痛减轻。

◈ **4. 肝阴不足，肝阳上亢**

主症：头痛眩晕，两颞憋胀，颠顶重痛。

病性：阳亢。

病位：肝。

舌诊：舌红或有裂纹，苔薄黄或无苔，少津，舌下脉络粗大迂曲或瘀点密集。

脉诊：弦细数或弦数有力。

主要病机：肝阴不足，肝阳上亢。

经验药组：山茱萸、天麻、钩藤。

因素体阴虚，阴不制阳，加之情志激动，化火助阳，致肝阳上亢，清窍被绕而见上症。米烈汉常用山茱萸、天麻、钩藤为主治疗，配伍比例为萸五藤二麻十五。药组中重用之天麻甘平属土，为补益上药，培土扶木，平抑肝阳，祛风通络，药性趋下，息风止痉；钩藤性凉，质轻气薄，轻清走上，清泻肝热，息风止痉。两药合用，一轻一重，清上引下，平肝息风；山茱萸辛温酸涩，补肾温肝，固精秘气，强阴助阳，安五脏，通九窍，共奏补阴潜阳之功。

◈ **5. 气血不足，清阳不升**

主症：头痛绵绵，脑空乏力，遇劳加重。

病性：气虚。

病位：脾。

舌诊：舌淡嫩，舌边齿痕，苔白或白滑，舌下脉络细，色淡隐隐。

脉诊：脉缓无力，或虚，或弱，右关为甚。

主要病机：气血不足，清阳不升。

经验药组：黄芪、当归、升麻。

因劳倦久病，耗伤元气，中气虚弱，清阳不升致以上见症。米烈汉常用黄芪、当归、升麻为主治疗，配伍比例芪十归三升麻一。药组中重用黄芪先巩固肌表卫气而防无形之气亡脱，继而大补脾肺之气以资化源而使气血续生；配以少量当归甘温以养血和营，使阳生阴长，气旺血生，辛温以活血止痛通络，助心主之血液从经脉而外充于皮肤；升麻生发阳气。三药合用补气生血，生发阳气，清窍得充，头痛减轻。

◈ **6. 阴血不足，清窍失养**

主症：头痛隐隐，目涩昏花，头晕心悸。

病性：血虚。

病位：心。

舌诊：舌淡，苔薄白，舌下脉络细，色淡。

脉诊：脉细如丝，或细数无力，或芤，左寸为甚。

主要病机：阴血不足，清窍失养。

经验药组：熟地黄、当归、炒酸枣仁。

因大出血，或劳神暗耗，阴血不足，清窍失荣致以上见症。米烈汉常用熟地黄、当归、炒酸枣仁为主治疗，配伍比例熟归各一枣仁三。药组中熟地黄甘而微温，入手足少阴、厥阴经，滋肾水，补真阴，填骨髓，生精血，聪耳明目，为补血之上剂；当归甘温和血，辛温散内，为血中之气药；酸枣仁甘酸而润，专补肝胆，炒熟酸温而香，亦能醒脾，宁心。三药合用补血安神，充养轻窍。

◈ **7. 瘀阻脉络，不通则痛**

主症：部位固定，经久不愈，夜间刺痛。

病性：瘀血。

病位：络脉。

舌诊：色暗青紫，有瘀斑，或有齿痕，苔腻滑，舌下脉络迂曲、瘀点密集。

脉诊：结，或代，或弦涩，或沉细涩。

主要病机：瘀阻脉络，不通则痛。

经验药组：川芎、蜈蚣。

因外伤，或久病入络致以上见症。米烈汉常用川芎、蜈蚣为主治疗。药组中川芎辛温升浮，为血分中气药，上行头目，下行血海，活血行气，祛风止痛；蜈蚣性善走窜，辛则能以散风，通络止痛。合用活血化瘀，通络止痛。

◈ 8. 痰浊壅盛，蒙蔽清窍

主症：头痛头晕，头重如裹，胸闷欲吐。

病性：痰浊。

病位：清窍，脾胃。

舌诊：舌体胖大，舌暗红，或有瘀斑，或边有齿痕，苔厚腻，舌下脉络粗大，迂曲。

脉诊：弦滑。

主要病机：痰浊壅盛，蒙蔽清窍。

经验药组：半夏、天麻、白术。

因饮食劳倦，脾胃受损，健运失司，聚湿成痰，痰湿上犯，阻遏清阳致头沉痛晕；阻于胸脘则胸闷欲吐。米烈汉常用半夏、天麻、白术为主治疗，配伍比例夏三术六天麻二。药组中半夏燥湿化痰，降逆止呕；天麻平肝熄风，而止头眩；白术重用以健脾祛湿，治生痰之源。三药并用风痰并治，标本兼顾，健脾祛湿治头沉痛。

（十九）半侧面痛

◈ 1. 风火挟痰，闭阻经络

主症：突然触发，灼热割痛，中下部痛。

病性：风火挟痰。

病位：脉络。

舌诊：舌边尖红，苔薄黄，或薄黄腻，少津，舌下脉络饱满。

脉诊：滑数。

主要病机：风火挟痰，闭阻经络。

经验药组：白僵蚕、川芎、白菊花。

三阳足经结于颞部、手经会于侧头部。因素体脾虚，痰湿内盛，复感风热，风火挟痰，闭阻经络致以上见症。米烈汉常用白僵蚕、川芎、白菊花为主治疗，配伍比例为蚕芎各二菊花一。药组中白僵蚕辛咸微温，入肺、肝、胃三经，白僵蚕乃蚕病风死，其色不变，僵而不腐，得清化之气，能治风化痰，散结行经，其气味俱薄，轻浮而升，能祛风止痛；川芎气味辛温，清香升浮，上行头目，入肝、胆、心包经，搜风散瘀，止痛调经，补血润燥，行气搜风；白菊花冬苗、春叶、夏蕊、秋花而备四时之气，饱经霜露，得金、水之精居多，能益金、水二脏，以制火而平木，木平则风息，火降则热除。三药合用祛风降火，散结止痛。

◇ **2. 风寒挟痰，闭阻经络**

主症：反复发作，抽掣剧痛，痛时面白。

病性：风寒挟痰。

病位：脉络。

舌诊：舌体胖，舌淡红，边有齿痕，苔薄白腻，有津，舌下脉络迂曲。

脉诊：濡滑。

主要病机：风寒挟痰，闭阻经络。

经验药组：川芎、细辛、羌活。

因素体脾虚，痰湿内盛，复感风寒，风寒挟痰，闭阻经络致以上见症。米烈汉常用川芎、细辛、羌活为主治疗，配伍比例为芎羌各五细辛一。川芎辛，温，归肝、胆、心包经，功能活血行气，祛风止痛。细辛味辛，性温，有小毒，归肺、肾、心经，功能解表散寒，祛风止痛，通窍，温肺化饮。羌活辛、苦，温，归膀胱、肾经，功能解表散寒，祛风胜湿，止痛。药组中川芎气味辛温，清香升浮，上行头目，入肝、胆、心包经，搜风散瘀，止痛调经，补血润燥，行气搜风；细辛气味辛温，一茎直上，其色赤黑，禀少阴泉下之水阴而上交于太阳之药，故散寒止痛；羌活辛苦性湿，气雄而散，味薄上升，小无不入，大无不通，散肌表八风之邪，利周身百节之痛。三药合用祛风散寒，通络止痛。

◇ **3. 肝郁化火，肝火上犯**

主症：情绪诱发，灼热疼痛，遇热加重。

病性：郁热化火。

病位：肝。

舌诊：舌边红，或舌红绛，苔黄燥，舌下脉络粗大、迂曲、有瘀点。

脉诊：弦或弦数，左关有力。

主要病机：肝郁化火，肝火上犯。

经验药组：郁金、山栀子、青黛。

因情志过激，气郁化火，肝火上炎致以上见症。米烈汉常用郁金、山栀子、青黛各等份为主治疗。郁金辛、苦，寒，归肝、胆、心经，功能活血止痛，行气解郁，清心凉血，利胆退黄。栀子苦，寒，归心、肺、三焦经，功能泻火除烦，清热利湿，凉血解毒。青黛咸，寒，归肝、肺经，功能清热解毒，凉血消斑，清肝泻火，定惊。药组中郁金辛苦气寒，其性轻扬上行，凉心热，散肝郁；栀子气味苦寒，春荣夏茂，凌冬不凋，禀寒水之精，能启寒水之精，清在上之火热，复能导火热之气以下降治热之在内；青黛咸寒，色青泻肝，散郁火。三物合用清泻肝火，散郁止痛。

◈ 4. 血瘀脉络，脉络阻滞

主症：面痛日久，持续刺痛，部位固定。

病性：气虚血瘀。

病位：脾、脉络。

舌诊：舌淡或暗紫，有瘀斑，或有齿痕，苔腻滑，舌下脉络迂曲、瘀点密集。

脉诊：涩或沉细涩。

主要病机：血瘀脉络，脉络阻滞。

经验药组：川芎、全蝎、麝香。

因病程日久，邪气入络致以上见症。米烈汉常用川芎12g，全蝎4g（冲服），麝香0.1g（冲服）为主治疗。全蝎味辛，性平，有毒，归肝经，功能息风镇痉，攻毒散结，通络止痛。麝香辛，温，归心、脾经，功能开窍醒神，活血通络，消肿止痛。药组中川芎气味辛温，清香升浮，上行头目，入肝、胆、心包经，散瘀止痛，补血润燥，行气搜风；全蝎辛甘有毒，色青属木，搜风通络止痛；麝香气味辛温温行，辛温香窜，从内透发，开经络，通诸窍，透肌骨。三药合用活血散瘀，通络止痛。

（二十）口 疮

◈ 1. 脾胃实热，上蒸于口

主症：多处发生，创面黄腐，周边红肿。

病性：积热、湿热。

病位：脾、胃。

舌诊：舌红，或边红，苔黄厚腻，或有裂纹，少津，舌下脉络粗大。

脉诊：数有力或弦滑。

主要病机：脾胃实热，上蒸于口。

经验药组：藿香、石膏。

因饮食失节、嗜食辛辣，炙煿醇酒，脾胃积热，上蒸于口致以上见症。米烈汉常用藿香、石膏为主治疗，配伍比例为藿一石二。藿香辛，微温，归脾、胃、肺经，功能化湿、止呕、解暑。生石膏甘、辛，大寒，归肺、胃经，功能清热泻火，除烦止渴。两药合用一温一寒，共入足阳明胃经。藿香去恶气，快气和中，制石膏之寒，生石膏凉宣阳明胃府，清胃肠积热，制藿香之温，相辅相成，共奏和胃行气，清热泻火之功。

◈ **2. 心肾不交，浮火炎口**

主症：劳后诱发，创面淡黄，周边淡红。

病性：虚火。

病位：心、肾。

舌诊：舌体瘦小，舌红，或有裂纹，苔薄干或无苔，少津，舌下脉络细而显露。

脉诊：细数，或左寸濡数，或左尺细数。

主要病机：心肾不交，浮火炎口。

经验药组：黄连、阿胶。

因思虑劳倦，阴血暗耗；或热病后期，阴精损耗，致阴虚火旺而致口疮。米烈汉常用黄连、阿胶为主治疗，配伍比例1∶1。黄连苦，寒，归心、脾、胃、胆、大肠经，功能清热燥湿，泻火解毒。阿胶甘，平，归肺、肝、肾经，功能补血，滋阴，润肺，止血。黄连直折心火，清浮火于上，阿胶滋补肾阴，壮肾水于下，两药合用心肾交合，水升火降，虚火归位。

◈ **3. 脾胃气虚，虚火内生**

主症：反复难愈，创面色白，周边不肿。

病性：气虚。

病位：脾。舌诊：舌淡嫩，舌边齿痕，苔白或白滑，舌下脉络细，色淡隐隐。

脉诊：脉缓无力，或虚，或弱，右关为甚。

主要病机：脾胃气虚，虚火内生。

经验药组：黄芪、桂枝、白芍。

因劳倦、久病致脾胃气虚，脾胃元气虚馁，升降失常，清阳下陷，脾湿下流，下焦阳气郁而生热上冲，发生口疮。米烈汉常用黄芪、桂枝、白芍为主治疗，配伍比例芪十归芍各三。药组中黄芪补中，益元气，温三焦，壮脾胃，为补药之长，生血生肌，排脓内托，为疮痈圣药；桂枝白芍相合化气和阴阳，辅助黄芪补脾和胃，平抑虚火。

（二十一）口 腻

◈ **1. 寒湿困脾，湿浊上犯**

主症：口舌黏腻，口淡乏味，不思饮食。

病性：寒湿。

病位：脾、胃。

舌诊：舌淡嫩胖，边有齿痕，苔白或白腻，水滑，舌下脉络细或浅淡瘀点。

脉诊：缓滑或迟细。

主要病机：寒湿困脾，湿浊上犯。

经验药组：藿香、苍术。

因感冒雾露，或淋雨涉水，或汗出沾衣，或久居湿地而感受寒湿；或因饮食生冷，损伤脾胃，寒湿内伤，致脾阳被困，运化失司故口舌黏腻，口淡乏味，不思饮食。米烈汉常用藿香、苍术各等份为主治疗。藿香辛，微温，归脾、胃、肺经，功能化湿止呕，解暑。苍术辛、苦，温，归脾、胃、肝经，功能燥湿健脾，祛风散寒。药组中藿香、苍术同为辛温之品，共入脾经胃经，相须为用，升发胃中阳气，散风寒运脾湿，共奏散寒化湿，芳香降浊之功。

◈ **2. 湿热中阻，肝胆郁滞，或脾胃郁滞**

主症：口舌滞腻，口气臭秽，口苦或甜。

病性：湿热。

病位：苦在肝，甜在脾。

舌诊：舌红或红绛，苔黄厚腻，少津，舌下脉络粗大、迂曲。

脉诊：口苦者多脉弦数；口甜者多脉滑数或濡数。

主要病机：湿热中阻，肝胆郁滞，或脾胃郁滞。

经验药组：湿热中阻，肝胆郁滞用龙胆草、黄芩；湿热中阻，脾胃郁滞用石膏、薄荷、白豆蔻。

因感受湿热，或因寒湿化热，或因嗜食肥甘，或因酗酒吸烟致脾胃积热，湿热上蒸则口黏较重。肝胆郁热则口苦；脾胃郁热则口甘。米烈汉常用龙胆草、黄芩各等份为主治疗湿热中阻，肝胆郁滞。药组中龙胆草大苦大寒，禀东方木气，既能泻肝胆实火，又能利肝经湿热，泻火除湿，两擅其功，切中病机；黄芩色黄内空，能清肠胃之热，燥湿清热，加强君药泻火除湿之力，使火降热清，湿浊得利，口腔爽利。另常用石膏三份、薄荷一份、白豆蔻二份为主治疗湿热中阻，脾胃郁滞。生石膏甘、辛，大寒，归肺、胃经，功能清热泻火，除烦止渴。薄荷辛，凉，归肺、肝经，功能疏散风热，清利头目，利咽透疹，疏肝行气。白豆蔻辛，温，归肺、脾、胃经，功能化湿行气，温中止呕。药组中石膏质重性寒，清肃阳明而和中胃；薄荷轻宣透达，引内热外透而散；白豆蔻辛温香燥，功在行气化痰，与石膏、薄荷相反相成，共奏清热化湿，和胃运脾之功。

◈ **3. 痰热阻滞**

主症：口腻痰黏，少饮口酸，体胖多鼾。

病性：痰热。

病位：脾。

舌诊：舌红，或红绛，或边有齿痕，苔黄厚腻，少津，舌下脉络粗大，迂曲。

脉诊：滑数或濡数，右关甚。

主要病机：痰热阻滞。

经验药组：黄连、半夏。

因脾虚湿聚，蕴久化热，或气郁化火，炼液为痰，致痰热阻滞成以上见症。米烈汉常用黄连、半夏为主治疗。药组中半夏辛温，燥湿化痰，和胃止呕；黄连苦寒，清泻燥湿。两药相合辛开苦降，化痰泻热。

（二十二）口　臭

◇ 1. 痰热壅肺

主症：口气腥臭，咳吐臭痰，发热胸痛。

病性：痰热。

病位：肺。

舌诊：舌尖红或红绛，苔黄厚腻，少津，舌下脉络粗大、迂曲。

脉诊：滑数，右寸甚。

主要病机：痰热壅肺。

经验药组：桑白皮、地骨皮。

因痰热壅肺，灼伤气血，瘀结成痰，血败为脓致以上见症。米烈汉常用桑白皮、地骨皮为主治疗，配伍比例为1∶1。桑白皮甘，寒，归肺经，功能泻肺平喘，利水消肿。地骨皮甘，寒，归肺、肝、肾经，功能凉血除蒸，清肺降火。药组中桑白皮甘寒性降，专入肺经，清泻肺热，地骨皮甘寒入肺，清降肺中伏火，两药相辅相成，相须为用，清泻肺热，以使金清气肃，另两药均甘寒，有平补之力，较之以芩、连清上焦，知、柏清下焦，两药合用能使精气充足，免伤元气。

◇ 2. 胃肠积食

主症：口气酸馊，干噫食臭，嗳气腐馊。

病性：积食。

病位：胃、肠。

舌诊：舌淡，或红，或边有齿痕，苔黄厚腻，或腻腐，舌下脉络饱满。

脉诊：弦滑。

主要病机：胃肠积食。

经验药组：生山楂、枳实。

因饮食失节，胃肠损伤，宿食不化致以上见症。米烈汉常用生山楂、枳实为主治疗，配伍比例为生山楂三枳实一。生山楂酸、甘，微温，归脾、胃、肝经，功能消食化积，行气散瘀。枳实苦、辛、酸，温，归脾、胃、大肠经，功能破气消积，化痰除痞。药组中重用酸甘性温之山楂，消一切饮食积滞，长于消肉食油腻之积；以苦辛微寒之枳实，行气消积，除脘腹之胀满。两药共奏消食化积，行气和胃之功。

◈ **3. 胃热上蒸**

主症：口中胶臭，口舌糜烂，齿龈红肿。

病性：实热。

病位：胃。

舌诊：舌红，苔黄厚或焦黄，少津，舌下脉络粗大。

脉诊：数而有力。

主要病机：胃热上蒸。

经验药组：升麻、黄连。

因感受温热邪气，或因数食肥甘、辛辣致胃热上蒸而见以上症状。米烈汉常用升麻、黄连为主治疗，配伍比例麻三连二。升麻辛、微甘，微寒，归肺、脾、胃、大肠经，功能解表透疹，清热解毒，升举阳气。黄连苦、寒，归心、脾、胃、胆、大肠经，功能清热燥湿，泻火解毒。药组中黄连苦寒泻火，直折胃腑之热，升麻微寒清热解毒，甘辛轻清，升散透发，宣达郁遏之伏火。两药相合一升一降，相互制约，黄连得升麻，降中寓升，则泻火而无凉遏之弊；升麻得黄连，则散火而无升焰之虞。

◈ **4. 水亏火旺**

主症：口臭口咸，齿龈萎缩，齿根秽垢。

病性：虚热。

病位：肾。

舌诊：舌体瘦小，舌红，或有裂纹，苔薄干或无苔，少津，舌下脉络细而显露。

脉诊：细数，左尺为甚。

主要病机：水亏火旺。

经验药组：黄柏、熟地黄。

因热病耗伤阴液，或五志过极，化火伤阴，或久病伤阴，或过服温燥，导致虚火上炎而致以上见症。米烈汉常用黄柏、熟地黄等份为主治疗。黄柏苦、寒，归肾、膀胱、大肠经，功能清热燥湿，泻火解毒，除骨蒸。熟地黄甘，微温，归肝、肾经，功能补血养阴，填精益髓。药组中黄柏皮浓色黄，质润稠黏，禀寒水之精，得中土之化，有交济阴阳，调和水火之功；熟地黄色黑，味甘质润性寒，滋肾水，补真阴，填骨髓，生精血。两药相伍，有补肾清热之功。

（二十三）口　渴

◈ 1. 热盛伤津

主症：大渴引饮，喜喝冷饮，舌燥唇裂。

病性：实热。

病位：阳明经。

舌诊：舌红，苔黄厚或焦黄，少津，舌下脉络粗大。

脉诊：洪大，或滑数，或沉实有力，双关滑而有力。

主要病机：热盛伤津。

经验药组：生石膏、知母、西洋参。

因热邪入里，阳明气分大热，热盛伤津、伤气致以上见症。米烈汉常用生石膏、知母、西洋参为主治疗，石膏三知参各一。药组中生石膏色白体重，甘辛大寒，辛能解肌热，寒能胜胃火，体重能沉降，色白入肺，肺热清肃而生津止渴；知母苦润，苦以泻火，润以滋燥；西洋参甘微苦凉，归肺、肾经，补气养阴，清热生津。三药合用清阳明胃经大热，补太阴肺脾之气，属脾归肺，水精四布，大烦大渴可除。

◈ 2. 热盛伤阴

主症：口舌干燥，漱水不咽，午后尤甚。

病性：实热。

病位：营、血分。

舌诊：舌尖红绛，或舌红起刺，或有瘀斑，苔黄褐厚腻或焦黄，干燥少津，舌下脉络粗大、瘀斑。

脉诊：细数。

主要病机：热盛伤阴。

经验药组：生地黄、玄参。

因热入营分，热煎津液上蒸，故口干而饮水不多。米烈汉常用生地黄、玄参等份为主治疗。生地黄甘、苦，寒，归心、肝、肾经，功能清热凉血，养阴生津。玄参甘、苦、咸，微寒，归肺、胃、肾经，功能清热凉血，泻火解毒，滋阴。药组中地黄色黄质润，味甘性寒，补中焦之精汁，养阴生津，沉阴而降；玄参色黑入肾，气味苦寒，上通于肺，滋肾之精，壮水以制火，助中焦之液，上下环转。两药相须清热生津。

◈ 3. 湿热郁蒸

主症：口渴口黏，不欲饮水，或喜温饮。

病性：湿热。

病位：中焦。

舌诊：舌红，或红绛，或边有齿痕，苔黄厚腻，少津，舌下脉络粗大、迂曲。

脉诊：滑数或濡数。

主要病机：湿热郁蒸。

经验药组：黄芩、滑石。

因外感湿温、暑湿邪气，或因内伤湿邪化热，致口渴；但因湿为阴邪，伤津不重，故口渴而不欲饮水；或因湿困阳气而喜热饮。米烈汉常用黄芩、滑石为主治疗，配伍比例为芩一滑三。滑石甘、淡、寒，归膀胱、肺、胃经，功能利尿通淋，清热解暑，收湿敛疮。药组中黄芩色黄内空，能清肠胃之热，泻肺火，利胸中气；滑石味甘属土，气寒属水，色白属金，清热利湿。两药合用清热化湿。

◈ 4. 水饮内停，津不上承

主症：口舌发干，饮后不适，水入则吐。

病性：水饮。

病位：脾胃。

舌诊：舌体胖大，舌淡红，边有齿痕，苔白腻或水滑，舌下脉络饱满、迂曲。

脉诊：滑或沉弦，双关为甚。

主要病机：水饮内停，津不上承。

经验药组：茯苓、桂枝、白术。

因水饮内停，气机不利，津不上承致以上见症。米烈汉常用茯苓、桂枝、白术为主治疗，苓四桂三白术二。茯苓甘、淡、平，归心、脾、肾经，功能利水渗湿，健脾，宁心。桂枝辛、甘、温，归心、肺、膀胱经，功能发汗解肌，温经通络，助阳化气。白术甘、苦、温，归脾胃经，功能益气健脾，燥湿利水，止汗，安胎。药组中重用甘淡之茯苓，健脾利水，渗湿化饮；桂枝辛甘而温，温阳化气，气薄升浮，制茯苓下降之性；白术健脾燥湿，与茯苓相须，健脾祛湿，治生痰之源。三药合用，健脾化饮，温阳升气。

◈ 5. 肺燥津伤

主症：口渴咽干，引饮喜凉，唇燥鼻干。

病性：津伤。

病位：肺、大肠。

舌诊：舌红或有裂纹，苔薄干或无苔，少津，舌下脉络细。

脉诊：小数或弦数。

主要病机：肺燥津伤。

经验药组：桑白皮、玄参。

因久病伤阴，或温燥伤阴，致肺燥津伤见以上症。米烈汉常用桑白皮、玄参为主治疗，配伍比例桑二玄三。桑白皮甘，寒，归肺经，功能泻肺平喘，利水消肿。玄参甘、苦、咸，微寒，归肺、胃、肾经，功能清热凉血，泻火解毒，滋阴。药组中桑白皮甘辛而寒，泻肺火，布津液；玄参色黑入肾，上通于肺，滋肾精，润肺燥。两药相须润燥清热，生津止渴。

◈ **6. 阴津不足**

主症：口干咽燥，鼻干眼干，口无津液。

病性：阴虚。

病位：肾、胃。

舌诊：舌体瘦小，舌红或有裂纹，苔薄干或无苔，少津，舌下脉络细而显露。

脉诊：沉细数。

主要病机：阴津不足。

经验药组：熟地黄、山药、山茱萸。

因慢病不复，久伤阴津，或热病后期，阴津被灼，致以上见症。米烈汉常用熟地黄、山药、山茱萸为主治疗。地黄入土最深，性唯下行，蒸熟则补血养阴，填精益髓，苦味尽除，寒性稍减，色更黑，故补肾相宜；山药甘平，为补太阴脾土之药，益气养阴，补脾肺肾，固精止带；山茱萸酸、涩、微温，补益肝肾，收敛固涩。药组中熟地黄色黑质润，填精益髓，善补肾阴；山药气味甘平，补脾益气，滋养脾阴，配熟地黄先后天同补；山茱萸色紫赤而味酸平，补养肝肾，并能涩精，配熟地黄取"肝肾同源"之意。三药配合，滋阴补津。

◈ **7. 痰浊壅盛**

主症：醒后口干，口舌不利，旋即缓解。

病性：风痰。

病位：脉络。

舌诊：舌体胖大，舌暗红，或有瘀斑，或边有齿痕，苔厚腻，舌下脉络粗大、迂曲。

脉诊：弦滑或沉滑。

主要病机：痰浊壅盛。

经验药组：苏子、白芥子、莱菔子。

因痰浊阻滞，眠后气缓，加重气滞，津不上承；加之张口鼾息，津随气逸，致醒后口干；醒后气运加速，闭口含津，故旋即口干缓解。米烈汉常用苏子、白芥子、莱菔子为主治疗，配伍比例苏子二芥莱各一。苏子辛，温，归肺、大肠经，功能降气化痰，止咳平喘，润肠通便。白芥子辛，温，归肺、胃经，功能温肺化痰，利气散结，通络止痛。莱菔子辛、甘，平，归肺、脾、胃经，功能消食除胀，降气化痰。三药共奏降浊化痰，利气承津之功。

（二十四）牙　痛

◈ 1. 风热入络或胃腑蕴热

主症：牙齿胀痛，得热加重，得凉减轻。

病性：风热，或实热。

病位：络脉或胃。

舌诊：舌边尖红，苔薄黄或薄黄腻，少津，舌下脉络饱满；舌红，苔黄厚或焦黄，少津，舌下脉络粗大。

脉诊：浮或浮数；洪大或滑数，或沉实有力，双关滑而有力。

主要病机：风热入络或胃腑蕴热。

经验药组：金银花、连翘治风热入络；生石膏、知母治胃腑蕴热素禀热体，因外感风热，风热入络；或因复食辛燥，胃腑蕴热，循经上蒸均致以上见症。风热入络则兼有恶风发热、脉浮数等，米烈汉常用金银花、连翘等份为主治疗。金银花苦、甘、寒，归肺、心、胃经，功能清热解毒，疏散风热。连翘苦，微寒，归肺、心、小肠经，功能清热解毒，消肿散结，疏散风热。药组中金银花、连翘相须为用，疏散风热，解毒止痛。

胃腑蕴热则兼有口渴喜饮、恶热、便秘、脉洪或滑数等。米烈汉常用石膏、知母为主治疗，配伍比例石三知一。生石膏甘、辛，大寒，归肺、胃经，功能清热泻火，除烦止渴。知母苦、甘，寒，归肺、胃、肾经，功能清热泻火，滋阴润燥。生石膏体重气浮，甘辛大寒，善清肺胃之热，为阳明胃府之宣凉剂；知母外皮有毛而肉色白，禀秋金清肃之气，质润多汁，甘苦而寒，清肺胃热，下泻相火。二药伍用，相互促进，清泻胃火。

◈ 2. 风寒入络

主症：牙齿掣痛，得冷痛甚，得热缓解。

病性：风寒。

病位：络脉、牙齿。

舌诊：舌淡红，苔薄白，有津，舌下脉络饱满或迂曲。

脉诊：浮或浮紧，双寸浮。

主要病机：风寒入络。

经验药组：细辛、附子、麻黄。

因素体阳虚，加之外感风寒邪气，寒凝络脉致以上见症。米烈汉常用细辛、附子、麻黄为主治疗，配伍比例附子二份麻辛各一。麻黄辛、微苦，温，归肺、膀胱经，中空气薄，辛温外达，善行卫分、开腠理、散寒邪，功能发汗解表，宣肺平喘，利水消肿。附子辛、甘，大热，有毒，归心、肾、脾经，功能回阳救逆，补火助阳，散寒止痛。细辛味辛，性温，有小毒，归肺、肾、心经，功能解表散寒，祛风止痛，通窍，温肺化饮。三药并用，使外感风寒之邪得以表散，在里之阳气得以温补，温通脉络，通则不痛。

◈ **3. 阴虚内火**

主症：牙痛隐隐，牙根浮动，牙宣少津。

病性：阴虚。

病位：肾。

舌诊：舌体瘦小，舌红，或有裂纹，苔薄干，或无苔，少津，舌下脉络细而显露。

脉诊：细数。

主要病机：阴虚内火。

经验药组：熟地黄、牛膝。

因年老体衰，或久病耗损，元阴亏虚，虚火上炎致以上见症。米烈汉常用熟地黄、牛膝为主治疗，配伍比例地三膝一。熟地黄甘，微温，归肝、肾经，功能补血养阴，填精益髓。牛膝苦、甘、酸，平，归肝、肾经，功能活血通经，补肝肾，强筋骨，利水通淋，引火（血）下行。两药相合补血养阴，填精益髓，壮水之主以制阳光，兼牛膝引火下行，治上炎之虚火。

◈ **4. 脾胃气虚**

主症：痛势绵绵，齿不浮动，龈肿色淡。

病性：气虚。

病位：脾、胃。

舌诊：舌体胖嫩，色淡红，苔薄白，或白腻，边有齿痕，舌下脉络细、色淡。

脉诊：沉弱，或弦细，甚至脉微欲绝。

主要病机：脾胃气虚。

经验药组：黄芪、当归。

因劳伤过度，或久思多虑，致脾胃气虚，失于充养而见上症。米烈汉常用黄芪、当归为主治疗，配伍比例芪三归一。药组中黄芪味甘微温，内资经脉，外资肌肉，补中益元，生血生肌；当归辛甘温润，以甘温养血，辛温行血，为补血之圣药，活血之要药。黄芪数倍于当归，一则遵"有形之血不能速生，无形之气所当急固"之理补气而专固肌表；二则遵"有形之血不能自生，生于无形之气"之理大补脾肺，以资化源，而气旺血生，荣养经脉而痛减。

（二十五）颈　粗

◇ 1. **痰气交结**

主症：结喉漫肿，质韧不痛，咽喉似堵。

病性：痰气郁结。

病位：肝、脾。

舌诊：舌体胖大，舌红或有瘀斑，边有齿痕，苔白厚腻，舌下脉络或粗大、迂曲。

脉诊：弦滑或沉滑，双寸显。

主要病机：痰气交结。

经验药组：半夏、苏叶。

因情志不随，肝郁气滞，肝脾不和，脾虚生痰，痰气交结致以上见症。米烈汉常用半夏、苏叶为主治疗，配伍比例为夏二苏一。半夏辛，温，有毒，归脾、胃、肺经，功能燥湿化痰，降逆止呕，消痞散结。苏叶辛，温，归肺、脾经，功能解表散寒，行气宽中。两药相合，半夏辛温入肺胃，化痰散结，降逆和胃，苏叶辛温，芳香行气，宣通郁结，助半夏散结降逆。两药合用，行气散结，燥湿降逆，使郁气得疏，痰涎得化。

◇ 2. **气血瘀结**

主症：颈前粗肿，质硬胀痛，青络隐现。

病性：气血瘀结。

病位：肝、脾。

舌诊：舌色暗紫，边有瘀斑，或有齿痕，苔白腻，舌下脉络迂曲、瘀点密集。

脉诊：弦缓或沉涩，双寸显。

主要病机：气血瘀结。

经验药组：丹参、青皮。

因情志不随，肝郁气滞，日久血滞致以上见症。米烈汉常用丹参、青皮为主治疗，配伍比例丹二青一。丹参苦，微寒，归心、心包、肝经，功能活血调经，祛瘀止痛，凉血消痈，除烦安神。青皮苦、辛，温，归肝、胆、胃经，功能疏肝破气，消积化滞。丹参去瘀入血分，青皮色青气烈破滞削坚入气分，两药相须为用，共奏行气化瘀之功。

◈ **3. 阴虚火旺**

主症：颈粗面红，消瘦心悸，手抖多汗。

病性：阴虚火旺。

病位：肝、心。

舌诊：舌红瘦或有裂纹，苔薄干或无苔，少津，舌下脉络细而显露，瘀点密集。

脉诊：沉细数无力或弦数。

主要病机：阴虚火旺。

经验药组：麦冬、生地黄、川楝子。

因五志化热，耗伤阴精，阴虚火旺致以上见症。米烈汉常用麦冬、生地黄、川楝子为主治疗，配伍比例地四麦二川楝一。麦冬甘、微苦，微寒，归胃、肺、心经，功能养阴润肺，益胃生津，清心除烦。生地黄甘、苦，寒，归心、肝、肾经，功能清热凉血，养阴生津。川楝子苦，寒，有小毒，归肝、胃、小肠、膀胱经，功能行气止痛，杀虫。三药重用生地黄滋阴养血、补益肝肾，滋水涵木；麦冬滋养肺胃，养阴生津，佐金平木，扶土制木，少量川楝子，疏肝泄热，理气止痛，复其条达之性。诸药合用，滋阴疏肝。

◈ **4. 风寒直中少阴**

主症：突发颈粗，胀痛触痛，寒热往来。

病性：风寒。

病位：少阴经。

舌诊：舌淡红，苔薄白，有津，舌下脉络如常。

脉诊：沉细紧。

主要病机：风寒直中少阴。

经验药组：细辛、柴胡、附子。

手少阴支者，从心系上挟咽；足少阴支者，循喉咙。因风寒直中，经气痹阻，则颈粗、疼痛，邪正交争则寒热往来。米烈汉常用细辛、柴胡、附子为主治疗，配伍比例为柴四附二细辛一。柴胡苦、辛，微寒，归肝、胆经，功能解表退热，疏肝解郁，升举阳气。附子辛、甘，大热，有毒，归心、肾、脾经，功能回阳救逆，补火助阳，散寒止痛。细辛辛，温，有小毒，归肺、肾、心经，功能解表散寒，祛风止痛，通窍，温肺化饮。三药并用，表散外感邪气，温通少阴脉络。

（二十六）肢体疼痛

◈ **1. 风寒湿邪，邪阻脉络**

主症：多关节痛，痛无定处，关节恶风。

病性：风邪。

病位：络脉、肌筋。

舌诊：舌淡红，苔薄白腻，舌下脉络如常。

脉诊：浮或濡，双寸浮甚。

主要病机：风寒湿邪，邪阻脉络。

经验药组：防风、羌活。

因体虚腠理空疏，外感风寒湿邪，风留注肌肉、筋骨、关节，壅塞经络，气血运行不畅，肢体筋脉拘急、失养致以上见症。米烈汉常用防风、羌活为主治疗，配伍比例防二羌一。防风辛、甘、微温，归膀胱、肝、脾经，功能祛风解表，胜湿止痛，止痉。羌活辛、苦，温，归膀胱、肾经，功能解表散寒，祛风胜湿，止痛。两药配伍羌活辛苦性温，散表寒，祛风湿，利关节，止痹痛；防风祛风除湿，散寒止痛，协助羌活祛风散寒，除湿止痛。

◈ **2. 阳气虚弱，风寒阻络**

主症：关节冷痛，痛处不移，形寒肢冷。

病性：寒邪。

病位：络脉、肌筋。

舌诊：舌淡，苔薄白或白滑，舌下脉络浅淡。

脉诊：紧或弦迟。

主要病机：阳气虚弱，风寒阻络。

经验药组：附子、细辛。

因阳气不足，外感风寒湿邪，寒邪肃杀阳气，故疼痛剧烈关节发凉，阳气不足则形寒肢冷。米烈汉常用附子、细辛为主治疗，配伍比例附五辛一。附子辛、甘，大热，有毒，归心、肾、脾经，功能回阳救逆，补火助阳，散寒止痛。细辛辛，温，有小毒，归肺、肾、心经，功能解表散寒，祛风止痛，通窍，温肺化饮。药组中附子温肾助阳、振奋阳气，鼓邪达外，益太阳之标阳，助少阳之火热；细辛芳香气浓，性善走窜，通彻表里，宣上温下，即能祛风散寒，又可鼓动肾中真阳之气，协附子温里，引附子达表。两药并用，温补在里之阳气，驱散外感之风寒。

◈ **3. 风寒湿邪，痹阻脉络**

主症：关节酸痛，重着不移，麻木变形。

病性：湿邪。

病位：络脉、肌筋。

舌诊：胖大舌，有裂纹，边有齿痕，舌淡，苔薄白或白滑，舌下脉络饱满。

脉诊：濡或缓滑。

主要病机：风寒湿邪，痹阻脉络。

经验药组：薏苡仁、麻黄、当归。

因正气虚弱，加之居处潮湿，涉水冒雨等感受风、寒、湿邪，邪气痹阻致以上见症。米烈汉常用薏苡仁、麻黄、当归为主治疗，配伍比例薏苡五黄归各一。薏苡仁甘、淡、凉，归脾、胃、肺经，功能利水渗湿，健脾，除痹，清热排脓。麻黄辛、微苦，温，归肺、膀胱经，中空气薄，辛温外达，善行卫分、开腠理、散寒邪，功能发汗解表，宣肺平喘，利水消肿。当归甘、辛，温，归肝、心、脾经，功能补血调经，活血止痛，润肠通便，为血中之气药，血滞能通，血虚能补，血枯能润，血乱能抚，使气血各有所归，故名当归。药组中薏苡仁味甘色白，味甘属土能胜湿，色白属金能制风，重用之以健脾渗湿，除痹利机关；麻黄辛温，性能行周身肌表而引诸药至通体之毛窍，发汗解表，另入膀胱和肺经，则能起水气而周遍于皮毛，助薏苡仁治湿；当归甘温和血，辛温散内，补血行气，温通血脉，配补气之薏苡仁，补益气血以扶正气，伍发散之麻黄，通行血脉以祛邪。三药合用祛风寒湿，扶正通脉。

◈ 4. 热邪阻络

主症：关节疼痛，焮红肿胀，恶热拒按。

病性：热邪。

病位：络脉、肌筋。

舌诊：舌边尖红，苔薄黄或薄燥，少津，舌下脉络饱满。

脉诊：浮数。

主要病机：热邪阻络。

经验药组：生石膏、桂枝。

因素体偏热，感受风、寒、湿邪，热为邪郁，气不得通，久之化热致以上见症。米烈汉常用生石膏、桂枝为主治疗，配伍比例石三桂一。生石膏甘、辛，大寒，归肺、胃经，功能清热泻火，除烦止渴。桂枝辛、甘，温，归心、肺、膀胱经，功能发汗解肌，温通经脉，助阳化气。药组中重用石膏质重气轻，味辛大寒，其气轻味辛能解肌热，大寒质重能清胃火；桂枝气味辛温，温通经脉，利关节，又制石膏伤胃之寒凉。两药合用相反相成，清热通络。

◈ 5. 湿热阻络

主症：关节红肿，困重疼痛，肌肤结节。

病性：湿邪。

病位：络脉、肌筋。

舌诊：舌红，苔黄腻，舌下脉络饱满、迂曲。

脉诊：滑或濡数。

主要病机：湿热阻络。

经验药组：苍术、黄柏。

因外感湿热病邪，或素有蕴湿复感，或湿邪日久化热，湿热蕴结痹阻经络致以上见症。米烈汉常用苍术、黄柏为主治疗，配伍比例苍一柏二。黄柏苦，寒，归肾、膀胱、大肠经，功能清热燥湿，泻火解毒，除骨蒸。苍术辛、苦，温，归脾、胃、肝经，功能燥湿健脾，祛风散寒。药组中黄柏苦以燥湿，寒以清热，其性沉降，长于清下焦湿热；苍术甘温辛烈。燥胃强脾，发汗除湿，健脾燥湿，能径入诸经。二药相反相成，共奏清热燥湿，散邪止痛之功。

◈ 6. 气血亏虚，气虚生瘀

主症：劳后酸痛，肌肉瘦削，肌肤甲错。

病性：气血亏虚。

病位：脾。

舌诊：舌胖淡红或有瘀斑，边有齿痕，苔白厚腻，舌下脉络粗大、迂曲。

脉诊：细弱或细涩。

主要病机：气血亏虚，气虚生瘀。

经验药组：黄芪、当归、党参。

因脾虚失运，气血亏虚，血随气滞，气血运行不畅，经脉失养致以上见症。米烈汉常用黄芪、当归、党参为主治疗，配伍比例芪六参二当归一。药组中重用黄芪大补脾肺之气以资化源而使气血续生；配以少量当归甘温以养血和营，使阳生阴长，气旺血生，辛温以活血止痛通络，助心主之血液从经脉而外充于皮肤；党参助黄芪补气，配当归补血。三药合用补气生血、活血通络，荣润经脉而痛止。

◈ 7. 肝肾不足，筋骨失养

主症：劳后酸痛，筋骨弛缓，骨痛夜甚。

病性：精血不足。

病位：肝、肾。

舌诊：舌质鲜红或红绛，少苔，少津，舌下脉络细而显。

脉诊：弦细沉弱，左脉甚。

主要病机：肝肾不足，筋骨失养。

经验药组：山茱萸、威灵仙。

肝主筋，肾主水，肝肾不足，筋骨失养，以上见症。米烈汉常用山茱萸、威灵仙为主治疗，配伍比例为萸肉二灵仙一。山茱萸酸、涩、微温，归肝、肾经，补益肝肾，收敛固涩。威灵仙辛、咸，温，归膀胱经。祛风湿，通络止痛，消骨鲠。药组中山茱萸辛温酸涩，入肝肾经，补肾温肝，而强筋健骨；威灵仙辛泄气，咸泄水，气温属木。其性善走，能宣疏五脏，通行十二经络。两药合用，一补一行，充养筋骨，荣养止痛。

（二十七）肢体麻木

◈ 1. 风寒入络

主症：感触风寒，突发麻痛，遇冷加重。

病性：风寒。

病位：脉络。

舌诊：舌淡红，苔薄白，有津，舌下脉络如常。

脉诊：浮或浮弦，双寸浮。

主要病机：风寒入络。

经验药组：当归、桂枝。

因腠理疏松，风寒外袭，经络痹阻，气血不和致以上见症。米烈汉常用当归、桂枝为主治疗，配伍比例归二桂一。当归甘、辛，温，归肝、心、脾经。功能补血调经，活血止痛，润肠通便。桂枝辛、甘，温，归心、肺、膀胱经，发汗解肌，温通经脉，助阳化气。当归甘温和血，辛温散寒，苦温助心，为血中之气药；桂枝辛甘而温，气薄升浮，温经通脉，发汗解肌。两药相合相须为用，固腠理，通经脉。

◈ 2. 气血失荣

主症：麻木不痛，抬举无力，肢体软弱。

病性：气血不足。

病位：脾、心。

舌诊：舌淡嫩，舌边齿痕，苔白或白滑，水滑，舌下脉络细，色淡隐隐。

脉诊：虚，或细，或弱，或左寸沉细，或右关无力。

主要病机：气血失荣。

经验药组：当归、天麻、羌活。

因劳倦失宜，或吐泻亡血，或久病不复，致气血双亏，脉络空虚，四肢失养而见上症。米烈汉常用当归、天麻、羌活为主治疗，归麻各二羌活一。药组中当归甘温和血，辛温散寒，苦温助心，为血中之气药；药组中天麻甘平属土，为补益上药，重用培土扶木，平抑肝阳，祛风通络；羌活辛苦温，气雄而散，味薄上升，解表散寒，祛风胜湿，止痛，入足太阳以理游风，治风湿相搏，本经头痛。三药相合，补益气血，祛风通络。

◈ **3. 气滞血瘀**

主症：肢麻郁胀，按之则舒，皮色发黯。

病性：气滞血瘀。

病位：脉络。

舌诊：舌色或暗紫，或边有瘀斑，或有齿痕，苔白腻，舌下脉络迂曲或瘀点密集。

脉诊：弦缓或沉涩，双寸显。

主要病机：气滞血瘀。

经验药组：秦艽、威灵仙、当归。

因情志不随，或因外伤，或因久病入络等致以上见症。米烈汉常用秦艽、威灵仙、当归为主治疗，配伍比例秦灵各二当归一。秦艽辛、苦，平，归胃、肝、胆经，祛风湿，通络止痛，退虚热，清湿热；威灵仙辛咸温，归膀胱经，祛风湿，通络止痛，消骨鲠。药组中秦艽去寒湿，苦燥湿，辛散风，养血荣筋；威灵仙辛泄气，咸泄水，气温属木，其性善走，能宣疏五脏，通行十二经络；当归辛甘温润，以甘温养血，辛温行血，为补血之圣药，活血之要药。三药相合，行气活血，祛瘀通络。

◈ **4. 气阴双虚，痰瘀阻络**

主症：四肢麻木，震颤渐重，肢体渐强。

病性：气阴双虚，痰瘀阻络。

病位：肝、肾、脾。

舌诊：舌体震颤抖动，不能自主，舌淡红或红，苔白或薄黄，舌下脉络迂曲或瘀点密集。

脉诊：细，或细滑数，或弦。

主要病机：气阴双虚，痰瘀阻络。

经验药组：天麻、僵蚕、当归。

因年老体衰，肝肾脾功能减低，内伤痰浊由内风引动，风痰搏于经络致以上见症。米烈汉常用天麻、僵蚕、当归为主治疗，配伍比例麻归各二僵蚕一。天麻甘，平，归肝经，功能息风止痉，平抑肝阳，祛风通络。僵蚕咸辛平，归肝肺经，功能息风止痉，祛风止痛，化痰散结。当归甘、辛，温，归肝、心、脾经，功能补血调经，活血止痛，润肠通便。药组中天麻甘平属土，为补益上药，重用培土扶木，平抑肝阳，当归辛甘温润，以甘温养血，辛温行血，为补血之圣药，活血之要药；两药合用气血双调，再配以僵蚕化痰，共奏补虚平肝，通络化痰之功。

（二十八）手足厥冷

◈ 1. 阳气衰微

主症：手足厥逆，形寒蜷卧，面色苍白。

病性：阳衰。

病位：脾肾。

舌诊：舌淡嫩，舌边齿痕，苔白或白滑，舌下脉络细，色淡隐隐。

脉诊：虚，或细，或微细欲绝。

主要病机：阳气衰微。

经验药组：附子、人参、白芍。

因阳气不足，病邪入里，从阴化寒，阳虚不达四肢致以上见症。米烈汉常用附子、人参、白芍为主治疗，配伍比例附一参二白芍三。三药中人参、附子相须，温补阳气，白芍亟收阳气归根于阴兼以和血脉，共奏温补阳气，充达四肢之功。

◈ 2. 热邪内郁

主症：手足厥冷，高热无汗，面赤口渴。

病性：热盛。

病位：阳明经。

舌诊：舌质红绛，苔黄厚干燥，舌下脉络怒张。

脉诊：滑数或沉数。

主要病机：热邪内郁。

经验药组：生石膏、知母。

因邪气热化，里热过盛，郁闭阳气致以上见症。米烈汉常用生石膏、知母为主治疗，配伍比例膏八知母三。药组中重用生石膏，辛甘大寒，入肺胃二经，功善清解，透热出表，以除阳明气分之热；知母，苦寒质润，一以助石膏清肺胃之热，一以滋阴润燥救已伤之阴津。两药相须为用，里热清而阳气通。

◈ 3. 阳气郁阻

主症：手足厥冷，胸闷嗳气，腹胀泄泻。

病性：阳气被郁。

病位：脉络。

舌诊：舌淡红，苔薄白，舌下脉络饱满。

脉诊：弦或伏。

主要病机：阳气郁阻。

经验药组：枳实、柴胡、白芍。

因感受外邪，或因情志不随，气机为之郁遏，不得疏泄导致阳气内郁，不能达于四末，而见手足不温，阳气被遏则胸闷嗳气，腹胀泄泻。米烈汉常用枳实、柴胡、白芍各等分为主治疗。枳实苦、辛、酸，温，归脾、胃、大肠经，功能破气消积，化痰除痞。柴胡苦、辛，微寒，归肝、胆经，功能解表退热，疏肝解郁，升举阳气。白芍苦酸，微寒，归肝、脾经，养血敛阴，柔肝止痛，平抑肝阳。药组中柴胡入肝胆经升发阳气，疏肝解郁，透邪外出；白芍敛阴养血柔肝，与柴胡合用，以补养肝血，条达肝气，可使柴胡升散而无耗伤阴血之弊；枳实理气解郁，泄热破结，与柴胡为伍，一升一降，加强舒畅气机之功，并奏升清降浊之效；与白芍相配，又能理气和血，使气血调和。三药合用，共奏透邪解郁，疏肝理脾之效，使邪去郁解，气血调畅，清阳得伸，四逆自愈。

◇ **4. 血虚受寒**

主症：形寒肢冷，遇冷加重，皮色青白。

病性：血虚受寒。

病位：心脾、血脉。

舌诊：舌淡嫩，舌边齿痕，苔白或白滑，舌下脉络细，色淡隐隐。

脉诊：迟虚，或迟细，或迟弱。

主要病机：血虚受寒。

经验药组：桂枝、白芍、细辛。

因素体心脾两虚，感受寒邪阻络，血脉运行不利，寒邪凝于四肢致以上见症。米烈汉常用桂枝、白芍、细辛为主治疗，配伍比例桂芍十细辛一。药组中桂枝辛温，辛能散邪，温从阳而扶卫，助卫阳，通经络；细辛温经散寒，助桂枝温通血脉；芍药酸寒，酸能敛汗，寒走阴而益营，益阴敛营，敛固外泄之营阴，补益营血。三药合用共奏温经散寒，养血通脉之效。

◇ **5. 痰浊素盛，胸阳不宣**

主症：手足不温，恼怒诱发，脘闷多痰。

病性：痰浊素盛，胸阳不宣。

病位：上焦。

舌诊：舌体胖大，舌暗红或边有齿痕，苔厚腻，少津，舌下脉络粗大、迂曲。

脉诊：沉滑有力或乍紧。

主要病机：痰浊素盛，胸阳不宣。

经验药组：瓜蒌、薤白、枳实。

因素有痰浊，阻遏阳气，胸阳不宣致以上见症。米烈汉常用瓜蒌、薤白、枳实各等分为主治疗。瓜蒌甘、微苦，寒，归肺、胃、大肠经，功能清热化痰，宽胸散结，润肠通便。薤白辛、苦，温，归肺、胃、大肠经，功能通阳散结，行气导滞。枳实苦、辛、酸，温，归脾、胃、大肠经，功能破气消积，化痰除痞。药组中瓜蒌味甘性寒入肺，涤痰散结，开胸通痹；薤白辛温，通阳散结，化痰散寒，能散胸中凝滞之阴寒、化上焦结聚之痰浊、宣胸中阳气以宽胸。两药相须为用，化痰通阳治疗胸痹；枳实下气破结，消痞除满，助两药宽胸散结、下气除满、通阳化痰之效。三药配伍，使胸阳振，痰浊降，阴寒消，气机畅，则阳气宣达。

（二十九）肩臂痛

◈ 1. 风寒入络

主症：拘急疼痛，喜闻喜按，肩部发凉。

病性：风寒。

病位：肌肉、脉络。

舌诊：舌淡红，苔薄白，有津，舌下脉络饱满或有迂曲。

脉诊：浮或浮紧，双寸浮。

主要病机：风寒入络。

经验药组：黄芪、桂枝、白芍。

因体虚之人，腠理不固，汗出当风或夜卧受风，风寒侵及肌肉、脉络致以上见症。米烈汉常用黄芪、桂枝、白芍为主治疗，配伍比例为芪二归芍各一。药组中黄芪甘温益气，补在表之卫气；桂枝散风寒而温经通痹，与黄芪配伍，益气温阳，和血通经，桂枝得黄芪益气而振奋卫阳；黄芪得桂枝，固表而不致留邪；芍药养血和营而通血痹，与桂枝合用，调营卫而和表里。三药共奏益气温经，和血通痹之效。

◈ 2. 寒痰久居分肉

主症：筋肉剧痛，影响眠休，动则痛甚。

病性：寒痰。

病位：肩部分肉。

舌诊：舌淡红，苔薄白，舌下脉络迂曲。

脉诊：伏或沉弦，双尺无力。

主要病机：寒痰久居分肉。

经验药组：附子、细辛。

因大汗后浸渍冷水或因久居寒湿之地，感受寒湿，寒凝湿气，成为寒痰，久居肩部分肉之间致以上见症。米烈汉常用附子、细辛为主治疗，配伍比例附五辛一。附子辛、甘，大热，有毒，归心、肾、脾经，功能回阳救逆，补火助阳，散寒止痛。细辛味辛,性温,有小毒,归肺、肾、心经,功能解表散寒,祛风止痛,通窍,温肺化饮。药组中附子温肾助阳、振奋阳气,鼓邪达外,益太阳之标阳,助少阳之火热;细辛芳香气浓,性善走窜,通彻表里,宣上温下,即能祛风散寒,又可鼓动肾中真阳之气,协附子温里,引附子达表。两药并用,温补在里之阳气,驱散外感之风寒。

◈ 3. 痰瘀阻络

主症:刺痛夜甚,经筋僵硬,肌肉萎缩。

病性:痰瘀。

病位:肌肉、脉络。

舌诊:舌暗红,苔白厚腻,舌下脉络迂曲或瘀点密集。

脉诊:滑,或弦,或弦滑。

主要病机:痰瘀阻络。

经验药组:当归、姜黄、土鳖虫。

因外伤或因久病入络致以上见症。米烈汉常用当归、姜黄、土鳖虫为主治疗,配伍比例为姜鳖各一当归二。当归甘、辛,温,归肝、心、脾经,功能补血调经,活血止痛,润肠通便。姜黄辛、苦,温,归肝、脾经,功能活血行气,通经止痛。土鳖虫咸,寒,有小毒,归肝经,功能破血逐瘀,续筋接骨。三药合用当归重在活血,姜黄重在行气,土鳖虫重在搜络,共奏活血祛瘀、搜络止痛之功。

◈ 4. 精虚痰瘀

主症:肩痛不举,夜间加重,日渐肩凝。

病性:精虚痰瘀。

病位:肝肾、肌肉、脉络。

舌诊:舌暗红,苔薄白,舌下脉络细短或见细小瘀点。

脉诊:细弱或细涩。

主要病机:精虚痰瘀。

经验药组:透骨草、伸筋草、细辛。

因年老体衰,精血渐亏,肝肾不足,筋骨失养,加之外感寒湿,凝结成痰,或劳累外伤,瘀血停滞,致以上见症。米烈汉常用透骨草、伸筋草、细辛为主治疗,配伍比例为筋骨各五细辛一。透骨草甘、辛,温,入肺、肝经,功能祛风除湿,舒筋活络,活血止痛,解毒化疹。伸筋草微苦、辛,温,归肝经,功能祛风湿,舒筋活络。细辛味辛,性温,有小毒,归肺、肾、心经,功能解表散寒,祛风止痛,通窍,温肺化饮。药组中透骨草、伸筋草相须为用,重在祛风除湿,舒筋活络,活血止痛,伍以细辛温经散寒,助两药温通血脉,并引药上行。三药合用重在止痛，如遇肝肾不足，则当配以强筋壮骨之品。

（三十）膝肿痛

◈ 1. **气血虚损，筋肉骨失养**

主症：膝部肿痛，酸软无力，行走尚可。

病性：气血虚损。

病位：肝脾肾。

舌诊：舌淡嫩，舌边齿痕，苔白或白滑，舌下脉络细，色淡隐隐。

脉诊：虚，或细，或弱。

主要病机：气血虚损，筋肉骨失养。

经验药组：人参、白芍、牛膝。

膝关节为筋、骨、肉之大会，因病后损伤，气血虚损，肝脾肾虚，筋肉骨失养致以上见症。米烈汉常用人参、白芍、牛膝为主治疗，配伍比例人参芍膝各一。人参甘、微苦，微温，归肺、脾、心经，功能大补元气，补脾益肺，生津，安神益智。白芍苦酸，微寒，归肝、脾经，功能养血敛阴，柔肝止痛，平抑肝阳。牛膝苦、甘、酸，平，归肝、肾经，功能活血通经，补肝肾，强筋骨，利水通淋，引血下行。人参禀天宿之光华，钟地土之广浓，久久而成人形，三才具备，主补人之五脏；芍药禀木气而治肝，禀火气而治心，故除血痹；牛膝禀太阴湿土之气化，而能资养筋骨。三药合用共奏补气血，强筋骨之效。

◈ 2. **肝肾虚亏，筋骨失养**

主症：膝部酸痛，肌肉削脱，步履艰难。

病性：精血虚亏。

病位：肝肾。

舌诊：舌质鲜红或红绛，少苔，少津，舌下脉络细而显。

脉诊：弦细沉弱，左脉甚。

主要病机：肝肾虚亏，筋骨失养。

经验药组：枸杞子、牛膝、细辛。

因病损日久，肝肾虚亏，邪气羁留，筋骨失养，气血不通致以上见症。米烈汉常用枸杞子、牛膝、细辛为主治疗，枸牛各十细辛一。枸杞子甘、平，归肝、肾经，功能滋补肝肾，益精明目。牛膝苦、甘、酸，平，归肝、肾经，功能活血通经，补肝肾，强筋骨，利水通淋，引血下行。细辛味辛，性温，有小毒，归肺、肾、心经，功能解表散寒，祛风止痛，通窍，温肺化饮。三药合用补肝肾，强筋骨，温通血脉。

◈ **3. 湿热蕴结，经气郁阻**

主症：两膝疼痛，肿大灼热，扪之发热。

病性：湿热蕴结。

病位：肝脾肾经。

舌诊：舌红或红绛，或边有齿痕，苔黄厚腻，少津，舌下脉络粗大、迂曲。

脉诊：滑数或濡数。

主要病机：湿热蕴结，经气郁阻。

经验药组：萆薢、牛膝、防己。

因感受风湿，聚集化热，湿热稽留，蕴结足三阴经，经气郁阻致以上见症。米烈汉常用萆薢、牛膝、防己各等份为主治疗。萆薢苦，平，归肾、胃经，功能利湿祛浊，祛风除痹。牛膝苦、甘、酸，平，归肝、肾经，功能活血通经，补肝肾，强筋骨，利水通淋，引血下行。防己苦、辛，寒，归膀胱、肾经，功能祛风湿，止痛，利水消肿。三药合用祛下焦利湿，补筋骨通经。

◈ **4. 寒湿困阻，经气不利**

主症：两膝肿大，疼痛剧烈，遇寒加重。

病性：寒湿困阻。

病位：肝脾肾经。

舌诊：舌淡嫩胖，边有齿痕，苔白或白腻，水滑，舌下脉络细、有浅淡瘀点。

脉诊：缓滑或迟细。

主要病机：寒湿困阻，经气不利。

经验药组：麻黄、白芥子、肉桂。

因感受寒湿，稽留筋脉，深伏于膝，气血组织致以上见症。米烈汉常用麻黄、白芥子、肉桂为主治疗，麻芥各三肉桂一。麻黄辛、微苦，温，归肺、膀胱经，中空气薄，辛温外达，善行卫分、开腠理、散寒邪，功能发汗解表，宣肺平喘，利水消肿。白芥子辛，温。归肺、胃经，功能温肺化痰，利气散结，通络止痛。肉桂辛、甘，大热，归肾、脾、心、肝经，功能补火助阳，散寒止痛，温通经脉，引火归原。麻黄、白芥子相伍，辛散温通，散寒化痰；配肉桂加强散寒止痛之力，并引药下行。三药共奏散寒化痰，通利筋脉之力。

◈ **5. 热毒阻遏**

主症：红肿剧痛，痛势如锥，屈伸困难。

病性：热毒。

病位：膝部。

舌诊：舌红或边红，苔黄厚腻或白如积粉，少津，舌下脉络粗大。

脉诊：弦或弦数，双关有力，或濡。

主要病机：热毒阻遏。

经验药组：金银花、牛膝、赤芍。

因风毒侵袭，与血热相搏，热毒内攻致以上见症。米烈汉常用金银花、牛膝、赤芍为主治疗，配伍比例为金银花二牛芍各一。金银花苦、甘、寒，归肺、心、胃经，功能清热解毒，疏散风热。牛膝苦、甘、酸，平，归肝、肾经，功能活血通经，补肝肾，强筋骨，利水通淋，引血下行。赤芍苦、微寒，归肝经，功能清热凉血，散瘀止痛。重用金银花清热疏风，伍以赤芍、牛膝清热凉血，牛膝兼有强筋骨，引血下行。三药合用清热凉血，强筋骨，治膝痛。

◈ 6. 湿毒积留

主症：关节漫肿，沉重疼痛，皮色如常。

病性：湿毒。

病位：膝部。

舌诊：舌质淡红或淡黯，苔白厚腻或润，舌体胖大，舌下脉络粗大。

脉诊：沉缓或弦滑。

主要病机：湿毒稽留。

经验药组：薏苡仁、牛膝、附子。

因湿邪浸淫，毒邪内攻致以上见症。米烈汉常用薏苡仁、牛膝、附子为主治疗，配伍比例为薏十膝五附子一。薏苡仁甘、淡、凉，归脾、胃、肺经，功能利水渗湿，健脾，除痹，清热排脓。牛膝苦、甘、酸，平，归肝、肾经，功能活血通经，补肝肾，强筋骨，利水通淋，引火下行。附子辛、甘、大热，有毒，归心、肾、脾经，功能回阳救逆，补火助阳，散寒止痛。薏苡仁健脾利湿，润宗筋、利关节；伍以牛膝，活血通经，引火下行；附子散寒止痛，并制薏苡仁寒凉之性。三药合用清热利湿，解毒止痛。

（三十一）背冷痛

◈ 1. 风寒闭阻

主症：背痛板滞，牵连颈项，肩背恶寒。

病性：风寒。

病位：肌表、太阳经。

舌诊：舌淡红，苔薄白，有津，舌下脉络如常。

脉诊：浮或浮紧，双寸浮。

主要病机：风寒闭阻。

经验药组：葛根、羌活、细辛。

因素体虚弱，加被风寒，承袭太阳，经络闭阻，气血不畅致以上见症。米烈汉常用葛根、羌活、细辛为主治疗，配伍比例葛羌各十细辛一。药组中葛根藤蔓入药，则主经脉，为宣达阳明中土之气，而外合于太阳经脉；羌活辛苦性温，气雄而散，味薄上升，小无不入，大无不通，散肌表八风之邪，利周身百节之痛；细辛气味辛温，一茎直上，其色赤黑，禀少阴泉下之水阴而上交于太阳之药，故散寒止痛。三药合用祛风散寒，通络止痛。

◈ **2. 气血亏虚，血脉凝滞**

主症：睡后疲痛，入夜痛甚，活动减轻。

病性：气滞血瘀。

病位：经络。

舌诊：舌青，苔白。

脉诊：脉沉细或细涩。

主要病机：气血亏虚，血脉凝滞。

经验药组：黄芪、当归、羌活。

多见于老人或体虚之人，因正气虚弱，气虚血少，温运无力，血流不畅致以上见症。米烈汉常用黄芪、当归、羌活为主治疗，芪五归一羌活三。药组中重用黄芪先巩固肌表卫气而防无形之气亡脱，继而大补脾肺之气以资化源而使气血续生；配以少量当归甘温以养血和营，使阳生阴长，气旺血生，辛温以活血止痛通络，助心主之血液从经脉而外充于皮肤。两药合用补气生血、活血通络，用于气血不足，血运无力，筋脉失养；羌活辛苦性温，气雄而散，味薄上升，小无不入，大无不通，散肌表八风之邪，利周身百节之痛。三药合用温补气血，散寒通脉。

◈ **3. 少阴虚寒**

主症：颈胛畏寒，手足逆冷，得温痛减。

病性：阳虚阴盛。

病位：肾、经络。

舌诊：舌淡嫩或边有齿痕，苔白或白腻，水滑，舌下脉络细或浅淡瘀点。

脉诊：微细，或沉细，或迟细，双尺无力。

主要病机：少阴虚寒。

经验药组：麻黄、附子、细辛。

因素体虚弱、阳气衰微，寒从内生，加之感受风寒，内外俱寒致以上见症。米烈汉常用麻黄、附子、细辛为主治疗，配伍比例附子二麻辛各一。麻黄开泄皮毛、散寒宣肺，逐邪于外；附子温肾助阳、振奋阳气，鼓邪达外，益太阳之标阳，助少阳之火热。二药配合，相辅相成，为助阳解表的常用组合。细辛芳香气浓，性善走窜，通彻表里，宣上温下，既能祛风散寒，助麻黄解表，又可鼓动肾中真阳之气，协附子温里。三药并用，使外感风寒之邪得以表散，在里之阳气得以温补，阳气充实而通达则背冷痛止。

◇ 4. 寒饮内伏

主症：背心冰冷，手掌大小，病程多长。

病性：阳虚寒饮。

病位：脾肾心。

舌诊：舌淡，苔薄白，舌下脉络细，色淡。

脉诊：脉细沉弦。

主要病机：寒饮内伏。

经验药组：附子、干姜、细辛。

因久病体弱或年老之人，脾肾阳虚，内生痰湿，停于心腧致以上见症。米烈汉常用附子、干姜、细辛为主治疗，配伍比例姜附各五细辛一。附子温肾阳、干姜温脾阳、细辛温肺阳，三药相配温阳化饮，温通止痛。

（三十二）腰　痛

◇ 1. 风寒侵袭

主症：腰肌强痛，风寒诱发，恶寒发热。

病性：风寒。

病位：足太阳经、督脉。

舌诊：舌淡，苔薄白而润，舌下脉络细，色淡。

脉诊：脉沉紧或沉迟。

主要病机：风寒侵袭。

经验药组：羌活、麻黄。

因外感风寒，邪入太阳经及督脉，寒束经气，则腰肌强痛，卫阳被遏，则恶寒发热。米烈汉常用羌活、麻黄各等份为主治疗。两药均辛温能表散风寒，又均入足太阳膀胱经，故能温散腰背之风寒，而腰痛蠲。

◇ 2. 寒湿阻滞

主症：腰沉冷痛，腰骶麻木，阴雨加重。

病性：寒湿。

病位：足太阳经、督脉。

舌诊：舌淡嫩胖、边有齿痕，苔白或白腻，水滑，舌下脉络细或浅淡瘀点。

脉诊：缓滑或迟细，双尺无力。

主要病机：寒湿阻滞。

经验药组：干姜、白术、茯苓。

因风寒湿邪客袭腰部，久滞太阳经脉和督脉，经脉气血涩滞致以上见症。米烈汉常用干姜、白术、茯苓为主治疗，配伍比例为姜二苓术一。药组中干姜辛热，温中散寒，助运化以制水；茯苓、白术渗湿健脾，使水湿从小便去。三药合用共达温化寒湿之功。

◈ **3. 肾虚失养**

主症：腰痛绵绵，休息稍缓，遇劳加重。

病性：阴阳精虚。

病位：肾。

舌诊：阳虚舌见质淡白或胖嫩，苔薄白；阴虚舌见舌红瘦，苔薄黄，有裂纹。

脉诊：阳虚见沉细，阴虚见细数。

主要病机：肾虚失养。

经验药组：阳虚用狗脊、杜仲、菟丝了；阴虚用熟地黄、山药、山茱萸。

腰为肾之府，因肾阳虚失于温煦，或肾阴虚失于濡养致以上见症。米烈汉常用用狗脊三杜仲和菟丝子各一为比例治疗阳虚腰痛；用熟地黄二山药和山茱萸各一为比例治疗阴虚腰痛。狗脊根坚似骨，叶有赤脉，苦甘温，故主利骨节而通经脉，为治疗阳虚腰痛之要药，故重用；杜仲与菟丝子同归肝肾经，均有强筋健骨之力，共助狗脊补肝肾。三药合用补肾健骨，温阳通经，正中阳虚腰痛之病机。遇阴虚腰痛，米烈汉教授则重用熟地黄以补血养阴，填精益髓；佐以山药益气养阴，补脾肺肾，山茱萸补益肝肾。共图补骨益髓，养血润筋之功。

◈ **4. 瘀血阻络**

主症：突发剧痛，外伤诱发，部位固定。

病性：血瘀。

病位：经络。

舌诊：舌象如常。

脉诊：弦或涩。

主要病机：瘀血阻络。

经验药组：没药、杜仲、当归。

因闪挫、扭伤，经脉气滞而血瘀致以上见症。米烈汉常用没药、杜仲、当归为主治疗，配伍比例为没药一份吞服，杜仲、当归各五份煎服。没药辛、苦、平，归心、肝、脾经，功能活血止痛，消肿生肌。杜仲甘，温，归肝、肾经，功能补肝肾，强筋骨，安胎。当归甘、辛，温，归肝、心、脾经，功能补血调经，活血止痛，润肠通便。药组中没药散结气，通滞血，用于血滞则气壅，气壅则经络满急之肿痛，常用生药研粉吞服，取其散以定痛之意；配当归助没药活血，配杜仲补肾强腰并引药达于并所。三药合用活血行气，补肾定痛。

（三十三）咳　嗽

◈ **1. 风燥袭肺**

主症：起病较急，遇热咳甚，痰黏难咳。

病性：热、燥。

病位：表。

舌诊：舌边尖红，苔薄黄或薄黄腻，少津，舌下脉络饱满。

脉诊：浮或浮数。

主要病机：热燥袭肺。

经验药组：桑叶、杏仁。

因感受风热、风燥邪气，邪气犯肺，肺失清肃，津液损伤致以上见症。一般痰黄者属热，痰少者属燥。米烈汉常用桑叶、杏仁为主治疗，配伍比例为桑二杏仁一。药组中桑叶甘苦寒，疏散风热，清肺润燥，主宣发；杏仁苦微温，质滋润，止咳平喘，主肃降，利肺气。两药合用，桑叶清宣，杏仁润降，清润治燥热，宣降调肺气，桑叶倍于杏仁则以清润为主，对燥热咳嗽甚效。

◈ **2. 风寒犯肺**

主症：起病较急，遇凉咳甚，痰稀如唾。

病性：风、寒。

病位：表。

舌诊：舌淡红，苔薄白腻，边有齿痕。

脉诊：浮缓或濡，双寸明显。

主要病机：风寒犯肺。

经验药组：白前、桔梗、杏仁。

因感受风寒，邪气束肺，肺失宣肃，津液失布致以上见症。一般咳前咽痒属风，遇冷咳甚属寒。米烈汉常用白前、桔梗、杏仁为主治疗，配伍比例白前二桔杏各一。前胡苦、辛，微寒，归肺经，功能降气化痰，疏散风热。桔梗苦、辛，平，归肺经，功能宣肺，祛痰，利咽，排脓。杏仁苦，微温，有小毒，归肺、大肠经，功能止咳平喘，润肠通便。桔梗味苦辛而性平，善于开宣肺气；白前味辛甘性亦平，长于降气化痰；杏仁苦微温，质滋润，长于降气润肺，三者协同，有宣有降，有散有润，以复肺气之宣降，宣散客邪，安宁肺气，止咳化痰。

◈ **3. 燥热伤肺**

主症：咳引胁痛，白天咳甚，痰黏难咳。

病性：热、燥。

病位：里。

舌诊：舌红或有裂纹，苔黄，舌下脉络粗大。

脉诊：数，或滑数，或弦数。

主要病机：燥热伤肺。

经验药组：桑白皮、生石膏、黄芩。

因热、燥伤肺，咳引胁痛；热、燥均属阳，白天阳气旺盛，故白天咳甚，热、燥均伤津液故痰黏难咳。热有邪热、痰热、肝热之分，燥有外燥、内燥之别，临证当以主症为切入点，相求有无加以鉴别。米烈汉常用桑白皮、生石膏、黄芩为主治疗，配伍比例石膏三桑芩各一。桑白皮甘寒，泻肺平喘，生石膏辛甘而寒，清泄肺热，黄芩苦寒，清热泻火，善清肺热。配伍中生石膏用量最大，如痰黏加大桑白皮用量，肝火旺，加大黄芩用量。

◈ **4. 寒痰阻肺**

主症：起病缓慢，夜间咳甚，痰稀似涎。

病性：寒、痰。

病位：里。

舌诊：舌淡嫩或边有齿痕，苔白或白腻，水滑，舌下脉络细或浅淡瘀点。

脉诊：沉迟，沉滑，或微细。

主要病机：寒痰阻肺。

经验药组：干姜、细辛、五味子。

肺主气，司呼吸，主宣发肃降，通调水道，主行全身之水。外感或内伤致肺为寒阻，则水停气道聚成痰饮。阻肺之寒有外寒和内寒，内寒又多为肺、脾、肾阳气不足。米烈汉常用干姜、细辛、五味子为主治疗，配伍比例夏十味五细辛一。干姜辛，热，归脾、胃、肾、心、肺经，功能温中散寒，回阳通脉，温肺化饮。细辛辛，温，有小毒，归肺、肾、心经，功能解表散寒，祛风止痛，通窍，温肺化饮。五味子酸、甘，温，归肺、心、肾经，功能收敛固涩，益气生津，补肾宁心。干姜、细辛极温极散，使寒与水俱得从汗而解；五味收肺气，以敛耗伤之气。三药合用干姜以司肺之关，五味以司肺之翕，细辛以发动其翕辟活动之机。

（三十四）气 喘

气喘为临床危候之一，首先应辨明虚实。如病势急骤，气粗声高，呼出为快，脉数有力，其病性属实，病位多在肺，治宜祛邪利肺；如病势缓慢，气怯声低，吸入为快，脉微弱或浮大无力，病性属虚，病位多在肾，治宜培补摄纳。

◈ **1. 风寒闭肺**

主症：喘急胸闷，恶寒咳嗽，咳痰稀白。

病性：风寒。

病位：肺卫。

舌诊：舌淡红，苔薄白，有津，舌下脉络如常。

脉诊：浮或浮紧，双寸浮。

主要病机：风寒闭肺。

经验药组：麻黄、杏仁、细辛。

因外感风寒，外闭肌表，内合于肺，肺失宣肃，水道失调致以上见症。米烈汉常用麻黄、杏仁、细辛为主治疗，配伍比例为麻杏各十细辛一。麻黄辛、微苦，温，归肺、膀胱经，中空气薄，辛温外达，善行卫分、开腠理、散寒邪，功能发汗解表，宣肺平喘，利水消肿。杏仁苦，微温，有小毒，归肺、大肠经，功能止咳平喘，润肠通便。麻黄发汗散寒以解表邪，且麻黄又能宣发肺气而平喘咳，配细辛温肺化饮，兼助麻黄解表祛邪，杏仁降利肺气，与麻黄相伍，一宣一降，以恢复肺气之宣降，加强宣肺平喘之功，是宣降肺气的常用组合。

◈ **2. 风热犯肺**

主症：喘急烦闷，微恶风寒，咳痰黄黏。

病性：风热。

病位：肺卫。

舌诊：舌边尖红，苔薄黄或薄黄腻，少津，舌下脉络饱满。

脉诊：浮或浮数。

主要病机：风热犯肺。

经验药组：生石膏、麻黄、杏仁。

因外感风热，内合于肺，热盛气壅，肺失清肃，热盛伤津，炼液成痰致以上见症。米烈汉常用麻黄、杏仁、生石膏为主治疗，配伍比例石膏二麻杏各一。石膏辛甘大寒，清泄肺热以生津，辛散解肌以透邪。麻黄辛温，开宣肺气以平喘，开腠解表以散邪。二药一辛寒，一辛温；一以清肺为主，一以宣肺为主，且俱能透邪于外，合用则既消除致病之因，又调理肺的宣发功能；麻黄得石膏，宣肺平喘而不助热；石膏得麻黄，清解肺热而不凉遏，又是相制为用。杏仁味苦，降利肺气而平喘咳，与麻黄相配则宣降相因，与石膏相伍则清肃协同。三药合用，清肺与解表并用，石膏倍于麻杏，故以清为主；宣肺与降气结合，石膏麻黄三倍于杏仁，故以宣为主。药组共成辛凉疏表，清肺平喘之功。

◈ **3. 痰饮阻肺**

主症：喘促气粗，痰声辘辘，痰多而黏。

病性：痰饮。

病位：肺、脾。

舌诊：舌体胖大，边有齿痕，色淡青紫或暗红，苔白腻，有津，舌下脉络粗大、迂曲。

脉诊：缓，或滑，或沉滑。

主要病机：痰饮阻肺。

经验药组：苏子、白芥子、莱菔子、葶苈子。

因肺失输布，聚液成痰，或因脾失健运，湿聚成痰，痰饮壅肺，阻滞气道致以上见症。米烈汉常用苏子、白芥子、莱菔子、葶苈子为主治疗。四药相伍，各有所长，白芥子长于豁痰，苏子长于降气，莱菔子长于消食，葶苈子长于泻肺，临证当视痰壅、气逆、食滞、饮停四者之孰重孰轻而定配伍比例。苏子辛，温，归肺、大肠经，功能降气化痰，止咳平喘，润肠通便。白芥子辛，温，归肺、胃经，功能温肺化痰，利气散结，通络止痛。莱菔子辛、甘，平，归肺、脾、胃经，功能消食除胀，降气化痰。葶苈子苦、辛，大寒，归肺、膀胱经，功能泻肺平喘，利水消肿。药组中白芥子温肺化痰，利气散结；苏子降气化痰，止咳平喘；莱菔子消食导滞，下气祛痰；葶苈子泻肺平喘，通利水道。共奏温肺化痰，降气平喘之力。

◇ 4. 肺气阴虚

主症：稍动则喘，气短声低，口干面红。

病性：气阴两虚。

病位：肺。

舌诊：舌淡红或红，苔白或薄黄，舌下脉络迂曲或瘀点密集。

脉诊：细或细数。

主要病机：肺气阴虚。

经验药组：党参、麦冬、五味子。

肺气本虚，动则耗气，加重气虚，故稍动喘；气虚推动无力故气短声低；肺阴不足则口干面红。米烈汉常用党参、麦冬、五味子为主治疗。党参甘，平，归脾、肺经，功能补脾肺气，补气，生津。麦冬甘、微苦，微寒，归胃、肺、心经，功能养阴润肺，益胃生津，清心除烦。五味子酸、甘，温，归肺、心、肾经，功能收敛固涩，益气生津，补肾宁心。药组中党参补气，即是补肺；麦冬清气，即是清肺；五味敛气，即是敛肺。一补，一清，一敛，养气之道具备。党参补土而生肺，麦冬养阴而润肺，五味止汗而固肺，一生，一润，一固，养阴之法周全。三药合用补气养阴。

◇ 5. 肾不纳气

主症：喘促气短，呼多吸少，动则尤甚。

病性：阳虚。

病位：肾、肺。

舌诊：舌淡嫩或边有齿痕，苔白或白腻，水滑，舌下脉络细或浅淡瘀点。

脉诊：微细，或沉细，或迟细，双尺无力。

主要病机：肾不纳气。

经验药组：人参、蛤蚧、肉桂。

因肾阳不足，摄纳失司，气不归元致以上见症。米烈汉常用人参、蛤蚧、肉桂为主治疗，配伍比例人参两分蛤桂各一。人参甘、微苦，微温，归肺、脾、心经，功能大补元气，补脾益肺，生津，安神益智，扶正祛邪。蛤蚧咸，平，归肺、肾经，功能补肺益肾，纳气平喘，助阳益精。肉桂辛、甘、大热，归肾、脾、心、肝经，功能补火助阳，散寒止痛，温通经脉，引火归原。三药合用填补肾气，温元纳气。

◇ 6. 阳虚水泛

主症：喘咳气急，不得平卧，心悸畏寒。

病性：阳虚水泛。

病位：肾、心、肺。

舌诊：舌体胖嫩，边有齿痕，色淡，苔薄白滑，舌下脉络细，色淡，或有迂曲、瘀点。

脉诊：脉细沉或沉弦。

主要病机：阳虚水泛。

经验药组：附子、茯苓、白术。

因肾阳不足，水湿不化，上凌心肺致以上见症。米烈汉常用附子、茯苓、白术各等分为主治疗。附子辛、甘，大热，有毒，归心、肾、脾经，功能回阳救逆，补火助阳，散寒止痛。茯苓甘、淡、平，归心、脾、肾经，功能利水渗湿，健脾，宁心。白术甘、苦，温，归脾胃经，益气健脾，燥湿利水，止汗，安胎。药组中附子辛甘性热，用之温肾助阳，以化气行水，兼暖脾土，以温运水湿；茯苓利水渗湿，使水邪从小便去；白术健脾燥湿。三药合奏温脾肾以助阳气，利小便以祛水邪之功。

（三十五）心　痛

心痛属于胸痛范畴，指以当胸而痛为特征的胸痛，不同于胸胁痛、胃脘痛，临证当予鉴别。

◈ 1. **瘀阻心脉**

主症：刺痛割痛，突发剧烈，部位固定。

病性：血瘀。

病位：心、脉。

舌诊：色暗青紫，有瘀斑或有齿痕，苔腻滑，舌下脉络迂曲、瘀点密集。

脉诊：弦涩，或沉细涩，或结代。

主要病机：瘀阻心脉。

经验药组：丹参、田七、郁金。

因瘀血阻滞心脉致以上见症。米烈汉常用丹参、田七、郁金为主治疗，配伍比例为丹八金三田七一分。丹参苦，微寒，归心、心包、肝经，功能活血调经，祛瘀止痛，凉血消痈，除烦安神。郁金辛、苦，寒，归肝、胆、心经，功能活血止痛，行气解郁，清心凉血，利胆退黄。田七甘、微苦，温，归肝、胃经，功能化瘀止血，活血定痛。药组中丹参、三七长于活血，郁金长于行气，三药合用则有活血行气，祛瘀止痛之功。

◈ 2. **痰浊阻遏**

主症：闷痛胸憋，饱餐诱发，痛甚彻背。

病性：痰浊。

病位：心、脉。

舌诊：舌暗红，或红绛，或边有齿痕，苔白滑或厚腻，舌下脉络粗大、迂曲。

脉诊：滑或弦滑。

主要病机：痰浊阻遏。

经验药组：瓜蒌、薤白、半夏。

因内生痰浊，阻遏心脉致以上见症。米烈汉常用瓜蒌、薤白、半夏等分为主治疗。瓜蒌甘、微苦，寒，归肺、胃、大肠经，功能清热化痰，宽胸散结，润肠通便。薤白辛、苦，温，归肺、胃、大肠经，功能通阳散结，行气导滞。半夏辛，温，有毒，归脾、胃、肺经，功能燥湿化痰，降逆止呕，消痞散结。药组中瓜蒌苦寒滑利，豁痰下气，宽敞胸膈；薤白通阳散结以止痛；半夏辛温开郁行气，加之质润而性燥，更能使胶腻之痰，随汤而荡涤。三药合奏豁痰通阳之功。

◈ 3. **寒凝气滞**

主症：胀闷冷痛，时轻时重，痛甚彻背。

病性：寒凝气滞。

病位：心、脉。

舌诊：舌淡红或紫暗，有瘀斑，苔薄白或厚腻，舌下脉络迂曲或瘀点密集。

脉诊：伏、涩或沉弦，双尺无力。

主要病机：寒凝气滞。

经验药组：檀香、细辛、肉桂。

因心阳不振、寒凝气滞，血涩不通致以上见症。米烈汉常用檀香、细辛、肉桂为主治疗。檀香辛，温，归脾、胃、心、肺经，功能行气止痛，散寒调中。细辛味辛，性温，有小毒，归肺、肾、心经，功能解表散寒，祛风止痛，通窍，温肺化饮。肉桂辛、甘，大热，归肾、脾、心、肝经，功能补火助阳，散寒止痛，温通经脉，引火归原。药组中细辛配肉桂辛温，通窍化饮，补火助阳，散寒止痛，温通经脉，共同辅助檀香利胸膈，理气滞，和血脉，去邪恶，共奏温阳散寒，理气止痛之功。

◈ **4. 心气虚弱**

主症：隐隐时痛，劳作加重，胸闷少气。

病性：气虚。

病位：心。

舌诊：舌淡嫩，舌边齿痕，苔白或白滑，水滑，舌下脉络细，色淡隐隐。

脉诊：虚，或细，或弱，或右关无力，或右寸细浮。

主要病机：心气虚弱。

经验药组：黄芪、当归。

因心气虚弱，无力鼓动，血运缓滞致以上见症。米烈汉常用黄芪、当归为主治疗，配伍比例芪三归一。药组中黄芪味甘微温，内资经脉，外资肌肉，补中益元，生血生肌；当归辛甘温润，以甘温养血，辛温行血，为补血之圣药，活血之要药。黄芪数倍于当归，一则遵"有形之血不能速生，无形之气所当急固"之理补气而专固肌表；二则遵"有形之血不能自生，生于无形之气"之理大补脾肺，以资化源，而气旺血生，荣养经脉而痛减。

（三十六）心　烦

◈ **1. 热扰胸膈**

主症：心中懊恼，烦热不宁，胸中窒塞。

病性：热扰。

病位：胸膈。

舌诊：舌红或边红，苔黄厚腻，少津，舌下脉络饱满、粗大或有瘀点。

脉诊：沉数无力。

主要病机：热扰胸膈。

经验药组：栀子、郁金。

因外感邪气，入里化热，或因七情不随，郁滞化热，热扰胸膈致以上见症。米烈汉常用栀子、郁金等份为主治疗。栀子苦、寒，归心、肺、三焦经，功能泻火除烦，清热利湿，凉血解毒。郁金辛、苦，寒，归肝、胆、心经，功能活血止痛，行气解郁，清心凉血，利胆退黄。药组中栀子苦能涌泄，寒能胜热，其形像心，又赤色通心，故主治心热；郁金辛苦气寒，性轻扬上行，入心，能凉心热，散肝郁，下气破血。两药相合清利胸膈。

◈ **2. 湿热蕴结**

主症：心中懊恼，身目亮黄，厌油腹胀。

病性：湿热。

病位：脾肝胆。

舌诊：舌红或边红，苔黄厚腻或白如积粉，少津，舌下脉络粗大。

脉诊：弦或弦数，双关有力，或濡。

主要病机：湿热蕴结。

经验药组：茵陈蒿、栀子、大黄。

因外邪内侵，郁而不达，中焦受阻，脾失健运；或因饮食不节，损伤脾胃，湿郁化热，湿热蕴结，上蒸心胸则心中懊恼，热犯肝胆，肝胆不利则身目亮黄，厌油腹胀。米烈汉常用茵陈蒿、栀子、大黄为主治疗，配伍比例茵三栀二大黄一。茵陈蒿苦、辛，微寒，归脾、胃、肝、胆经，功能清利湿热，利胆退黄。栀子苦、寒，归心、肺、三焦经，功能泻火除烦，清热利湿，凉血解毒。大黄苦，寒，归脾、胃、大肠、肝、心包经，功能泻下攻积，清热泻火，凉血解毒，逐瘀通经。药组中茵陈蒿苦泄下降，善能清热利湿，为治黄疸要药；栀子清热降火，通利三焦，助茵陈蒿引湿热从小便而去；大黄泻热逐瘀，通利大便，导瘀热从大便而下。三药合用，利湿与泄热并进，通利二便，前后分消，瘀热得去，心烦自退。

◈ **3. 阳明燥热**

主症：心中懊恼，烦躁不安，便秘腹痛。

病性：燥热。

病位：胃肠。

舌诊：舌红，苔黄厚或焦黄，少津，舌下脉络粗大。

脉诊：洪大或沉实有力，双关滑而有力。

主要病机：阳明燥热。

经验药组：大黄、厚朴、枳实。

因热邪与燥屎内结，燥热之气挟浊气上冲致以上见症。米烈汉常用大黄、厚朴、枳实为主治疗，黄四朴二枳实一。大黄苦，寒，归脾、胃、大肠、肝、心包经，功能泻下攻积，清热泻火，凉血解毒，逐瘀通经。厚朴苦、辛，温，归脾、胃、肺、大肠经，功能燥湿消痰，下气除满。枳实苦、辛、酸，温，归脾、胃、大肠经，功能破气消积，化痰除痞。药组中大黄倍厚朴，大黄味苦气寒，性走而不守，荡涤肠胃，推陈致新；厚朴下气除满、枳实行气消痞，合而用之，既能消痞除满，又使胃肠气机通降下行以助泻下通便。燥热从便而泻，心中懊恼自解。

◈ **4. 气阴两伤**

主症：心闷不安，虚烦不眠，自汗呛咳。

病性：气阴两伤。

病位：心、肺。

舌诊：舌淡红或红，苔少，白或薄黄，舌下脉络迂曲或瘀点密集。

脉诊：细，或细数，或数弱无力。

主要病机：气阴两伤。

经验药组：党参、生石膏、麦冬。

因热病耗伤，或因劳倦内耗，致气阴两伤，余热未清或内生虚热扰动则心闷不安，虚烦不眠，气虚则自汗，阴虚则咽干呛咳。米烈汉常用党参、生石膏、麦冬为主治疗。党参配麦冬补气养阴生津；麦冬配石膏清透气分余热。合奏补气养阴、清热除烦之功。

◈ **5. 阴虚火旺**

主症：心中闷乱，五心烦热，盗汗失眠。

病性：阴虚火旺。

病位：心、肾。

舌诊：舌体瘦小，舌红或有裂纹，苔薄干或无苔，少津，舌下脉络细而显露。

脉诊：细数，或左寸濡数，或左尺细数。

主要病机：阴虚火旺。

经验药组：黄连、阿胶。

因久病伤阴或七情内伤，或老年体衰，肾阴不足，水亏火浮，上扰心神致以上见症。米烈汉常用黄连、阿胶为主治疗。黄连直折心火，清浮火于上，阿胶滋补肾阴，壮肾水于下，两药合用心肾交合，水升火降，虚火归位，心烦自除。

（三十七）胃脘痛

◈ **1. 脾胃虚寒**

主症：绵绵冷痛，喜温喜按，食后脘坠。

病性：气虚、阳虚。

病位：脾胃。

舌诊：舌淡嫩胖，边有齿痕，苔白或白腻，水滑，舌下脉络细或浅淡瘀点。

脉诊：沉缓，或濡弱，或迟细，双关无力。

主要病机：脾胃虚寒。

经验药组：黄芪、升麻、干姜。

因素体气虚，或久病伤脾，中阳不振，内生阴寒，胃失温养致以上见症。米烈汉常用黄芪、升麻、干姜为主治疗，配伍比例芪十姜五升麻一。黄芪甘微温，归脾、肺经，健脾益气；升麻辛微寒，归肺、脾、胃、大肠经，升举阳气；干姜辛热，归脾、胃、肾、心、肺经，温中散寒，温肺化饮。三药相配温补脾胃，散寒止痛。

◈ **2. 胃阴不足**

主症：隐隐灼痛，嘈杂如饥，干呕噎膈。

病性：阴虚。

病位：胃。

舌诊：舌红或有裂纹，苔薄干或无苔，少津，舌下脉络细而显露。

脉诊：细数或弦细数，右关细，左关弦。

主要病机：胃阴不足。

经验药组：麦冬、枸杞子。

因胃病迁延，损及阴血，或热病耗伤，胃阴不足致以上见症。米烈汉常用麦冬、枸杞等份为主治疗。麦冬甘、微苦，微寒，归胃、肺、心经，功能养阴润肺，益胃生津，清心除烦。枸杞子甘、平，归肝、肾经，功能滋补肝肾，益精明目。药组中麦冬质性滋润，能通胃气于四旁，助胃补肾，枸杞子平补而润，血滋阴柔肝，合奏滋养胃阴，胃荣痛止。

◈ **3. 肝气犯胃**

主症：脘胁胀痛，攻冲时作，发无定处。

病性：气滞。

病位：胃、肝。

舌诊：舌淡红，苔薄白或黄，有津，舌下脉络饱满或有迂曲。

脉诊：弦或弦数。

主要病机：肝气犯胃。

经验药组：柴胡、白芍、香附。

因七情内伤，肝气郁结，横逆犯胃，胃失和降，气机阻滞致以上见症。米烈汉常用柴胡、白芍、香附为主治疗，芍附各一柴胡二。柴胡苦、辛，微寒，归肝、胆经，功能解表退热，疏肝解郁，升举阳气。白芍苦酸，微寒，归肝、脾经，功能养血敛阴，柔肝止痛，平抑肝阳。香附辛、微苦、微甘、平，归肝、脾、三焦经，功能疏肝解郁，调经止痛，理气调中。药组中柴胡治心腹肠胃中结气，芍药疏通经脉，调血中之气，止痛；香附性平气香，调气开郁，血中气药，通行十二经。三药合用共奏疏肝理气，和胃止痛之功。

◇ **4. 瘀血阻滞**

主症：脘胁刺痛，夜间多发，部位固定。

病性：血瘀。

病位：胃、肝。

舌诊：色暗青紫，有瘀斑或有齿痕，苔腻滑，舌下脉络迂曲，瘀点密集。

脉诊：弦涩或沉细涩。

主要病机：瘀血阻滞。

经验药组：蒲黄、五灵脂。

因气滞不愈，久病入络，瘀血留阻致以上见症。米烈汉常用蒲黄、五灵脂等分为主治疗。蒲黄甘，平，归肝、心包经，功能止血，化瘀，利尿。五灵脂苦、咸、甘，温，归肝经，功能活血止痛，化瘀止血。药组中五灵脂苦咸甘温，入肝经血分，功擅通利血脉，散瘀止痛；蒲黄甘平，行血消瘀，炒用并能止血，二者相须为用，为化瘀散结止痛的常用组合。合用共奏祛瘀止痛，推陈出新之功，使瘀血得去，脉道通畅，则诸症自解。

◇ **5. 寒邪犯胃**

主症：遇凉急发，胃脘绞痛，得温痛减。

病性：寒邪。

病位：脾胃。

舌诊：舌淡，苔白水滑，舌下脉络粗。

脉诊：紧。

主要病机：寒邪犯胃。

经验药组：附子、干姜、白术。

因平素脾阳虚弱，加之寒邪直中致以上见症。米烈汉常用附子、干姜、白术为主治疗，配伍比例为干姜二附术各一。干姜大辛大热，温脾阳，祛寒邪，扶阳抑阴；白术甘温苦燥，健脾燥湿；附子辛甘大热，助命门火温益土母。三药合用温阳散寒，暖胃止痛。

◇ **6. 胃肠积食**

主症：暴食诱发，胃脘胀痛，嗳腐泛酸。

病性：积食。

病位：胃。

舌诊：舌淡或红，或边有齿痕，苔黄厚腻或腻腐，舌下脉络饱满。

脉诊：滑或弦滑。

主要病机：胃肠积食。

经验药组：生山楂、枳实、内金。

因饮食失节，胃肠损伤，宿食不化致以上见症。米烈汉常用生山楂、枳实、内金为主治疗，配伍比例为山楂三分枳金各一。生山楂酸、甘，微温，归脾、胃、肝经，功能消食化积，行气散瘀。枳实苦、辛、酸，温，归脾、胃、大肠经，功能破气消积，化痰除痞。鸡内金甘，平，归脾、胃、小肠、膀胱经，功能消食健脾，涩精止遗。药组中重用酸甘性温之山楂，消一切饮食积滞，长于消肉食油腻之积；以苦辛微寒之枳实，行气消积，除脘腹之胀满；内金甘平性涩，能消水谷，除热止烦。三药共奏消食化积，行气和胃之功。

（三十八）脐腹痛

◈ 1. 寒凝积冷

主症：猝然疼痛，绞痛腹冷，得温少减。

病性：寒凝积冷。

病位：胃肠。

舌诊：舌淡或青，苔白润，舌下脉络饱满或有迂曲。

脉诊：沉紧迟。

主要病机：寒凝积冷。

经验药组：炮干姜、乌药、青皮。

因脾胃素虚，风寒之邪侵袭脐腹，或饮食不慎，过食生冷，致寒凝积冷于胃肠，气机阻滞则突发绞痛，中阳被遏故冷痛，得温痛减。米烈汉常用炮干姜、乌药、青皮为主治疗，配伍比例干姜二分乌青各一。干姜辛，热，归脾、胃、肾、心、肺经，功能温中散寒，回阳通脉，温肺化饮。乌药辛，温，归肺、脾、肾、膀胱经，功能行气止痛，温肾散寒。青皮苦、辛，温，归肝、胆、胃经，功能疏肝破气，消积化滞。药组中干姜生用辛温，逐寒邪而发表，炮则辛苦大热，除胃冷而守中，去脏腑沉寒痼冷，辛则散，炮则稍苦，故止而不移，非若附子走而不守，为治疗寒凝腹痛之要药；乌药辛温香窜，上入脾、肺，下通肾经，能疏胸腹邪逆之气，一切病之属气者皆可治；再配以青皮辛苦而温，色青气烈，入肝胆气分，平下焦肝气。三药合用以干姜温阳散寒，以乌青行气止痛，共奏驱寒散积、温中止痛之功。

◈ 2. 脾肾阳虚

主症：冷痛绵绵，时轻时重，喜温喜按。

病性：阳虚。

病位：脾、肾。

舌诊：舌淡嫩或边有齿痕，苔白或白腻，水滑，舌下脉络细或浅淡瘀点。

脉诊：微细，或沉细，或迟细，双尺无力。

主要病机：脾肾阳虚。

经验药组：炮干姜、附子、肉桂。

因脾阳久衰，累及肾阳，或肾阳亏虚，火不生土，脾肾阳虚致以上见症。米烈汉常用炮干姜、附子、肉桂为主治疗，配伍比例为干姜五分桂附各一。干姜辛，热，归脾、胃、肾、心、肺经，功能温中散寒，回阳通脉，温肺化饮。附子辛、甘，大热，有毒，归心、肾、脾经，功能回阳救逆，补火助阳，散寒止痛。肉桂辛、甘，大热，归肾、脾、心、肝经，功能补火助阳，散寒止痛，温通经脉，引火归原。药组中干姜生用辛温，逐寒邪而发表。炮则辛苦大热，除胃冷而守中，并引附子入肾而祛寒湿，两药相配有温补脾肾阳气之功；再配以肉桂辛甘大热，气浓纯阳，补命门相火之不足。三药合用补真阳之火，益脾胃之土，则蒸糟粕而化精微，益阳消阴，脐腹温暖而痛自除。

◈ 3. 阳明热结

主症：绕脐而痛，满硬拒按，大便秘结。

病性：热结。

病位：胃、肠。

舌诊：舌红，苔黄厚而燥或焦黄，少津，舌下脉络粗大。

脉诊：沉滑数或沉实有力，双关滑而有力。

主要病机：阳明热结。

经验药组：大黄、厚朴、枳实。

因感受外邪，入里化热，或温热邪气传中，灼伤津液，邪热与大肠之糟粕互结致以上见症。米烈汉常用大黄、厚朴、枳实为主治疗，配伍比例大黄两分枳朴各一。大黄苦，寒，归脾、胃、大肠、肝、心包经，功能泻下攻积，清热泻火，凉血解毒，逐瘀通经。厚朴苦、辛，温，归脾、胃、肺、大肠经，功能燥湿消痰，下气除满。枳实苦、辛、酸，温，归脾、胃、大肠经，功能破气消积，化痰除痞。药组中大黄倍厚朴，大黄味苦气寒，性走而不守，荡涤肠胃，推陈致新；厚朴下气除满、枳实行气消痞，合而用之，既能消痞除满，又使胃肠气机通降下行以助泻下通便。三药合用泻下热结，腹气通畅而腹痛缓解。

◈ 4. 湿热蕴结

主症：痛则欲泻，里急后重，便黏臭秽。

病性：湿热。

病位：胃、肠。

舌诊：舌暗红，边有齿痕，苔黄厚腻而厚，舌下脉络粗大。

脉诊：数滑，右关有力。

主要病机：湿热蕴结。

经验药组：黄芩、槟榔。

因外感湿热、暑湿，或湿邪化热，或因脾胃不健，聚湿化热致湿热蕴结致以上见症。米烈汉常用黄芩、槟榔为主治疗，配伍比例为芩二榔一。黄芩苦入心，寒胜热，泻中焦实火，除脾家湿热；槟榔苦温破滞，辛温散邪，攻坚去胀，消食行痰。两药相合以黄芩为主清热燥湿，以槟榔为辅下气通便，药效相须，药性相畏，共奏泻热化湿，行气止痛之功。

◈ 5. 胃肠积食

主症：脐腹胀痛，嗳腐纳呆，泻后痛减。

病性：积食。

病位：胃、肠。

舌诊：舌淡，或红，或边有齿痕，苔根黄厚腻或腻腐，舌下脉络饱满。

脉诊：滑或弦滑。

主要病机：胃肠积食。

经验药组：生山楂、枳实、大黄。

因饮食失节，胃肠损伤，腐食阻滞大肠致以上见症。米烈汉常用生山楂、枳实、大黄为主治疗，配伍比例楂五枳二大黄一。药组中重用酸甘性温之山楂，消一切饮食积滞，长于消肉食油腻之积；以苦辛微寒之枳实，行气消积，除脘腹之胀满；大黄苦寒，泻热逐积，通利大便，导积滞从大便而下。三药配合，攻消合用，食消积除，腹气通畅而腹痛缓解。

◈ 6. 肠胃气滞

主症：胀痛不舒，矢气少减，郁怒加重。

病性：气滞。

病位：肠、胃、肝。

舌诊：舌淡红，苔薄白，有津，舌下脉络饱满或有迂曲。

脉诊：弦或弦滑。

主要病机：肠胃气滞。

经验药组：沉香、槟榔、枳实。

因脾胃运化失司，气机升降受阻，气滞于内，郁结不通致以上见症。米烈汉常用沉香、槟榔、枳实各等分为主治疗。药组中沉香辛苦性温，气香入脾，能理诸气而调中，质沉，故能下气而坠痰涎故能降亦能升，治疗气机升降受阻最相宜；槟榔苦温破滞，辛温散邪，泻胸中至高之气，使之下行，其性如铁石，能坠诸药至于极下，与沉香相须为用调畅气机；再配以枳实苦酸微寒，破气行痰，消痞胀，通腹气。三药合用畅达气机，理气止痛。

（三十九）下腹痛

◈ 1. 湿热下注

主症：胀痛拘急，尿痛尿黄，带下黄赤。

病性：湿热。

病位：膀胱、胞宫。

舌诊：舌红，苔黄腻，舌下脉络饱满、迂曲。

脉诊：滑数或濡数。

主要病机：湿热下注。

经验药组：车前子、滑石。

因湿热下注，少腹气机不利则下腹胀痛拘急，结于膀胱则尿黄尿痛，结于胞宫则带下黄赤。米烈汉常用车前子、滑石各等份为主治疗。车前子甘、微寒，归肝、肾、肺、小肠经，功能利尿通淋，渗湿止泻，明目，祛痰。滑石甘、淡、寒，归膀胱、肺、胃经，功能利尿通淋，清热解暑，祛湿敛疮。两药均性寒、滑利，寒泻热，滑利窍，使在下之湿热从尿液排出，两药相须为用。

◈ 2. 下焦虚寒

主症：小腹冷痛，喜温喜按，尿带清长。

病性：阳虚。

病位：膀胱、胞宫。

舌诊：舌淡嫩胖边有齿痕，苔白或白腻，水滑，舌下脉络细或浅淡瘀点。

脉诊：沉迟细，双尺无力。

主要病机：下焦虚寒。

经验药组：杜仲、菟丝子、附子。

因下焦虚寒，失于温煦，则小腹冷痛，喜温喜按，阳虚不化，膀胱气化不利则尿液清长，水湿凝聚于胞宫则白带色清、质稀。米烈汉常用杜仲、菟丝子、附子为主治疗，配伍比例杜菟各二附子一。杜仲甘、温，归肝、肾经，补肝肾，强筋骨，安胎。菟丝子甘、辛平，归肝、肾、脾经，功能补肾固精，养肝明目，止泻，安胎。附子辛、甘，大热，有毒，归心、肾、脾经，功能回阳救逆，补火助阳，散寒止痛。药组中杜仲补腰膝，甘温能补，微辛能润，色紫入肝经气分，润肝燥，补肝虚。子能令母实，故兼补肾；菟丝子，平补三阴，甘辛和平，凝正阳之气，入足三阴（脾、肝、肾），强阴益精，温而不燥，不助相火；两药配合补益下焦虚损；附子大燥，回阳，补肾命火，逐风寒湿，辛甘有毒，大热纯阳。其性浮而不沉，其用走而不守，通行十二经，无所不至。能引补气药以复散之元阳，引补血药以滋不足之真阴，引发散药开腠理，以逐在表之风寒，引温暖药达下焦，以祛在里之寒湿，小剂量与上两药相合，取阴中求阳之意。三药相合填补肾精，温阳散寒。

◈ 3. **寒滞肝脉**

主症：少腹冷痛，牵引睾丸，逢寒益甚。

病性：寒滞。

病位：肝脉。

舌诊：舌淡，苔白，舌下脉络粗大。

脉诊：沉或弦。

主要病机：寒滞肝脉。

经验药组：小茴香、肉桂、乌药。

足厥阴肝经抵小腹、绕阴器，寒滞肝脉，肝气受阻，肝血涩滞，则少腹冷痛，牵引睾丸；为寒邪所中，故逢寒益甚。米烈汉常用小茴香、肉桂、乌药为主治疗，配伍比例为三茴二乌肉桂一。小茴香辛，温，归肝、肾、脾、胃经，功能散寒止痛，理气和胃，暖养丹出，补益命门；肉桂辛、甘，热，归肾、脾、心、肝经，燥补肾、命门，治寒疝；乌药辛，温，归肺、脾、肾、膀胱，功能行气止痛，温肾散寒。三药相合暖肝柔筋。

◈ 4. **肝气郁结**

主症：少腹胀痛，牵引睾丸，郁怒诱发。

病性：气滞。

病位：肝脉。

舌诊：舌淡红，苔薄白，有津，舌下脉络饱满或有迂曲。

脉诊：弦或弦沉。

主要病机：肝气郁结。

经验药组：川楝子、荔枝核。

因七情不随，气机郁滞，肝主筋，肝经循少腹络阴器，肝经气滞，则少腹胀痛，牵引睾丸。米烈汉常用川楝子、荔枝核等分为主治疗。川楝子苦，寒，有小毒，归肝、胃、小肠、膀胱经，功能行气止痛，杀虫。荔枝核辛、微苦，温，归肝、胆经，功能行气散结，散寒止痛。药组中川楝子苦，寒，能入肝舒筋；荔枝核甘涩而温，入肝散滞气。两药寒热相制，入肝经、行气止痛之效相须，同为治疝要药，故协力散结止痛。

◇ **5. 大肠湿热**

主症：少腹坠痛，里急后重，下痢脓血。

病性：湿热。

病位：大肠。

舌诊：舌红，苔黄腻，舌下脉络粗大。

脉诊：滑数。

主要病机：大肠湿热。

经验药组：白头翁、黄连。

大肠位居少腹，为传导之官，湿热蕴结大肠，湿热伤络，则见下痢脓血，腹气不通，致少腹坠胀，里急后重。米烈汉常用白头翁、黄连为主治疗，配伍比例为白头翁五黄连二。白头翁苦，寒，归胃、大肠经，功能清热解毒，凉血止痢。黄连苦，寒，归心、肝、胃、大肠经，功能清热燥湿，泻火解毒。药组中白头翁苦清热，寒凉血，入阳明血分，清热解毒，凉血止痢；黄连苦寒，泻火解毒，燥湿厚肠，共奏清热解毒、凉血止痢、行气止痛之功。

（四十）腹　胀

◇ **1. 寒湿直中**

主症：急发腹胀，按之不减，呕恶腹泻。

病性：寒湿直中。

病位：脾胃。

舌诊：舌淡嫩胖，边有齿痕，苔白或白腻，水滑，舌下脉络细，或浅淡瘀点。

脉诊：缓滑；迟细，双尺无力。

主要病机：寒湿直中。

经验药组：藿香、苍术、附子。

因寒邪直中入里，或因久居湿地，或进食冷饮不洁食物，内外相合，寒湿侵犯中焦致以上见症。米烈汉常用藿香、苍术、附子为主治疗。配伍比例为藿三苍二附子一。藿香辛，微温，归脾、胃、肺经，功能化湿，止呕，解暑。苍术辛、苦，温，归脾、胃、肝经，功能燥湿健脾，祛风散寒。附子辛、甘，大热，有毒，归心、肾、脾经，功能回阳救逆，补火助阳，散寒止痛。药组中藿香快气和中，治霍乱吐泻；苍术运脾燥湿。两药相合祛除寒湿，配以大辛大热之附子，补肾命火，逐风寒湿，共奏里温脾肾，外祛寒湿之功。

◇ **2. 脾胃虚寒**

主症：腹胀时作，喜温喜按，得热则舒。

病性：阳虚。

病位：脾胃。

舌诊：舌淡嫩胖，边有齿痕，苔白或白腻，水滑，舌下脉络细或浅淡瘀点。

脉诊：迟滑或迟细，双尺无力。

主要病机：脾胃虚寒。

经验药组：附子、人参、干姜。

因脾胃素虚，中阳不振，加以过食生冷肥甘，或过用寒凉药物，以及大病失调，久病失养，脾胃阳虚，阴寒内生致以上见症。米烈汉常用附子、人参、干姜为主治疗，配伍比例参姜各二附子一。附子辛、甘，大热，有毒，归心、肾、脾经，功能回阳救逆，补火助阳，散寒止痛。人参甘、微苦，微温，归肺、脾、心经，功能大补元气，补脾益肺，生津，安神益智。药组中人参大补元气，复脉固脱，安精神，定魂魄，补心肾肺肝之真气；附子走而不守，通行十二经，无所不至，配人参复消散之元阳；干姜逐寒邪而发表，除胃冷而守中，共奏温补脾胃，驱寒行气之功。

◈ 3. 湿热蕴结，脾胃失和

主症：腹满而胀，脘痞呕恶，心中烦闷。

病性：湿热蕴结。

病位：脾胃。

舌诊：舌红或红绛，或边有齿痕，苔黄厚腻，少津，舌下脉络粗大、迂曲。

脉诊：滑数或濡数。

主要病机：湿热蕴结，脾胃失和。

经验药组：黄连、厚朴。

因外感温热邪气，或素嗜厚味、酒酪、五辛之品，脾胃受伤，健运失司，湿热内生，蕴结脾胃，腑气失和致以上见症。米烈汉常用黄连、厚朴为主治疗，配伍比例为厚朴三倍于黄连。黄连苦，寒，归心、脾、胃、胆、大肠经，功能清热燥湿，泻火解毒。厚朴苦、辛，温，归脾、胃、肺、大肠经，功能燥湿消痰，下气除满。药组中黄连气味苦寒，禀少阴水阴之精气，水滋其火，阴济其阳，泻火热而养阴，内清火热；厚朴气味苦温，炙香则运土而助脾。两药合用共奏清热通腹之功。

◈ 4. 胃肠积食

主症：腹满胀痛，嗳腐吞酸，大便腐臭。

病性：宿食停滞。

病位：胃肠。

舌诊：舌淡，或红，或边有齿痕，苔根黄厚腻或腻腐，舌下脉络饱满。

脉诊：滑或弦滑。

主要病机：胃肠积食。

经验药组：生山楂、枳实、大黄。

因饮食失节，胃肠损伤，腐食阻滞胃肠致以上见症。米烈汉常用生山楂、枳实、大黄为主治疗，配伍比例楂五枳二大黄一。药组中重用酸甘性温之山楂，消一切饮食积滞，长于消肉食油腻之积；以苦辛微寒之枳实，行气消积，除脘腹之胀满；大黄苦寒，泻热逐积，通利大便，导积滞从大便而下。三药配合，攻消合用，食消积除，腹气通畅而腹胀缓解。

◊ **5. 阳明热结**

主症：腹胀不减，绕脐硬痛，大便秘结。

病性：热与糟粕互结。

病位：肠胃。

舌诊：舌红，苔黄厚而燥或焦黄，少津，舌下脉络粗大。

脉诊：沉滑数或沉实有力，双关滑而有力。

主要病机：阳明热结。

经验药组：大黄、厚朴、枳实。

因感受外邪，入里化热，或温热邪气传中，灼伤津液，邪热与大肠之糟粕互结致以上见症。米烈汉常用大黄、厚朴、枳实为主治疗，配伍比例为黄四朴二枳实一。药组中大黄倍厚朴，大黄味苦气寒，性走而不守，荡涤肠胃，推陈致新；厚朴下气除满、枳实行气消痞，合而用之，既能消痞除满，又使胃肠气机通降下行以助泻下通便。燥热从便而泻，腑气通畅而腹胀自解。

（四十一）腹　冷

◊ **1. 脾胃阳虚**

主症：脘凉喜暖，泛吐清水，便溏肢倦。

病性：阳虚。

病位：脾胃。

舌诊：舌淡嫩胖边有齿痕，苔白或白腻，水滑，舌下脉络细。

脉诊：缓滑或迟细。

主要病机：脾胃阳虚。

经验药组：附子、干姜、白术。

因素体阳虚，或恣食生冷，或过用寒凉泻下药物，或病后失于调摄，损伤脾胃，中阳亏虚致以上见症。米烈汉常用附子、干姜、白术为主治疗，配伍比例为干姜二附术各一。干姜大辛大热，温脾阳，祛寒邪，扶阳抑阴；白术甘温苦燥，健脾燥湿；附子辛甘大热，助命门火温益土母。三药合用助命门之火，温养中土。

◈ **2. 脾肾阳虚**

主症：腹中发凉，腰骶冰凉，五更泄泻。

病性：阳虚。

病位：肾、脾。

舌诊：舌淡嫩胖边有齿痕，苔白或白腻，水滑，舌下脉络细或浅淡瘀点。

脉诊：迟滑或迟细、双尺无力。

主要病机：脾肾阳虚。

经验药组：肉豆蔻、吴茱萸、补骨脂。

因久病脾阳虚弱，或由房事不节，或久病不复，脾肾阳虚致以上见症。米烈汉常用肉桂、吴茱萸、补骨脂为主治疗，配伍比例补三萸二豆蔻一，睡前服。药组中补骨脂辛苦性温，补命门之火以温养脾土；肉豆蔻温中涩肠，与补骨脂相伍，既可增温肾暖脾之力，又能涩肠止泻；吴茱萸温脾暖胃以散阴寒。诸药合用，俾火旺土强，肾泄自愈。

（四十二）臌 胀

◈ **1. 湿阻气机，肝脾失调**

主症：腹膨如鼓，皮色苍黄，胁下胀痛。

病性：湿阻气机。

病位：肝、脾。

舌诊：舌淡红或暗红，边有齿痕，苔白腻厚，舌下脉络饱满或有迂曲。

脉诊：沉弦或弦缓。

主要病机：湿阻气机，肝脾失调。

经验药组：柴胡、苍术。

因湿阻气机，肝脾不调，水湿停留，邪壅中焦致以上见症。米烈汉常用柴胡、苍术各等分为主治疗。药组中柴胡苦平微寒，味薄气升，发表和里，退热升阳，宣畅气血，散结调经；苍术甘温辛烈，雄壮上行，能升发胃中阳气，下安太阴，能除湿，使邪气不传入脾。两药相合一疏肝一健脾，一行气一燥湿，共奏行气化湿之功。

◈ **2. 湿热互结**

主症：腹大胀满，腹壁紧张，拒按灼热。

病性：湿热互结。

病位：肝、脾。

舌诊：舌红，或红绛，或边有齿痕，苔黄厚腻或灰腻，舌下脉络粗大、迁曲。

脉诊：弦数。

主要病机：湿热互结。

经验药组：黄芩、半夏、厚朴。

因湿热互结，腹气郁滞致以上见症。米烈汉常用黄芩、半夏、厚朴为主治疗，配伍比例为芩夏各二厚朴一。黄芩苦，寒，归肺、胆、脾、胃、大肠、小肠经，功能清热燥湿，泻火解毒，止血，安胎。半夏辛，温，有毒，归脾、胃、肺经，功能燥湿化痰，降逆止呕，消痞散结。厚朴苦、辛，温，归脾、胃、肺、大肠经，功能燥湿消痰，下气除满。药组中半夏白色味辛，禀燥金之气化，燥湿化痰，辛散热结；黄芩色黄内空，味苦性寒，泻中焦实火，除脾家湿热。两药相合化湿清热，再配以厚朴苦降泻实满，辛温散湿满，共奏分清湿热，下气通腑之功。

◈ **3. 气滞血瘀，水聚中焦**

主症：腹大坚满，青筋显露，胁肋刺痛。

病性：气滞、血瘀、水聚。

病位：中焦。

舌诊：舌暗红不鲜或紫，边有齿痕或有瘀斑，苔白，舌下脉络显露迂曲。

脉诊：弦细或弦涩。

主要病机：气滞血瘀，水聚中焦。

经验药组：枳实、丹参、水蛭。

因肝气滞日久，血行涩滞成瘀，气滞血瘀而水道不畅致以上见症。米烈汉常用枳实、丹参、水蛭为主治疗，一般用枳实14g、丹参28g加入汤剂，水蛭3g打粉冲服。枳实苦酸微寒，破气行痰、开胃健脾，以行气为主；丹参气平而降，味苦色赤，破宿血，生新血，调经脉，除烦热，功兼四物。两药相合行气活血，再加水蛭咸苦平，咸苦走血，咸软坚，苦下泄，逐恶血瘀血，破血症积聚，利水道，共奏祛瘀滞、利水道之功。

◈ **4. 脾肾阳虚，水湿不运**

主症：腹部膨大，按之不坚，入暮尤甚。

病性：阳虚、水聚。

病位：脾、肾。

舌诊：舌淡嫩或边有齿痕，苔白或白腻，水滑，舌下脉络细或浅淡瘀点。

脉诊：沉细无力。

主要病机：脾肾阳虚，水湿不运。

经验药组：附子、白术、茯苓。

因脾阳不运，水湿不化，累及肾阳致以上见症。米烈汉常用附子、白术、茯苓为主治疗，配伍比例附子一术苓各二。附子辛、甘，大热，有毒，归心、肾、脾经，功能回阳救逆，补火助阳，散寒止痛。白术甘、苦，温，归脾胃经，功能益气健脾，燥湿利水，止汗，安胎。茯苓甘、淡，平，归心、脾、肾经，功能利水渗湿，健脾，宁心。附子辛甘性热，用之温肾助阳，以化气行水，兼暖脾土，以温运水湿；茯苓利水渗湿，使水邪从小便去；白术健脾燥湿。共用则温脾肾以助阳气，利小便以祛水邪。

◈ **5. 肝肾阴虚**

主症：形体消瘦，腹胀皮薄，青筋显露。

病性：阴虚。

病位：肝、肾。

舌诊：舌红瘦或有裂纹，苔薄干或无苔，少津，舌下脉络细而显露。

脉诊：细弦数。

主要病机：肝肾阴虚。

经验药组：熟地黄、山茱萸。

因久病不愈，耗伤阴精，肝肾阴虚致以上见症。米烈汉常用熟地黄、山茱萸等分为主治疗。药组中地黄色黄，味甘质润，补中焦之精汁，滋阴补肾，填精益髓；山茱萸色紫赤而味酸平，禀厥阴少阳木火之气化，促足厥阴肝藏血，补养肝肾，并能涩精。两药合用取"肝肾同源"之意，填充精血，补益肝肾。

（四十三）腹　泻

◈ **1. 湿热浸淫，清浊不分**

主症：泻下如注，肛门灼热，便黏臭秽。

病性：湿热。

病位：胃肠。

舌诊：舌红，苔黄厚腻，少津，舌下脉络饱满。

脉诊：滑，或数，或滑数，双关有力。

主要病机：湿热浸淫，清浊不分。

经验药组：黄芩、黄连、葛根。

因湿热犯阳明，或因寒湿化热入阳明，致湿热互结，阻滞胃肠，升降失司，清浊交混致以上见症。米烈汉常用黄芩、黄连、葛根各等份为主治疗。药组中用气清质轻之葛根，入脾胃经，能升发脾胃清阳之气而治下利；佐苦寒清肃之芩连，以清热燥湿，厚肠止利。合用共奏清热燥湿，升清降浊之功。

◈ **2. 寒湿困脾，湿从寒化**

主症：肠鸣腹泻，大便清稀，不甚臭秽。

病性：寒湿。

病位：脾胃。

舌诊：舌淡胖，边有齿痕，苔白腻，水滑，舌下脉络细或浅淡瘀点。

脉诊：濡或缓。

主要病机：寒湿困脾，湿从寒化。

经验药组：藿香、苍术。

因外感寒湿，或内生寒湿，困阻脾阳，饮食不化，水湿不运致以上见症。米烈汉常用藿香、苍术为主治疗，配伍比例为藿香倍于苍术。藿香既以其辛温之性而解在表之风寒，又取其芳香之气而化在里之湿浊，且可辟秽和中而止呕；苍术甘温辛烈，燥胃强脾，发汗除湿，能升发胃中阳气，使邪气不传入脾。两药相合则外散风寒，内化湿浊，通畅气机，调和脾胃。

◈ **3. 积伤胃肠，脾失运化**

主症：腹痛即泻，臭如败卵，泻下痛减。

病性：积食。

病位：胃肠。

舌诊：舌淡红或边有齿痕，苔黄厚腻或垢腐，舌下脉络饱满。

脉诊：弦滑。

主要病机：积伤胃肠，脾失运化。

经验药组：生山楂、枳实、大黄。

因饮食失节，胃肠损伤，腐食阻滞大肠致以上见症。米烈汉常用生山楂、枳实、大黄为主治疗，配伍比例生山楂三枳实二大黄一。药组中重用酸甘性温之山楂，消一切饮食积滞，长于消肉食油腻之积；以苦辛微寒之枳实，行气消积，除脘腹之胀满；大黄性走而不守，荡涤肠胃，推陈致新，配枳实行气消痞。合而用之，以山楂消食，以枳实、大黄去腐。

◈ **4. 肝气犯脾，脾失运化**

主症：情绪刺激，肠鸣腹痛，随即腹泻。

病性：气机横逆。

病位：肝、脾。

舌诊：舌淡红，苔薄白，有津，舌下脉络饱满或有迂曲。

脉诊：弦或弦滑。

主要病机：肝气犯脾，脾失运化。

经验药组：白术、白芍、陈皮。

因肝气横逆，克伐脾土，脾失健运，水湿不化致以上见症。米烈汉常用白术、白芍、陈皮为主治疗，配伍比例为术三芍二陈皮一。药组中白术苦甘而温，补脾燥湿以治土虚；白芍酸寒，柔肝缓急止痛，与白术相配，于土中泻木；陈皮辛苦而温，理气燥湿，醒脾和胃，三药相合，脾健肝柔，痛泻自止。

◈ **5. 脾阳失运，水湿不化**

主症：泻下稀水，生冷油腻，加重腹泻。

病性：阳虚。

病位：脾。

舌诊：舌淡胖，边有齿痕，苔白腻或水滑，舌下脉络细短浅淡。

脉诊：濡或细滑无力。

主要病机：脾阳失运，水湿不化。

经验药组：党参、白术、茯苓。

因中阳素虚，或寒邪直中，脾阳运化失司，清阳不升，浊阴不降，津液糟粕并趋大肠致以上见症。米烈汉常用党参、白术、茯苓等份为主治疗。药组中人参甘温益气，健脾养胃；白术苦温，健脾燥湿，加强人参益气助运之力；茯苓甘淡，健脾渗湿，苓、术相配，则健脾祛湿之功益著。三药配伍，共奏益气、健脾、利湿之功。

◈ **6. 肾阳不足，水失蒸化**

主症：黎明腹痛，肠鸣即泻，泻后痛减。

病性：阳虚。

病位：肾。

舌诊：舌淡胖，苔白润，边有齿痕，舌下脉络迂曲色淡。

脉诊：沉细无力或微涩。

主要病机：肾阳不足，水失蒸化。

经验药组：补骨脂、肉豆蔻、吴茱萸、五味子。

因肾阳不足，命门火衰，不能蒸化，加之黎明阳气外出，里寒加重致以上见症。米烈汉常用补骨脂、肉豆蔻、吴茱萸、五味子为主治疗，配伍比例骨四萸二味蔻各一。药组中补骨脂辛苦性温，补命门之火以温养脾土；肉豆蔻温中涩肠，与补骨脂相伍，既可增温肾暖脾之力，又能涩肠止泻；吴茱萸温脾暖胃以散阴寒；五味子酸温，固肾涩肠，诸药合用，使火旺土强，肾泄自愈。

（四十四）便 秘

◈ **1. 胃肠实热**

主症：大便干结，数日不通，腹胀疼痛。

病性：热结。

病位：胃、肠。

舌诊：舌苍老，色红，苔黄少津，或黄厚腻，或焦黄起芒刺，舌下脉络显露。

脉诊：沉实或滑实。

主要病机：胃肠实热。

经验药组：大黄、厚朴、芒硝。

因伤寒化热入里，或因感受温热邪气入气分，或嗜食辛辣，胃肠积热，热势弥漫，津液耗伤，燥热互结致以上见症。米烈汉常用大黄、厚朴、芒硝为主治疗。黄朴各二芒硝一。大黄味苦气寒，性走而不守，荡涤肠胃，推陈致新；厚朴下气除满；芒硝咸苦寒，归胃、大肠经，泻下攻积，润燥软坚。合而用之，使胃肠气机通降下行以助泻下通便。

◇ 2. 肝气郁闭

主症：多日不便，后重窘迫，欲便不得。

病性：气滞。

病位：肝。

舌诊：舌淡红，苔薄白，有津，舌下脉络饱满或有迂曲。

脉诊：弦或弦滑，或右关无力。

主要病机：肝气郁闭。

经验药组：沉香、槟榔、大黄。

因七情过激，气机郁塞；或久坐不动，气机不畅，脾气不升，肺气不降，升降失司致以上见症。米烈汉常用沉香、槟榔、大黄各等份为主治疗。药组中沉香辛苦性温，气香入脾，能理诸气而调中，质沉，故能下气而坠痰涎，故能降亦能升，治疗气机升降受阻最相宜；槟榔苦温破滞，辛温散邪，泻胸中至高之气，使之下行，其性如铁石，能坠诸药至于极下，与沉香相须为用调畅气机；再配以大黄（苦，寒，归脾、胃、大肠经）泻下攻积。三药合用畅达腹气，行气攻滞。

◇ 3. 中气不足或肺气亏虚

主症：便头干燥，努责难出，便后虚疲。

病性：气虚。

病位：脾、肺。

舌诊：舌淡嫩，舌边齿痕，苔白或白滑、水滑，舌下脉络细、色淡隐隐。

脉诊：虚，或细，或弱，或右关无力，或右寸细浮。

主要病机：中气不足或肺气亏虚。

经验药组：黄芪、枳壳、白蜜。

因脾气虚大肠推动无力，肺气虚大肠津液失布致以上见症。米烈汉常用黄芪、枳壳、白蜜为主治疗，以黄芪三倍枳壳煎煮加白蜜一分。黄芪甘，微温，归脾、肺经，功能健脾益气，升阳举陷，益卫固表，利尿消肿，托毒生肌。枳壳苦、辛、酸、温，归脾、胃、大肠经，功能破气消积，化痰消痞，作用较枳实和缓，长于行气开胸，宽中除胀。白蜜甘、平，归肺、脾、大肠经，功能补中，润燥，止痛，解毒。药组中黄芪补气健脾，升举脾气；枳壳行气消痞，下通腹气，两药一补一消，一升一降，相反相成，补脾通腹，加白蜜助黄芪补气，助枳壳润肠。

◇ **4. 脾肾阳虚**

主症：年老体弱，大便秘结，夜尿频数。

病性：阳虚。

病位：肾、脾。

舌诊：舌体软弱，无力屈伸，色淡白，苔白润，边有齿痕，舌下脉络迂曲色淡。

脉诊：沉迟或微涩。

主要病机：脾肾阳虚。

经验药组：肉苁蓉、沉香。

因元阳虚衰，脾肾阳虚致以上见症。米烈汉常用肉苁蓉、沉香为主治疗，配伍比例为肉苁蓉三沉香一。肉苁蓉甘、咸，温，归肾、大肠经，功能补肾助阳，润肠通便。沉香辛、苦，微温，归脾、胃、肾经，功能行气止痛，温中止呕，纳气平喘。药组中肉苁蓉甘咸质润入大肠，温润肠道；沉香辛苦性温，能下气、能调中、入命门、暖精助阳，行气不伤气，温中不助火。两药合用温阳润肠，行气通便。

◇ **5. 津血亏虚**

主症：大便干结，咽干少津，心慌头晕。

病性：津虚、血虚。

病位：

舌诊：舌质淡或舌红少津，苔薄黄或白，舌下脉络隐隐。

脉诊：细或细数无力。

主要病机：津血亏虚。

经验药组：生地黄、何首乌。

因热病耗伤，或因汗下过度津液损伤，或因失血过多血虚致以上见症。米烈汉常用生地黄、何首乌等份为主治疗。生地黄甘、苦，寒，归心、肝、肾经，功能清热凉血，养阴生津。何首乌苦、甘、涩，微温，归肝、肾经，制用补益精血，生用解毒，截疟，润肠通便。药组中地黄入土最深，性唯下行，色黄味甘，性寒质润，补中焦之精汁；何首乌根入土很深，其藤蔓延，质润，故润肠之力较强，其味苦坚肾，甘益血，温补肝。两药相合生津益血，润肠行便。

二、会通用方要点

长安米氏内科流派在治学、临证中强调会通。"会，理之所聚不可遗；通，理之可行而无所碍。"会有会合、融会之意；通则指贯通、变通而言。米烈汉在临床用方实践中注重吸收他人的长处，加以利用，丰富自己，给流派会通思想赋予新的内涵。

他尤其注重对经典方剂的会通使用。经典方剂中的各种基本理论广对诸机，须结合当代疾病特征、环境特征、社会特征的变迁，汇合后世医家与现代医学的经验，拓展经方使用范围。米烈汉认为"会通用方"包括"尚用"和"广用"两方面。经方是历代先贤在临床上反复实践、疗效肯定的方剂精华，是先贤们临证优选的成果，故米烈汉老师临证崇尚使用经方；但同时经方都有一定的历史局限性，随着疾病谱的改变，本着"异病同治"的原则，在经方立法组方原理指导下扩展经方使用范围，临证应用广泛。

米烈汉认为临证明确病位、病性、病势后，则要针对病机设定治则即"审因立法"。中医治法虽丰富繁杂，概括起来无外"发散、攻下、和解、温里、清里、补益、消散"八法。他确立的八法源自《伤寒杂病论》。伤寒太阳主寒水，其经主表，编中有发散诸法。阳明主燥金，其经主里，编中有攻下、清里诸法。少阳属相火，其经居表里之界，所谓阳枢，编中有和解之法。太阴湿土，纯阴而主寒，编中备温里、补益、固涩诸法。少阴属君火，标本寒热不同，为阴枢，编中有温补虚寒、清热护阴之法。厥阴属风木，木中有火而主热，编中有清火、和解之法。

米烈汉崇尚经方为临床圭臬，强调应用经方时要信其说、究其用，并尽量尊重原著本意使用经方。方中各药的剂量比是方剂的核心，所以把握原方本意还要注重处方剂量。米烈汉强调使用经方应坚持原则、兼顾灵活，即首先尊崇经方原有比例组方，再根据患者病情、体质等具体情况放大或缩小处方总量。

由于时代变迁，历代度量衡不同，只有了解了历代度量衡的变化，才能较为准确地使用好经方。比如东汉1两合现代13.8g，唐代1钱合现代4.13g，宋元1钱合4g，明清1钱合3.69g，现代1钱合3.125g。唐以前经方多用两计量，如拘泥于"大约古用一两，今用一钱是也"的定式，则药量过小，影响疗效。故米烈汉对单次煎煮、不必尽服、短期服用的经方采用1两对14g折算；对多次煎煮、一日一剂、长期服用的经方采用"古用一两，今用一钱"折算。另外唐宋1钱多在4g左右，明清1钱多为3.7g左右，均较今1钱等于3g要大，故米烈汉为尊重原方，便于临证，多用 1 钱折合 3.5 ~ 4.0g 折算经方药量。

米烈汉老师强调经方多有理有法，组方谨严、选药精当、药味不多、主次分明、变化巧妙，为中医临床制定了标准和规范，米烈汉老师临证使用经各有辨证、用法、加减等不同要点，实为他临证之经验，我们将侍诊中老师讲到的、医案中我们归纳的经方应用要点归纳如下：

（一）发散法

桂枝汤《伤寒论》

【原方】桂枝（去皮）三两，芍药三两，甘草（炙）二两，生姜（切）三两，大枣（擘）十二枚。上五味，咬咀，以水七升，微火煮取三升，适寒温，服一升。服已须臾，啜热稀粥一升余，以助药力。温覆令一时许，遍身微似有汗者益佳，不可令如水流漓，病必不除。若一服汗出病瘥，停后服，不必尽剂；若不汗，更服，依前法；又不汗，后服小促其间，半日许令三服尽。若病重者，每日 1 夜服，周时观之，服一剂尽，病证犹在者，更作服；若汗不出，乃服至二三剂。禁生冷、黏滑、肉、面、五辛、酒酪、臭恶等物。

【用方要点】主症：恶风，发热，汗出，脉浮缓。功用：解肌发表，调和营卫。

按东汉度量衡折算，原方桂枝、芍药、生姜均用 42g，炙甘草 28g，大枣约 24g，并以水 1400ml，微火煮取 600ml，每服 200ml，若一服汗出病瘥，停后服，若不汗，更服，最多每日服 600ml。

米烈汉运用该方治疗外感风寒表虚证时，尊原方量，单次煎，见汗停后服，不过用。用药后观察出汗情况，如汗出带热意，出汗时间短，汗出病减则为有效。而治疗病后、产后、体弱等因营卫不和所致的病症时，则尊"古用一两，今用一钱"折算，即桂枝 12g，芍药 12g，炙甘草 8g，生姜 12g，大枣 3 枚。加水煎煮两次，取汁 400ml，每日 1 剂，分 2 次，每服 200ml，长期服用。

米烈汉广泛将该方用于中医之外感风寒表虚证。症见恶风发热，汗出头痛，鼻鸣干呕，苔白不渴，脉浮缓或浮弱。还有营卫失和之自汗、盗汗、虚损、虚疟等。结合西医诊断，用于感冒、流行性感冒、原因不明的低热、慢性支气管炎急性发作、小儿气管炎、支气管肺炎、肠易激综合征、荨麻疹、产后及病后的低热、妊娠呕吐、多形红斑、冻疮、慢性鼻窦炎、冠心病、偏头痛、神经性头痛、神经官能症、原发性眶上神经痛、颜面神经麻痹、面部偏侧浮肿、高血压、失眠、心悸、颈椎病、肩周炎、类风湿性关节炎等属营卫不和者。

米烈汉应用该方常用加减：阳虚心悸（如冠心病）加大桂枝量；脾虚腹痛（如胃肠痉挛痛、上消化道溃疡）者加大白芍量；邪滞腹痛（细菌性痢疾、慢性肠炎）加大黄8g；恶风寒较甚者，宜加防风12g、荆芥12g、淡豆豉12g疏散风寒；项背强痛拘紧，加葛根12g；体质素虚者，可加黄芪30g、党参20g益气，以扶正祛邪；兼见咳喘者，宜加杏仁12g、苏子12g、桔梗12g宣肺止咳平喘；自汗不止，恶风，小便难，四肢难以屈伸者，加附子3～9g。

麻黄汤《伤寒论》

【原方】麻黄（去节）三两，桂枝（去皮）二两，杏仁（去皮尖）七十个，甘草（炙）一两。上四味，以水九升，先煮麻黄，减二升，去上沫，纳诸药，煮取二升半，去滓，温服八合。覆取微似汗，不须啜粥，余如桂枝法将息。

【用方要点】主症：恶寒发热，无汗而喘，脉浮紧。功用：发汗解表，宣肺平喘。

米烈汉常用量：生麻黄12g，桂枝8g，杏仁7g，甘草4g。每日1剂，煎煮两次，共取300ml，分3次，餐前服用。服药后，温覆2h左右。本方为辛温发汗之峻剂。对热证、血证，以及外感表虚自汗、血虚、脉浮而弱、"尺中迟"、误下而见"身重心悸"等，虽有表寒证，亦皆禁用。禁生冷、黏滑、肉、面、五辛、酒酪、臭恶等物。

米烈汉运用该方治中医外感风寒表实证、风寒湿痹、风寒哮喘所见的恶寒发热、无汗、头项强痛、身疼、腰痛、头身疼痛、骨节疼痛、胸满而喘、舌苔薄白、脉浮紧。方中发汗用生麻黄，用应根据病邪之轻重，病者体质之强弱，具体应用。常用成人用量为5～15g，量不宜大，过量宜出现心率加快；也有对此药反应敏感者，临证慎之。该方还广泛用于治疗感冒、流行性感冒、急性支气管炎、支气管哮喘、上呼吸道感染、肺心病、脉管急性肾炎、肾病综合征、冠心病心绞痛、产后发热不退、痛经、急性乳腺炎乳腺管闭塞、腰椎骨质增生症、关节炎、脉管炎、银屑病、荨麻疹、鱼鳞病、冻疮、坐骨神经痛、三叉神经痛、中耳炎、顽固性呃逆、外感咳嗽、外伤发热、麻木、痹证、乳痈、衄血等证属风寒表实者。

米烈汉运用该方常用加减：喘重加苏子12g降气平喘；痰多而稀加细辛3g、生姜6g温化寒饮；鼻塞流涕重加辛夷12g、苍耳子12g以通鼻窍；兼里热之烦躁、口干，酌加石膏30g、黄芩12g以清泻郁热；兼有湿邪而骨节疼痛加苍术12g、薏苡仁21g祛风除湿；肢体麻木加通草12g、细辛3～9g；肩臂痹痛加羌活21g、葛根14g、姜黄6g；膝腿痹痛加独活21g、络石藤21g、牛膝12g；腰背痛加续断12g、狗脊21g、桑寄生12g；顽痹加桃仁12g、红花6g、穿山甲12g；乳痈初期加路路通30g、柴胡14g；肌衄加玄参14g、金银花14g。

麻黄杏仁甘草石膏汤《伤寒论》

【原方】麻黄（去节）四两，杏仁（去皮尖）五十个，甘草（炙）二两，石膏（碎，绵裹）半斤。上四味，以水七升，煮麻黄，减二升，去上沫，纳诸药，煮取二升，去滓。温服一升。

【用方要点】主症：发热，喘咳，苔薄黄，脉数。功用：辛凉解表，清肺平喘。

米烈汉常用量：炙麻黄16g，杏仁5g，甘草8g，生石膏32g。每日1剂，煎煮两次，共取300ml，分3次，餐前服用。风寒咳喘，或痰热壅盛者，若脉浮弱沉紧，沉细恶寒，自汗出而不渴者，忌用本方。

米烈汉用该方治外感风邪，邪热壅肺，及温热内发，表里俱热证。症见：身热不解，无汗而喘，不恶寒反恶热，大烦大渴，咳逆气急，甚则鼻煽，口渴，或无汗，头痛身疼，舌苔薄白或黄，脉阴阳俱浮者，或脉浮而数者。麻疹已透或未透而出现身热烦躁、咳嗽气粗而喘属疹毒内陷，肺热炽盛者。还用于感冒、上呼吸道感染、急慢性支气管炎、急性肺炎、支气管哮喘、急性咽喉炎、急性扁桃体炎、小儿痉挛性支气管炎、麻疹合并肺炎、支气管哮喘、过敏性哮喘、副鼻窦炎、百日咳、荨麻疹、玫瑰糠疹、风疹、皮肤瘙痒症、接触性皮炎、神经性皮炎、汗闭症、便秘（肺热下移大肠）、带状疱疹等属表证未尽，热邪壅肺者。

米烈汉运用该方常用加减：肺热甚、壮热汗出者，宜加重石膏用量可至200g，并酌加桑白皮14g、黄芩14g、知母14g以清泄肺热；表邪偏重，无汗而恶寒，石膏用量宜减轻，酌加薄荷7g、苏叶14g、桑叶14g等以助解表宣肺之力；痰多气急，可加葶苈子21g、枇杷叶14g以降气化痰；痰黄稠而胸闷者，宜加瓜蒌21g、贝母14g、黄芩14g、桔梗21g以清热化痰，宽胸利膈。

小青龙汤《伤寒论》

【原方】麻黄（去节）三两，芍药三两，细辛三两，干姜三两，甘草（炙）三两，桂枝（去皮）三两，五味子半升，半夏（洗）半升。上八味，以水一斗，先煮麻黄，减二升，去上沫，纳诸药，煮取三升，去滓，温服一升。

【用方要点】主症：恶寒发热，无汗，喘咳，痰多而稀，舌苔白滑，脉浮。功用：解表散寒，温肺化饮。

米烈汉常用量：麻黄12g，芍药12g，细辛12g，干姜12g，炙甘草12g，桂枝12g，五味子6g，清半夏9g。上八味，以水2000ml，先煮麻黄，减400ml，去上沫，纳诸药，煮取300ml，去滓；再加水1500ml，煮取300ml，共煎出600ml，分3次服，每次服200ml。并煎煮2次，每日1剂、长期服用；且宜视患者体质强弱酌定剂量。本方主证为水寒相搏于肺，方中细辛有温肺化饮之功当重用。由于该方细辛入汤剂，并且煎煮时间较长，故避免了其心肺毒性；另如患者心肺功能较差可从小剂量用起。阴虚干咳无痰或痰热证者，不宜使用本方。

米烈汉运用该方治外寒里饮证。症见恶寒发热，头身疼痛，无汗，喘咳，痰涎清稀而量多，胸痞，或干呕，或痰饮喘咳，不得平卧，或身体疼重，头面四肢浮肿，舌苔白滑，脉浮。该方还广泛用于流行性感冒、急慢性支气管炎、支气管哮喘、肺炎、百日咳、老年性肺气肿、肺心病、过敏性鼻炎、卡他性结膜炎、卡他性中耳炎等属外寒内饮者。

米烈汉运用该方常用加减：慢性咳喘病久咳不愈者，重用五味子12g，并可加党参15g、太子参15g；痰多者，加白芥子12g；兼热象者，加桑白皮12g、生石膏30g；若外寒证轻者，可去桂枝，麻黄改用炙麻黄；兼有热象而出现烦躁者，加生石膏30g、黄芩15g以清郁热；若鼻塞，清涕多者，加辛夷6g、苍耳子9g以宣通鼻窍；兼喉中痰鸣，加杏仁12g、射干12g、款冬花15g化痰降气平喘；兼水肿者，加茯苓15g、猪苓15g利水消肿。伴心力衰竭者，加泽泻15g、茯苓15g；支气管哮喘可用本方重剂，可随证加苏子12g、白芥子12g、莱菔子12g、鱼腥草12g、生石膏30g。

麻黄细辛附子汤《伤寒论》

【原方】麻黄（去节）二两，细辛二两，附子（炮去皮，破八片）一枚。上三味，以水一斗，先煮麻黄，减二升，去上沫，纳诸药，煮取三升，去滓，温服一升，日三服。

【用方要点】主症：恶寒重，发热轻，神疲欲寐，脉沉细。功用：温经散寒，表里双解。

米烈汉常用量：生麻黄8g，细辛8g，附子4g。加水2000ml，先煮麻黄，减400ml，加入附子、细辛煎取600ml，每日1剂，分3次服，每次服200ml。餐后服用。阴虚、痰热证者不宜使用。

米烈汉运用该方治阳虚表寒证。症见：神疲欲寐，畏寒无汗，发低热，或发热、恶寒甚剧，虽厚衣重被，其寒不解，头身寒痛，或突发声音嘶哑，甚至失音不语，或咽喉疼痛，恶寒发热，舌淡红、苔白滑，脉沉细，或沉。该方还广泛用于感冒、流行性感冒、支气管炎、面神经麻痹、三叉神经痛、病态窦房结综合征、急性肾炎、风湿性关节炎、过敏性皮炎等属于阳虚感寒者。

米烈汉运用该方常用加减：表寒重者，加桂枝10g、炙甘草9g；阳虚里寒重者，加干姜10g；气虚者加黄芪30g、党参20g；血虚者加当归15g；血瘀者加川芎14g、桃仁10g、红花10g；兼见喘吐痰者，加半夏12g、杏仁12g；肢体酸痛者，加羌活12g、独活12g。

九味羌活汤《此事难知》

【原方】羌活（治太阳肢节痛君主之药也，然非无以为主也，乃拨乱反正之主。故大无不通、小无不入，关节痛非此不治也），防风（治一身尽痛乃军卒中卑下之职，一听军令而行所使引之而至），苍术（别有雄壮上行之气、能除湿、下安太阴，使邪气不纳传之于足太阴脾），细辛（治足少阴肾苦头痛），川芎（治厥阴头痛在脑），香白芷（治阳明头痛在额），生地黄（治少阴心热在内），黄芩（治太阴肺热在胸），甘草（能缓里急、调和诸药）。以上九味，虽为一方然亦不可执。执中无权，犹执一也。当视其经络前后左右之不同，从其多少大小轻重之不一，增损用之，其效如神（即此是口传心授）。咀水煎服。若急汗热服，以羹粥投之；若缓汗温服而不用汤投之也。脉浮而不解者，先急而后缓；脉沉而不解者。先缓而后急。九味羌活汤不独解利伤寒，治杂病有神。中风行经者，加附子；中风秘涩者，加大黄；中风并三气合而成痹等证，各随十二经上下内外、寒热温凉、四时六气，加减补泻用之。炼蜜作丸尤妙。

【用方要点】主症：恶寒发热，头痛无汗，肢体酸楚疼痛，口苦微渴。功用：发汗祛湿，兼清里热。

米烈汉认为本方为四时发散之通剂。原著无量，以米烈汉常用治疗冬月风寒感冒（风寒为重，寒湿为次，里热再次）经验制定参考剂量：羌活 16g，防风 16g，苍术 12g，细辛 4g，川芎 16g，香白芷 12g，生地黄 8g，黄芩 8g，甘草 8g。上九味加水 700ml，煎取 200ml，再加水煎取 200ml，共煎出 400ml，分两次服，每次服 200ml。本方为辛温燥烈之剂，故风热表证及阴虚内热者不宜使用。服药期间宜清淡饮食，避风防寒，禁食生冷、黏腻、酒肉、臭恶等物。

米烈汉运用该方治外感风寒湿邪，内有蕴热证。症见：恶寒发热，头痛无汗，项强，口苦微渴，全身作痛。痹证表现关节作痛，痛无定处，肢体酸楚疼痛，局部怕冷，但扪之发热，寒热错杂。舌苔白或微黄，脉浮。该方还广泛用于感冒、风湿性关节炎、神经性头痛、偏头痛、腰肌劳损等属外感风寒湿邪，兼有里热者。

米烈汉运用该方常用加减：湿重加大祛湿剂用量，热重减温燥祛风药量，加大生地黄、黄芩用量。颈肩酸痛、恶风自汗加羌活、防风至 24g；周身困重、纳呆脘胀加苍术至 20g；肢体酸楚不甚者，可去苍术、细辛以减温燥之性；如肢体关节痛剧者，加独活 12g、威灵仙 12g、姜黄 9g 等以加强宣痹止痛之力；湿重胸满者，可去滋腻之生地黄，加枳壳 14g、厚朴 14g 行气化湿宽胸；无口苦微渴者，生地黄、黄芩又当酌情裁减；里热甚而烦渴者，可配加石膏 30g、知母 14g 清热除烦止渴。

止嗽散《医学心悟》

【原方】桔梗（炒），荆芥、紫菀（蒸）、百部（蒸）、白前（蒸）各二斤，甘草（炒）十二两，陈皮（水洗，去白）一斤。共为末。每服三钱，开水调下，食后临卧服，初感风寒，生姜汤调下。

【用方要点】主症：咳嗽咽痒，咳白稀泡沫痰，微恶风发热，苔薄白，脉浮缓。功用：宣利肺气，疏风止咳。

米烈汉根据临床经验并尊原方各药之间比例制定参考剂量：炒桔梗 16g、荆芥 16g、蒸紫菀 16g、蒸百部 16g、蒸白前 16g、炒甘草 6g、陈皮 8g。上七味，加水 1000ml，煎取 400ml，再加水 800ml，煎取 400ml，两煎相合，三餐后及睡前各服 200ml。3 日内外感咳嗽均可先用该方，先服 1 日，病减则继用，病增则如下法加减。阴虚劳嗽或肺热咳嗽者，不宜使用。服药期间宜清淡饮食，避免吸入寒凉、刺激性空气，忌辛辣饮食。

米烈汉运用该方治风邪犯肺证。症见：咳嗽咽痒，咳白稀泡沫痰，或微有恶风发热，舌苔薄白，脉浮缓。该方还广泛用于上呼吸道感染、急慢性支气管炎、百日咳等咽痒咳嗽、咳痰不爽者。

米烈汉运用该方常用加减：风寒初起，头痛鼻塞，发热恶寒而咳嗽者，加荆芥 12g、防风 12g、苏叶 12g、生姜 9g 以散邪；暑气伤肺，口渴烦心溺赤者，加黄连 4g、黄芩 12g、天花粉 12g 以直折其火；湿气生痰，痰涎稠黏者，加半夏 14g、茯苓 14g、桑白皮 14g、生姜 6g、大枣 3 枚以祛其湿；燥火焚金，干咳无痰者加瓜蒌 12g、贝母 15g、知母 15g、柏子仁 12g 以润燥；咳而喘息有音，甚则唾血者，加荆芥 12g、紫苏 15g、赤芍 12g、丹参 30g；咳而两胁痛，不能转侧，加柴胡 15g、枳壳 12g、赤芍 12g；咳而喉中如梗状，甚则咽肿喉痹，倍桔梗，加牛蒡子 12g；咳而右胁痛，阴引肩背，甚则不可以动，动则咳剧，加葛根 15g、秦艽 12g、郁金 12g；咳而腰背痛，甚则咳涎者，加附子 4g；咳而呕苦水者，加黄芩 15g、半夏 15g、生姜 6g；咳而失气者，加芍药 15g；咳而遗屎，加白术 12g、赤石脂 12g；咳而遗溺，加茯苓 14g、半夏 15g；久咳不止，腹满不食，多涕唾，面目浮肿，气逆，合五味异功散并用；七情气结，郁火上冲者，加香附 12g、贝母 15g、柴胡 14g、黑山栀 15g；若肾经阴虚，水衰不能制火，内热，脉细数者，晨用地黄丸滋肾水，午用止嗽散，去荆芥，加知母 15g、贝母 15g 以开火郁；内伤饮食，口干痞闷，五更咳甚者，加连翘 15g、山楂 30g、麦芽 30g、莱菔子 15g。

银翘散《温病条辨》

【原方】连翘一两，金银花一两，苦桔梗六钱，薄荷六钱，竹叶四钱，生甘草五钱，荆芥穗四钱，淡豆豉五钱，牛蒡子六钱。

上杵为散，每服六钱，鲜苇根汤煎，香气大出，即取服，勿过煎。肺药取轻清，过煎则味浓而入中焦矣。病重者，约二时（每 4h）一服，日三服，夜一服；轻者三时（每 6h）一服，日二服；夜一服；病不解者，作再服。

【用方要点】主症：发热，微恶寒，咽痛，口渴，脉浮数。功用：辛凉透表，清热解毒。

按清朝度量衡折算，原方连翘、金银花各 40g，苦桔梗 24g，竹叶 16g，生甘草 20g，荆芥穗 16g，淡豆豉 20g，牛蒡子 24g。

米烈汉运用该方治温病初起、邪郁肺卫者。重症患者尊原方剂量使用。成人、轻症剂量米烈汉根据临床经验调整剂量：连翘 24g，金银花 24g，苦桔梗 12g，薄荷 12g，竹叶 10g，生甘草 12g，荆芥穗 10g，淡豆豉 12g，牛蒡子 12g。上九味加水 1200ml，武火煎取 800ml，三餐后及睡前各服 200ml。该方入肺为主，肺药取轻清，故不宜久煎，以香气大出为度，并且只煎一次。煎药水量宜大。

米烈汉运用该方治温病初起、邪郁肺卫者。症见：发热，微恶风寒，无汗或有汗不畅，头痛口渴，咳嗽咽痛，舌尖红，苔薄白或薄黄。该方还广泛用于急性发热性疾病的初起阶段，如感冒、流行性感冒、疱疹性咽峡炎、急性扁桃体炎、上呼吸道感染、肺炎、麻疹、流行性脑膜炎、乙型脑炎、腮腺炎、心肌炎、小儿惊厥、肾病综合征、过敏性紫癜等辨证属温病初起，邪郁肺卫者。皮肤病如风疹、荨麻疹、疮痈疖肿，亦多用之。

米烈汉运用该方常用加减：渴甚者，为伤津较甚，加天花粉 24g 生津止渴；项肿咽痛者，系热毒较甚，加马勃 12g、玄参 12g 清热解毒，利咽消肿；衄者，由热伤血络，去荆芥穗、淡豆豉之辛温，加白茅根 15g、侧柏炭 15g、栀子炭 15g 凉血止血；咳者，是肺气不利，加杏仁 15g 苦降肃肺以加强止咳之功；胸膈闷者，乃夹湿邪秽浊之气，加藿香 12g、郁金 12g 芳香化湿，辟秽祛浊；二、三日病犹在肺，热渐入里，加生地黄 14g、麦冬 14g 保津液；再不解或小便短者，加知母 14g、黄芩 14g、栀子 14g 之苦寒，与麦、地之甘寒，合化阴气，而治热淫所胜。

桑菊饮《温病条辨》

【原方】杏仁二钱，连翘一钱五分，薄荷八分，桑叶二钱五分，菊花一钱，苦桔梗二钱，甘草八分，苇根二钱。水二杯，煮取一杯，日二服。二、三日不解。

【用方要点】该方主症：咳嗽，发热不甚，微渴，脉浮数。功用：疏风清热，宣肺止咳。

按清朝度量衡折算，原方桑叶 10g，菊花 4g，杏仁 8g，连翘 6g，薄荷 3g，苦桔梗 8g，生甘草 3g，苇根 8g。

米烈汉根据临床经验调整剂量：桑叶 20g，菊花 18g，杏仁 16g，连翘 12g，薄荷 3g，苦桔梗 16g，生甘草 6g，苇根 16g。上八味加水 800ml，煮取 400ml，早晚饭后各服 200ml。若系风寒咳嗽，不宜使用。本方为"辛凉轻剂"，故肺热甚者，当予加味后运用，否则病重药轻，药不胜病；由于方中药物均系轻清之品，故不宜久煎。

米烈汉运用该方治风热犯肺证。症见：咳嗽，咳痰，身热不甚，口微渴，脉浮数。还广泛用于感冒、急性支气管炎、上呼吸道感染、肺炎、急性结膜炎、角膜炎等属风热犯肺或肝经风热者。

米烈汉运用该方常用加减：气粗似喘，燥在气分者，加石膏30g、知母12g；舌绛暮热，甚燥，邪初入营，加玄参8g、水牛角（锉）30g；在血分者，去薄荷、苇根，加麦冬、生地黄、玉竹、牡丹皮各8g；肺热甚加黄芩9g；渴者加花粉24g。

川芎茶调散《太平惠民和剂局方》

【原方】薄荷叶（不见火）八两，川芎、荆芥（去梗）各四两，细辛（去芦）一两，防风（去芦）一两半，白芷、羌活、甘草（炙）各二两。上为细末。每服二钱，食后，茶清调下。

【用方要点】主症：头痛，鼻塞，舌苔薄白，脉浮。功用：疏风止痛。

根据米烈汉临床经验用药量：薄荷3g，川芎10g，荆芥10g，细辛1g，防风9g，白芷10g，羌活10g，炙甘草10g。水煎服。辛辣刺激、生冷油腻之品。

米烈汉运用该方治外感风邪头痛。症见：偏正头痛，或巅顶作痛，目眩鼻塞，或恶风发热，舌苔薄白，脉浮。该方还广泛用于感冒头痛、偏头痛、血管神经性头痛、急性湿疹、面瘫、三叉神经痛、带状疱疹、慢性上颌窦炎、慢性鼻炎头痛等属于风邪所致者。

米烈汉运用该方常用加减：属外感风寒头痛，宜减薄荷用量，酌加苏叶、生姜以加强祛风散寒之功；外感风热头痛，加菊花10g、僵蚕10g、蔓荆子10g以疏散风热；外感风湿头痛，加苍术14g、藁本14g以散风祛湿；头风头痛，宜重用川芎15g，并酌加桃仁10g、红花10g、全蝎10g、地龙10g等以活血祛瘀、搜风通络。

大秦艽汤《素问病机气宜保命集》

【原方】秦艽三两，甘草二两，川芎二两，当归二两，白芍药二两，细辛半两，川羌活、防风、黄芩各一两，石膏二两，吴白芷一两，白术一两，生地黄一两，熟地黄一两，白茯苓一两，川独活二两。上十六味，剉，每服一两，水煎，去渣，温服，无时。如遇天阴，加生姜七八片煎。如心下痞，每两加枳实一钱，同煎。

【用方要点】主症：口眼㖞斜，舌强不能言语，手足不能运动，微恶风发热，苔薄微黄，脉浮数。功用：疏风清热，养血活血。

米烈汉临床经验用药量：秦艽12g，甘草9g，川芎10g，当归15g，白芍14g，细辛3g，川羌活15g，防风10g，黄芩10g，石膏8～30g，吴白芷14g，白术14g，生地黄14g，熟地黄14g，白茯苓14g，川独活10g。上十六味，水煎去渣，温服无时。如遇天阴，加生姜煎七八片。本方辛温发散之品较多，若属内风所致者，不可使用。

米烈汉运用该方治风邪初中经络证。症见：口眼㖞斜，舌强不能言语，手足不能运动，或恶寒发热，苔白或黄，脉浮数或弦细。该方还广泛用于颜面神经麻痹、缺血性脑卒中、肩周炎、急性脑梗死、面瘫、痛风性关节炎、面神经麻痹、面神经炎、周围性面神经炎等属于风邪初中经络者。对风湿性关节炎属于风湿热痹者，亦可斟酌加减用之。

米烈汉运用该方常用加减：若无内热，可去黄芩、石膏等清热之品，专以疏风养血通络为治。原方有"如遇天阴，加生姜煎七八片；如心下痞，每两加枳实一钱同煎"的用法，可资参考。

杏苏散《温病条辨》

【原方】苏叶，半夏，茯苓，前胡，苦桔梗，枳壳，甘草，大枣（去核），橘皮，杏仁。

【用方要点】主症：恶寒无汗，咳嗽痰稀，咽干，苔白，脉弦。功用：轻宣凉燥，理肺化痰。

原方未注明用量及煎服方法。米烈汉临床经验用药量：苏叶10g，半夏10g，茯苓10g，前胡10g，苦桔梗10g，枳壳14g，甘草10g，大枣（去核）2枚，橘皮10g，杏仁10g。煎服方法：每日1剂，煎煮两次，共取300ml，分早晚两次热服，服后注意保暖，以微发汗者为佳。本方中品多为轻清之品，不可久煎。外感温燥证，本方不宜。

米烈汉运用该方治外感凉燥证。症见：恶寒无汗，头微痛，咳嗽痰稀，鼻塞咽干，苔白脉弦。该方还广泛用于上呼吸道感染、急慢性支气管炎、肺气肿、喉源性咳嗽、咳嗽变异性哮喘、过敏性咳嗽、顽固性支气管喘息、顽固性荨麻疹、慢性单纯性咽炎、流行性感冒等证属外感凉燥（或外感风寒轻证），肺失宣降，痰湿内阻者。

米烈汉运用该方常用加减：若无汗，脉弦甚或紧，加羌活12g以解表发汗；汗后咳不止，去苏叶、羌活，加苏梗12g以降肺气；兼湿阻中焦，泄泻腹满者，加苍术12g、厚朴14g以化湿除满；头痛兼眉棱骨痛者，加白芷12g以祛风止痛；热甚者，加黄芩14g以清解肺热。

桑杏汤《温病条辨》

【原方】桑叶一钱，杏仁一钱五分，沙参二钱，象贝一钱，香豉一钱，栀皮一钱，梨皮一钱。水二杯，煮取一杯，顿服之，重者再作服。

【用方要点】主症：身热不甚，干咳无痰或痰少而黏，右脉数大。功用：清宣温燥，润肺止咳。

米烈汉临床经验用药量：桑叶10g，杏仁10g，沙参10g，象贝10g，香豆豉

9g，栀子皮 10g，梨皮 10g。煎服方法：每日 1 剂，以水 600ml，煮取 300ml，去滓，顿服之，若效果不佳，再服。煎煮时间不宜过长。因本方证邪气轻浅，故诸药用量较轻，且煎煮时间也不宜过长。本方药性偏凉，凉燥外感风寒者慎用。

米烈汉运用该方治外感温燥证。症见：身热不甚，口渴，咽干鼻燥，干咳无痰或痰少而黏，舌红，苔薄白而干，脉浮数而右脉大者。该方还广泛用于急性上呼吸道感染、急慢性支气管炎、小儿支原体肺炎、上气道咳嗽综合征、咳嗽变异性哮喘、喉源性咳嗽、顽固性干咳、便秘、肺间质纤维化、医院获得性肺炎、支气管扩张咯血、百日咳等证属外感温燥、灼伤肺津者。

米烈汉运用该方常用加减：温燥偏甚，身热较重，可加金银花 15g、连翘 15g；若肺气逆而咳嗽较重，可加百部 15g、枇杷叶 10g；若邪伤肺络，咳而见血，可加白茅根 15g、墨旱莲 10g；若咽痛，可加牛蒡子 10g、薄荷 6g；大便干结者，加火麻仁 30g、炒大黄 15g；热甚伤阴，阴虚潮热者，加银柴胡 10g、地骨皮 10g、白薇 10g 以清虚热。

藿香正气散《太平惠民和剂局方》

【原方】大腹皮、白芷、紫苏、茯苓（去皮）各一两，半夏曲、白术、陈皮（去白）、厚朴（去粗皮，姜汁炙）、苦桔梗各二两，藿香（去土）三两，甘草（炙）二两半。上为细末，每服二钱，水一盏，姜三片，枣一枚，同煎至七分，热服，如欲出汗，衣被盖，再煎并服。

【用方要点】主症：恶寒发热，上吐下泻，舌苔白腻。功用：解表化湿，理气和中。

米烈汉临床经验用药量：大腹皮 15g，白芷 10g，紫苏 10g，茯苓 10g，半夏曲 10g，白术 14g，陈皮 10g，厚朴 14g，生姜 10g，苦桔梗 10g，藿香 14g，炙甘草 10g。现代用法：为散剂，每次服 3～5g，以温水冲服，亦可作汤剂，煎服方法：每日 1 剂，以水 600ml，煮取 300ml，去滓，分早晚两次热服，若欲发汗，则需盖衣被，再服一次亦可。本方重在化湿和胃，解表散寒之力较弱，故服后宜温覆以助解表。湿热霍乱之吐泻，则非本方所宜。

米烈汉运用该方治外感风寒，内伤湿滞证。症见：恶寒发热，头痛，胸膈满闷，脘腹疼痛，恶心呕吐，肠鸣泄泻，舌苔白腻，以及山岚瘴疟等。该方还广用于急性胃肠炎、小儿腹泻、婴幼儿秋季腹泻、功能性消化不良、肠易激综合征、季节性感冒、流行性感冒、胃肠型感冒、梅尼埃病、慢性腹泻、轮状病毒性肠炎、小儿龋齿、顽固性头痛、水土不服、中暑、溃疡性结肠炎、中枢性呃逆、荨麻疹、咳嗽变异性哮喘、慢性乙型肝炎、妊娠恶阻、冠心病、心绞痛等属湿滞脾胃，外感风寒者。

米烈汉运用该方常用加减：若表邪偏重，寒热无汗者，可加香薷 10g 以助解表；兼气滞脘腹胀痛者，可加木香 10g、延胡索 14g 以行气止痛；若夹有宿食积滞，脘胀嗳腐者，加神曲 14g、鸡内金 20g、莱菔子 15g 以消食导滞；若值夏令，感受暑湿，而有身热心烦者，去苏叶、生姜，加黄连 6g、香薷 10g、荷叶 10g 清暑化湿。

羌活胜湿汤《脾胃论》

【原方】羌活、独活各一钱，甘草（炙）、藁本、防风各五分，蔓荆子三分，川芎二分。上咬咀，都作一服，水二盏，煎至一盏，去滓，温服，食后。

【用方要点】主症：头身重痛或腰脊疼痛，苔白脉浮。功用：祛风，胜湿，止痛。

米烈汉临床经验用药量：羌活 14g，独活 14g，炙甘草 10g，藁本 10g，防风 12g，蔓荆子 10g，川芎 10g。煎服方法：每日 1 剂，煎煮两次，共取 300ml，分早晚两次温服。取宜微汗，素体阴虚者，忌用。

米烈汉运用该方治风湿在表之痹证。症见：肩背痛不可回顾，头痛身重，或腰脊疼痛，难以转侧，苔白，脉浮。该方还广泛用于风湿性关节炎、类风湿关节炎、肩周炎、痉挛性颈斜、颈肩综合征、膝关节创伤性滑膜炎、坐骨神经痛、功能性水肿、过敏性紫癜、溃疡性结肠炎、牛皮癣、项背肌筋膜炎、带下症、阳痿、骨质增生症、强直性脊柱炎等属风湿在表者。

米烈汉运用该方常用加减：若湿邪较重，肢体酸楚甚者，可加苍术 14g、细辛 6g 以助祛湿通络；郁久化热者，宜加黄芩 10g、黄柏 10g、知母 10g 等清里热。

（二）攻下法

大承气汤《伤寒论》

【原方】大黄（酒洗）四两，厚朴（去皮，炙）半斤，枳实（炙）五枚，芒硝三合。右四味，以水一斗，先煮二物，取五升，去滓，内大黄，更煮取二升，去滓，纳芒硝，更上微火一两沸。分温再服，得下，余勿服。

【用方要点】主症：痞、满、燥、实，舌红苔黄，脉沉实。功用：峻下热结。

按东汉度量衡折算，原方大黄 56g，厚朴 112g，枳实、芒硝各 60g。厚朴倍大黄，是以气药为君，顺承腹气。芒硝先化燥屎，大黄继通地道，枳、朴除其痞满，故后下芒硝、大黄；且重用芒硝，使其几乎达到饱和溶解度。

米烈汉常用量：大黄 16g，厚朴 32g，枳实、芒硝 30g。原方枳实 5 枚剂量偏小，按实际常用量为 28g。上四味加水 2000ml，先煮枳实、厚朴煮取 1000ml，再下大黄煮取 400ml、内置芒硝，口服，得下，余勿服。凡气虚阴亏、燥结不甚者，以及年老、体弱等均应慎用；孕妇禁用；中病即止，以免耗损正气。

米烈汉运用该方治阳明腑实证、热结旁流证、里热实证之热厥、痉病或发狂等证。阳明腑实证：大便不通，频转矢气，脘腹痞满，腹痛拒按，按之则硬，甚或潮热谵语，手足濈然汗出，舌苔黄燥起刺，或焦黑燥裂，脉沉实。热结旁流证：下利清水，色纯青，其气臭秽，脐腹疼痛，按之坚硬有块，口舌干燥，脉滑实。里热实证之热厥、痉病或发狂：该方还广用于急性单纯性肠梗阻、顽固性呃逆、粘连性肠梗阻、蛔虫性肠梗阻、急性胆囊炎、急性胰腺炎、幽门梗阻、肺心病合并心力衰竭，以及某些热性病过程中出现高热、神昏谵语、惊厥、发狂而见大便不通、苔黄脉实者。

米烈汉运用该方常用加减：兼气虚者，宜加党参 15g 以补气，以防泻下气脱；兼阴津不足者，宜加玄参 15g，生地黄 15g 等以滋阴润燥。

温脾汤《备急千金要方》

【原方】 甘草、附子、人参、芒硝各一两，当归、干姜各三两，大黄五两。上七味，咀，以水七升煮取三升，分服，日三。

【用方要点】 主症：腹痛，便秘，手足不温，苔白，脉沉弦。功用：攻下冷积，温补脾阳。

按唐朝度量衡折算，原方：甘草 40g，附子 40g，人参 40g，芒硝 40g，当归 120g，干姜 120g，大黄 200g。若按此折算则剂量过大。米烈汉实践中尊经方比例，按"古用一两，今用一钱"折算：大黄 20g，当归 12g，干姜 12g，附子 8g，人参 8g，芒硝 8g，甘草 8g。上七味，以水 1400ml，煮取 600ml，一日三次分服，每次 200ml。而热实里结，津伤便秘，绝非此方所宜。

米烈汉运用该方治阳虚寒积证。症见：腹痛便秘，脐下绞结，绕脐不止，手足不温，关格呃逆、苔白不渴，脉沉弦而迟。该方还广泛用于急性单纯性肠梗阻或不全梗阻、慢性肾功能衰竭等属中阳虚寒，冷积内阻者。

米烈汉运用该方常用加减：腹中胀痛者，加厚朴 14g、木香 14g 以行气止痛；腹中冷痛，加肉桂 10g、吴茱萸 6g 以增强温中祛寒之力。

麻子仁丸《伤寒论》

【原方】 麻子仁二升，芍药半斤，枳实（炙）半斤，大黄（去皮）一斤，厚朴（炙，去皮）一尺，杏仁（去皮尖，熬，别作脂）一升。上六味，蜜和丸，如梧桐子大，饮服十丸，日三服，渐加，以知为度。

【用方要点】 主症：大便秘结，小便频数，舌苔微黄少津。功用：润肠泄热，行气通便。

米烈汉常用量：麻子仁（碎）32g，芍药 8g，枳实 8g，炒大黄 16g，厚朴 8g，杏仁 8g。上六味，以水 1400ml，煮取 600ml，一日三次分服，每次 200ml。年老体虚，津亏血少者，不宜常服，孕妇慎用。饮食宜清淡，忌酒及辛辣食物。

米烈汉运用该方治胃肠燥热、脾约便秘证。症见：大便干结，小便频数。该方还广泛用于虚人及老人肠燥便秘、习惯性便秘、产后便秘、痔疮术后便秘等属胃肠燥热者。

米烈汉运用该方常用加减：大便秘结日久，粪块坚硬者，加玄明粉 12g；痔疮便秘者，可加桃仁 12g、当归 12g 以活血润肠；痔疮出血属胃肠燥热者，可酌加槐花 20g、地榆 12g 以凉血止血；若津伤可合增液汤以增液通便；兼郁怒伤肝，症见易怒目赤可合用更衣丸以清肝泻火。

大柴胡汤《金匮要略》

【原方】柴胡半斤，黄芩三两，芍药三两，半夏（洗）半升，生姜（切）五两，枳实（炙）四枚，大枣（擘）十二枚，大黄二两。上八味，以水一斗二升，煮取六升，去滓，再煮，温服一升，日三服。

【用方要点】主症：往来寒热，胸胁苦满，心下满痛，呕吐，便秘，苔黄，脉弦数有力。功用：和解少阳，内泻热结。

米烈汉尊古法折算用量，并遵循其生姜量较大，而枳实、大黄量轻的特点，确定以下用量：柴胡 32g，黄芩 12g，白芍 12g，姜半夏 9g，生姜 20g，枳实 4g，大枣 3 枚，生大黄 8g。上八味，以水 1200ml，武火煎开，改文火，煎 2 次，共取汁 300ml，温服 100ml，一日三服。

米烈汉运用该方治少阳阳明合病。症见：往来寒热，胸胁苦满，呕不止，郁郁微烦，心下痞硬，或心下满痛，大便不解或协热下利，舌苔黄，脉弦数有力。该方还广泛用于急性胰腺炎、急性胆囊炎、脂肪肝、胆石症、胆汁反流性胃炎、胃及十二指肠溃疡等属少阳阳明合病者。

米烈汉运用该方常用加减：兼黄疸者，可加茵陈蒿 14g、栀子 14g 以清热利湿退黄；胁痛剧烈者，可加川楝子 9g、延胡索 12g 以行气活血止痛；胆结石者，可加金钱草 15g、海金沙 15g、郁金 15g、鸡内金 30g 以化石。

小陷胸汤《伤寒论》

【原方】黄连一两，半夏（洗）半升，瓜蒌实大者一枚。上三味，以水六升，先煮瓜蒌，取三升，去滓，纳诸药，煮取二升，去滓。分温三服。

【用方要点】主症：胸脘痞闷，按之则痛，舌红苔黄腻，脉滑数。功用：清热化痰，宽胸散结。

米烈汉临床经验用药量：黄连 10g，半夏 14g，瓜蒌 14g。每日 1 剂，以水600ml，先煮瓜蒌，取 400ml，去滓，再入诸药，煎煮两次，共取 300ml，去滓，分早、中、晚三次温服。湿痰或寒痰及中虚痞满者，本方不宜。

米烈汉运用该方治痰热互结证。症见：胸脘痞闷，按之则痛，或心胸闷痛，或咳痰黄稠，舌红苔黄腻，脉滑数。该方还广泛用于肺炎、肺气肿、急慢性胃炎、食管炎、功能性消化不良、食管憩室、肋间神经痛、乳腺炎、乳腺增生症、胆囊炎、慢性肝炎、冠心病、肺心病、急慢性支气管炎、胸膜炎、胸膜粘连等属痰热互结心下或胸膈者。

米烈汉运用该方常用加减：方中加入破气除痞之枳实 14g，可提高疗效。若心胸闷痛者，加柴胡 10g、桔梗 10g、郁金 10g、赤芍 10g 等以行气活血止痛；咳痰黄稠难咳者，可减半夏用量，加胆南星 15g、杏仁 10g、贝母 14g 等以清润化痰。

（三）消散法

越鞠丸《丹溪心法》

【原方】香附、川芎、苍术、栀子、神曲各等份。上为末，水丸如绿豆大。

【用方要点】主症：胸膈痞闷，脘腹胀痛，饮食不消。功用：行气解郁。

米烈汉临床经验用药量为香附、川芎、苍术、栀子、神曲各 6～14g，加水 800ml，煎煮 2 次，每次取 200ml，共 400ml，分早晚两次口服。孕妇慎服；服药期间忌气怒，宜进食易消化食物。

米烈汉运用该方治六郁证。症见：胸膈痞闷，脘腹胀痛，嗳腐吞酸，恶心呕吐，饮食不消。该方还广泛用于胃神经官能症、胃及十二指肠溃疡、慢性萎缩性胃炎、消化不良、反流性食管炎、胆石症、胆囊炎、肝炎、肋间神经痛、稳定型心绞痛、产后抑郁、高脂血症、偏头痛、酒精性脂肪肝、糖尿病、支气管哮喘、急性胆原性胰腺炎、多囊卵巢综合征、更年期综合征、痛经、月经不调等辨证属"六郁"者。

米烈汉运用该方常用加减：气郁偏重者，可重用香附，酌加木香 10g、枳壳 10g、厚朴 14g 以助行气解郁；血郁偏重者，重用川芎 14g，酌加桃仁 10g、赤芍 10g、红花 10g 以助活血祛瘀；湿郁偏重者，重用苍术 14g，酌加茯苓 14g、泽泻 14g 以助利湿；食郁偏重者，重用神曲 10g，酌加山楂 10g、麦芽 10g 以助消食；火郁偏重者，重用山栀 10g，酌加黄芩 10g、黄连 9g 以助清热泻火；痰郁偏重者，酌加半夏 14g、瓜蒌 14g 以助祛痰。

枳实薤白桂枝汤《金匮要略》

【原方】枳实四枚，厚朴四两，薤白半升，桂枝一两，栝蒌实（捣）一枚。上五味，以水五升，先煮枳实、厚朴，取二升，去滓，纳诸药，煮数沸，分温三服。

【用方要点】主症：胸中痞满，气从胁下冲逆，上攻心胸，舌苔白腻，脉沉弦或紧。功用：通阳散结，祛痰下气。

米烈汉临床经验用药量：枳实 12g，厚朴 12g，薤白 15g，桂枝 10g，瓜蒌

12g。加水 1000ml，先煮枳实、厚朴，取 400ml，去滓，纳诸药，煮数沸，取汁 300ml，每日 1 剂，分 3 次，每服 100ml。脾胃虚弱及孕妇慎服。

米烈汉运用该方治胸阳不振痰气互结之胸痹。症见：胸满而痛，甚或胸痛彻背，喘息咳唾，短气，气从胁下冲逆，上攻心胸，舌苔白腻，脉沉弦或紧。该方还广泛用于冠心病心绞痛、窦性心动过缓、糖尿病无症状性心肌缺血、功能消化不良、慢性支气管炎、肺血栓栓塞、胆道蛔虫病、胃痛、反流性食管炎、癔症、肋间神经痛、非化脓性肋软骨炎等属胸阳不振、痰气互结者。

米烈汉运用该方常用加减：寒重者，可酌加干姜 9g、附子 9g 以助通阳散寒之力；气滞重者，可加重厚朴、枳实用量以助理气行滞之力；痰浊重者，可酌加半夏 12g、茯苓 14g 以助消痰之力。

半夏厚朴汤《金匮要略》

【原方】半夏一升，厚朴三两，茯苓四两，生姜五两，干苏叶二两。上五味，以水七升，煮取四升，分温四服，日三夜一服。

【用方要点】主症：咽中如有物阻，吞吐不得，胸膈满闷，苔白腻，脉弦滑。功用：行气散结，降逆化痰。

米烈汉临床经验用药量：半夏 12g，厚朴 14g，茯苓 14g，生姜 9g，苏叶 14g。以水 1400ml，煮取 800ml，分四次温服，每次 200ml。服药期间忌气怒，忌食辛辣油腻及有刺激性食物，忌烟酒。

米烈汉运用该方治梅核气。症见：咽中如有物阻，咯吐不出，吞咽不下，胸膈满闷，或咳或呕，舌苔白润或白滑，脉弦缓或弦滑。该方还广泛用于癔症、胃神经官能症、胃食管反流症、胃溃疡、功能性消化不良、中晚期胃癌、更年期综合征、黄褐斑、慢性咽炎、慢性支气管炎、食管痉挛、坠积性肺炎、腰椎术后胃肠道功能紊乱、顽固性呃逆、小儿肠系膜淋巴结炎、上消化道感染引起的咳嗽、肝病等属气滞痰阻者。

米烈汉运用该方常用加减：若气郁较甚者，可酌加香附 6~10g、郁金 10g 助行气解郁之功；胁肋疼痛者，酌加川楝子 10g、延胡索 10g 以疏肝理气止痛；咽痛者，酌加玄参 15~30g、桔梗 10~14g 以解毒散结，宣肺利咽。

苏子降气汤《太平惠民和剂局方》

【原方】紫苏子、半夏（汤洗七次）各二两半，川当归（去芦）一两半，甘草二两，前胡（去芦）、厚朴（去粗皮，姜汁拌炒）各一两，肉桂（去皮）一两半，陈皮（去白）一两半。上为细末，每服二大钱，水一盏半，入生姜二片，枣子一个，紫苏五叶，同煎至八分，去滓热服，不拘时候。

【用方要点】主症：胸膈满闷，痰多稀白，苔白滑或白腻。功用：降气平喘，祛痰止咳。

米烈汉临床经验用药量：苏子 16g，厚朴 12g，肉桂 12g，半夏 12g，川当归 12g，前胡 12g，甘草 12g，陈皮 14g，生姜 2 片，大枣 1 个，苏叶 9g。水煎热服，不拘时候。肺肾阴虚的喘咳以及肺热痰喘之证，均不宜使用。清淡易消化饮食。

米烈汉运用该方治上实下虚喘咳证。症见：痰涎壅盛，胸膈满闷，喘咳短气，呼多吸少，或腰疼脚弱，肢体倦怠，或肢体浮肿，舌苔白滑或白腻，脉弦滑。该方还广泛用于慢性支气管炎、慢性阻塞性肺疾病、慢性肺源性心脏病、胃食管反流性咳嗽、慢性呼吸衰竭、肺胀、慢性心功能衰竭、便秘、创伤性血胸、小儿哮喘、妊娠呕吐、肺炎咳嗽、闭合性气胸、肺气肿、支气管哮喘等属上实下虚者。

米烈汉运用该方常用加减：若痰涎壅盛，喘咳气逆难卧者，可酌加沉香 10g 以加强其降气平喘之功；兼表证者，可酌加麻黄 10g、杏仁 10g 以宣肺平喘，疏散外邪；兼气虚者，可酌加人参 9g 等益气。

定喘汤《摄生众妙方》

【原方】白果（去壳、砸碎，炒黄）二十一枚，麻黄三钱，苏子二钱，甘草一钱，款冬花三钱，杏仁（去皮尖）一钱五分，桑白皮（蜜炙）三钱，黄芩（微炒）一钱五分，法制半夏三钱（如无，用甘草汤泡七次，去脐用）。水三盅，煎二盅，作二服，每服一盅，不用姜，不拘时候，徐徐服。

【用方要点】主症：哮喘咳嗽，痰多色黄，微恶风寒，苔黄腻，脉滑数。功用：宣降肺气，清热化痰。

米烈汉临床经验用药量：白果 18g，麻黄 12g，苏子 9g，甘草 9g，款冬 12g，杏仁 9g，桑白皮 12g，黄芩 6g，法半夏 12g。用水 450ml，煮取 300ml，每服 150ml，不拘时，徐徐服之。白果有小毒，不宜过服和久服。忌生姜引。若新感风寒，虽恶寒发热、无汗而喘，但内无痰热者；或哮喘日久，肺肾阴虚者，皆不宜使用。

米烈汉运用该方治风寒外束、痰热内蕴证。症见：咳喘痰多气急，质稠色黄，或微恶风寒，舌苔黄腻，脉滑数者。该方还广泛用于支气管哮喘、急慢性支气管炎、慢性阻塞性肺疾病、支气管扩张、慢性肺源性心力衰竭、小儿支气管哮喘、肺炎、过敏性哮喘、右心衰竭、喘息性慢性支气管炎等属痰热壅肺者。

米烈汉运用该方常用加减：若无表证者，以宣肺定喘为主，故麻黄可减量应用；痰多难咳者，可酌加瓜蒌 10g、胆南星 10g 等以助清热化痰之功；肺热偏重，酌加石膏 15g、鱼腥草 15g 以清泄肺热。

旋覆代赭汤《伤寒论》

【原方】旋覆花三两，人参二两，生姜五两，代赭石一两，甘草（炙）三两，半夏（洗）半升，大枣（擘）十二枚。上七味以水一斗，煮取六升，去滓再煎，取三升，温服一升，日三服。

【用方要点】主症：心下痞硬，嗳气频作，或呕吐，呃逆，苔白腻，脉缓或滑。功用：降逆化痰，益气和胃。

米烈汉临床经验用量：旋覆花 10～14g，人参 10g，生姜 6～9g，代赭石 10g，炙甘草 10g，半夏洗 10g，大枣 2～3 枚。上七味，以水 2000ml，煮取 1200ml，去滓再煎，取 600ml，温服 200ml，每日三次。服药时以少量频服为佳，可预防服后吐出。若顽固性呕吐，服药入口即吐者，可用灶心黄土或芦根先煎取汁，以药汁煎其他药。胃虚有热之呕吐、呃逆、嗳气者不宜使用本方。妊娠呕吐者禁用。

米烈汉运用该方治胃虚痰阻气逆证。症见：胃脘痞闷或胀满，按之不痛，频频嗳气，或见纳差、呃逆、恶心，甚或呕吐，舌苔白腻，脉缓或滑。该方还广泛用于胃神经官能症、胃扩张、慢性胃炎、胃及十二指肠溃疡、幽门不完全性梗阻、神经性呃逆、膈肌痉挛、胃食管反流、胃癌术后胃轻瘫、慢性萎缩性胃炎、功能性消化不良、胃癌、中毒呕吐、中风后呃逆、慢性咽炎、急性胰腺炎、粘连性肠梗阻等属胃虚痰阻者。

米烈汉运用该方常用加减：若胃气不虚者，可去人参、大枣，加重代赭石用量，以增重镇降逆之效；痰多者，可加茯苓 14g、陈皮 14g 助化痰和胃之力。

桃核承气汤《伤寒论》

【原方】桃仁（去皮尖）五十个，大黄四两，桂枝（去皮）二两，甘草（炙）二两，芒硝二两。上五味，以水七升，煮取二升半，去滓，内芒硝，更上火，微沸下火，先食温服五合，日三服，当微利。

【用方要点】主症：少腹急结，小便自利，脉沉实或涩。功用：逐瘀泄热。

米烈汉临床经验用药量：桃仁（去皮尖）20g，大黄 16g，桂枝 8g，炙甘草 9g，芒硝 8g。上五味，以水 1400ml，煮取 500ml，去滓，内芒硝，更上火微沸，下火先食，温服 100ml，日三服，当微利。或颗粒剂 每次 2g，每日 3 次，饭后服；或用于保留灌肠，每剂煎汤 200ml 经直肠给药。表证未解者，当先解表，而后用本方。体质虚弱者慎用，因本方为破血下瘀之剂，故孕妇禁用。

米烈汉运用该方治下焦蓄血证。症见：少腹急结，小便自利，神志如狂，甚则烦躁谵语，至夜发热；以及血瘀经闭，痛经，脉沉实而涩者。该方还广泛用于急性盆腔炎、胎盘滞留、附件炎、肠梗阻、子宫内膜异位症、急性脑出血等属瘀热互结下焦者。

米烈汉运用该方常用加减：对于妇人血瘀经闭、痛经以及恶露不下等症，常配合四物汤同用；如兼气滞者，酌加香附 14g、乌药 10g、枳实 12g、青皮 12g、木香 10g 以理气止痛；对跌打损伤、瘀血停留、疼痛不已者，加赤芍 15g、当归尾 15g、红花 10g、苏木 10g、三七 9g 以活血祛瘀止痛；对于火旺而血郁于上之吐血、衄血，本方可以釜底抽薪，引血下行，并可酌加生地黄 28g、牡丹皮 10g、栀子 10g 等以清热凉血。

血府逐瘀汤《医林改错》

【原方】桃仁四钱，红花三钱，当归三钱，生地黄三钱，川芎一钱半，赤芍二钱，牛膝三钱，桔梗一钱半，柴胡一钱，枳壳二钱，甘草二钱。水煎服。

【用方要点】主症：胸痛，头痛，痛有定处，舌暗红或有瘀斑，脉涩或弦紧。功用：活血化瘀，行气止痛。

米烈汉临床经验用药量：桃仁 16g，红花 12g，当归 15g，生地黄 24g，川芎 10g，赤芍 10g，牛膝 12g，桔梗 9g，柴胡 14g，枳壳 10g，甘草 10g。纳诸药，取水 1200ml，煮取 2 次，去渣，共取 400ml，每次 200ml，每日 2 次。由于方中活血祛瘀药较多，故孕妇忌用。服药期间忌烟酒、辛辣刺激性食物。忌茶水、绿豆汤。

米烈汉运用该方治胸中血瘀证。症见：胸痛，头痛，日久不愈，痛如针刺而有定处，或呃逆日久不止，或饮水即呛，干呕，或内热瞀闷，或心悸怔忡，失眠多梦，急躁易怒，入暮潮热，唇暗或两目暗黑，舌质暗红，或舌有瘀斑、瘀点，脉涩或弦紧。该方还广泛用于冠心病、心绞痛、心肌缺血、风湿性心脏病、胸部挫伤及肋软骨炎之胸痛，以及脑血栓形成、高血压病、高脂血症、血栓闭塞性脉管炎、银屑病、慢性乙型肝炎肝纤维化、急性脑梗死、失眠、神经官能症、下肢静脉曲张、脑震荡后遗症之头痛、头晕等属瘀阻气滞者。

米烈汉运用该方常用加减：若瘀痛入络，可加全蝎 9g、穿山甲 10g、地龙 12g、三棱 12g、莪术 12g 以破血通络止痛；气机郁滞较重，加川楝子 9g、香附 12g、青皮 12g 以疏肝理气止痛；血瘀经闭、痛经者，可用本方去桔梗，加香附 12g、益母草 15g、泽兰 12g 以活血调经止痛；胁下有痞块，属血瘀者，可酌加丹参 30g、郁金 15g、䗪虫 12g、水蛭 12g 等以活血破瘀、消癥化滞。

复元活血汤《医学发明》

【原方】柴胡半两，瓜蒌根、当归各三钱，红花、甘草、穿山甲（炮）各二钱，大黄（酒浸）一两，桃仁（酒浸，去皮尖，研如泥）五十个。除桃仁外，锉如麻豆大，每服一两，水一盏半，酒半盏，同煎至七分，去滓，大温服之，食前。以利为度，得利痛减，不尽服。

【用方要点】主症：胁肋瘀肿疼痛。功用：活血祛瘀，疏肝通络。

米烈汉临床经验用药量：柴胡 14g，瓜蒌根 15g，当归 15g，红花 10g，甘草 10g，穿山甲 6g，大黄酒 30g，桃仁 15g。用水 225ml，酒 75ml，同煮至 210ml，去滓，空腹时大温服之。服药后应"以利为度"，若虽"得利痛减"，而病未痊愈，需继续服药者，必须更换方剂或调整原方剂量。孕妇忌服。

米烈汉运用该方治跌打损伤，瘀血阻滞证。症见：胁肋瘀肿，痛不可忍。该方还广泛用于肋间神经痛、肋软骨炎、胸胁部挫伤、术后肿胀、术后非感染性发热、糖尿病周围神经病变、骨折延迟愈合、脑梗死、腰椎间盘突出症、皮下血肿、踝关节扭伤、脊髓型颈椎病、哮喘、前列腺炎、自发性气胸、视网膜静脉栓塞、急性胰腺炎、乳腺增生症等属瘀血停滞者。

米烈汉运用该方常用加减：瘀重而痛甚者，加三七或酌加乳香 10g、没药 10g、延胡索 10g 增强活血祛瘀、消肿止痛之功；气滞重而痛甚者，可加川芎 14g、香附 14g、郁金 14g、青皮 14g 以增强行气止痛之力。

失笑散《太平惠民和剂局方》

【原方】五灵脂（酒研，淘去沙土）、蒲黄（炒香）各等份，为末。上先用酽醋调二钱熬成膏，入水一盏，煎七分，食前热服。

【用方要点】主症：心腹刺痛，或妇人月经不调，少腹急痛。功用：活血祛瘀，散结止痛。

米烈汉临床经验用药量：五灵脂 10g，蒲黄 10g。共为细末，每服 6g，用黄酒或醋冲服，或五灵脂 10g，蒲黄 10g，先用酽醋 30ml，熬药成膏，以水 150ml，煎至 100ml，热服。本方孕妇禁用，脾胃虚弱及妇女月经期慎用。

米烈汉运用该方治瘀血停滞证。症见：心腹刺痛，或产后恶露不行，或月经不调，少腹急痛等。该方还广泛用于痛经、冠心病心绞痛、高脂血症、宫外孕、慢性胃炎、产后恶露不绝、反流性食管炎、慢性萎缩性胃炎、消化性溃疡、崩漏、肝内胆管结石、卵巢囊肿、血栓外痔等属瘀血停滞者。

米烈汉运用该方常用加减：若瘀血甚者，可酌加当归 15g、赤芍 10g、川芎 10g、桃仁 10g、红花 10g、丹参 30g。以加强活血祛瘀之力；若兼见血虚者，可合四物汤同用，以增强养血调经之功；若疼痛较剧者，可加乳香 10g、没药 10g、延胡索 10g 以化瘀止痛；兼气滞者，可加香附 14g、川楝子 10g，或配合金铃子散以行气止痛；兼寒者，加炮姜 10g、艾叶 10g、小茴香 10g 以温经散寒。

桂枝茯苓丸《金匮要略》

【原方】桂枝、茯苓、牡丹（去心）、桃仁（去皮尖，熬）、芍药各等份。上五味，末之，炼蜜和丸，如兔屎大，每日食前服一丸，不知，加至三丸。

【用方要点】主症：少腹有癥块，经血色紫黑晦暗，腹痛拒按。功用：活血化瘀，缓消癥块。

米烈汉临床经验用药量：桂枝 10g，茯苓 10g，牡丹皮 10g，桃仁 10g，芍药 10g。水煎服，或为中成药各 12g，炼蜜和丸，每日服 3～5g。对妇女妊娠而有瘀血癥块者，只能渐消缓散，不可峻猛攻破。原方对其用量、用法规定甚严，临床使用切当注意。

米烈汉运用该方治瘀阻胞宫证。症见：妇人素有癥块，妊娠漏下不止，或胎动不安，血色紫黑晦暗，腹痛拒按，或经闭腹痛，或产后恶露不尽而腹痛拒按者，舌质紫暗或有瘀点，脉沉涩。该方还广泛用于子宫肌瘤、子宫内膜异位症、卵巢囊肿、附件炎、慢性盆腔炎、肝纤维化、前列腺炎、痛经、前列腺增生症、急性脑梗死、痤疮、黄褐斑、痛风等属瘀血留滞者。

米烈汉运用该方常用加减：若瘀血阻滞较甚，可加丹参 30g、川芎 10g 以活血祛瘀；若疼痛剧烈者，宜加延胡索 14g、没药 9g、乳香 9g 以活血止痛；出血多者，可加茜草 10g、蒲黄 10g 以活血止血；气滞者加香附 14g、陈皮 14g 以理气行滞。

牵正散《杨氏家藏方》

【原方】白附子、白僵蚕、全蝎（去刺）各等份，并生用。上为细末。每服一钱，热酒调下，不拘时候。

【用方要点】主症：猝然口眼㖞斜，舌淡苔白。功用：祛风化痰，通络止痉。

米烈汉临床经验用药量：白附子 10g，白僵蚕 10g，全蝎去毒 10g。共为细末，每次服 3g，日服 2~3 次，温酒送服，或水煎服。方中白附子和全蝎有一定的毒性，用量宜慎。若属气虚血瘀，或肝风内动之口眼㖞斜、半身不遂，不宜使用。

米烈汉运用该方治风中头面经络。症见：口眼㖞斜，或面肌抽动，舌淡红，苔白。该方还广泛用于颜面神经麻痹、三叉神经痛、原发性面肌痉挛、癌性疼痛、急性缺血性脑卒中、偏头痛等属于风痰阻络者。

米烈汉运用该方常用加减：初起风邪重者，宜加羌活 10g、防风 10g、白芷 10g 以辛散风邪；病久不愈者，酌加蜈蚣 10g、地龙 10g、天麻 10g、桃仁 10g、红花 10g 搜风化瘀通络。

消风散《外科正宗》

【原方】当归、生地黄、防风、蝉蜕、知母、苦参、胡麻、荆芥、苍术、牛蒡子、石膏各一钱，甘草、木通各五分。水二盅，煎至八分，食远服。

【用方要点】主症：皮肤瘙痒，疹出色红，脉浮。功用：疏风除湿，清热养血。

米烈汉临床经验用药量：当归 15g，生地黄 24g，防风 10g，蝉蜕 10g，知母 10g，苦参 10g，胡麻 10g，荆芥 10g，苍术 10g，牛蒡子 10g，石膏 10g，甘草 10g，木通 10g。水煎服。若风疹属虚寒者，则不宜用。服药期间，应忌食辛辣、鱼腥、烟酒、浓茶等，以免影响疗效。

米烈汉运用该方治风疹、湿疹。症见：皮肤瘙痒，疹出色红，或遍身云片斑点，抓破后渗出津水，苔白或黄，脉浮数。该方还广泛用于急性荨麻疹、湿疹、面部激素依赖性皮炎、过敏性皮炎、稻田性皮炎、药物性皮炎、神经性皮炎等属于风热或风湿所致者。

米烈汉运用该方常用加减：若风热偏盛而见身热、口渴者，宜重用石膏，加金银花15g、连翘15g以疏风清热解毒；湿热偏盛而兼胸脘痞满，舌苔黄腻者，加地肤子15g、车前子15g以清热利湿；血分热重，皮疹红赤，烦热，舌红或绛者，宜重用生地黄24g，或加赤芍10g、紫草10g以清热凉血。

平胃散《简要济众方》

【原方】苍术（去黑皮，捣为粗末，炒黄色）四两，厚朴（去粗皮，涂生姜汁，炙令香熟）三两，陈橘皮（洗令净，焙干）二两，甘草（炙黄）一两。上为散，每服二钱，水一中盏，加生姜二片，大枣二枚，同煎至六分，去滓，食前温服。

【用方要点】主症：脘腹胀满，舌苔厚腻。功用：燥湿运脾，行气和胃。

米烈汉临床经验用药量：苍术14g，厚朴14g，陈皮10g，甘草10g。现代用法：为散剂，每次服3~5g，以温水冲服，亦可作汤剂。煎服方法：一日一剂，以水600ml，煮取300ml，去滓，分早晚两次热服。因本方辛苦温燥，阴虚气滞、脾胃虚弱者，不宜使用。

米烈汉运用该方治湿滞脾胃证。症见：脘腹胀满，不思饮食，口淡无味，恶心呕吐，嗳气吞酸，肢体沉重，怠惰嗜卧，常多自利，舌苔白腻而厚，脉缓。该方还广泛用于慢性胃炎、消化道功能紊乱、胃及十二指肠溃疡、非酒精性脂肪性肝、糖尿病性胃肠病、功能性消化不良、脑胶质瘤、小儿厌食症、胃食管反流病、顽固性腹胀、特发性胃轻瘫综合征、小儿惊泻、小儿非感染性腹泻、婴儿巨细胞病毒性肝炎、小儿急性支气管炎、脂溢性皮炎、高胰岛素血症、复发性口腔溃疡、小儿肾病综合征等属湿滞脾胃者。

米烈汉运用该方常用加减：证属湿热，舌苔黄腻者，宜加黄连6g、黄芩10g以清热燥湿；属寒湿兼形寒肢冷者，宜加干姜6g、肉桂6g、吴茱萸10g、草豆蔻10g以温化寒湿；兼食滞饮食难消，腹胀便秘者，加莱菔子15g、焦槟榔15g以消食化滞；湿盛泄泻者，宜加茯苓14g、泽泻14g以利湿止泻；痰湿盛而满闷甚者加紫苏梗10g、桔梗10g、藿香10g；若气逆不降、嗳气不止者加旋覆花30g、代赭石30g；若痰湿郁而化热，而见口苦、舌苔黄者，可改用黄连温胆汤。

五苓散《伤寒论》

【原方】猪苓（去皮）十八铢，泽泻一两六铢，白术十八铢，茯苓十八铢，桂枝（去皮）半两。上五味，捣为散，以白饮和服方寸匕，日三服，多饮暖水，汗出愈，如法将息。

【用方要点】主症：小便不利，舌苔白，脉浮或缓。功用：利水渗湿，温阳化气。

米烈汉临床经验用药量：猪苓 15g，泽泻 15g，白术 14g，茯苓 15g，桂枝 10g。现代用法：上为末，成散剂，每服 6～10g；汤剂，每日 1 剂，以水 800ml，水煎服两次，煮取 400ml，分三次温服，多饮热水，取微汗。作散剂服用时需多饮暖水；作汤剂不宜久煎。阴虚、久病脾胃虚弱者及孕妇慎用。

米烈汉运用该方治膀胱气化不利之蓄水证。症见：小便不利，头痛微热，烦渴欲饮，甚则水入即吐；或脐下动悸，吐涎沫而头目眩晕；或短气而咳；或水肿、泄泻。舌苔白，脉浮或浮数。该方还广泛用于急慢性肾炎、轮状病毒性肠炎、膝关节创伤性滑膜炎、糖尿病肾病水肿、遗精、肝硬化腹水、心源性水肿、梅尼埃综合征、痛风性关节炎、尿潴留、脑积水、术后、产后、前列腺病等所致的尿潴留、遗尿症或尿路结石、斑秃、荨麻疹、多形性红斑等皮肤病以及视网膜脉络膜炎、青光眼、中耳炎、突发性耳聋、过敏性鼻炎等属水湿内停者。

米烈汉运用该方常用加减：若水肿兼有表证者，可与越婢汤合用；水湿壅盛者，可与五皮散合用；泄泻偏于热者，须去桂枝，可加车前子、木通以利水清热；全身肿甚，气喘烦闷者，加葶苈子 15g、花椒目 10g；气虚者，加黄芪 30g 以补气行水；久病成瘀者，加丹参 20g、桃仁 14g、红花 14g；若见腰膝酸软、神疲乏力，可合济生肾气丸以补益脾肾以利水。

防己黄芪汤《金匮要略》

【原方】防己一两，甘草（炒）半两，白术七钱半，黄芪（去芦）一两一分。上锉麻豆大，每服五钱匕，生姜四片，大枣一枚，水盏半，煎八分，去滓温服，良久再服，服后当如虫行皮中，以腰以下如冰，后坐被中，又以一被绕腰以下，温令微汗，瘥。

【用方要点】主症：汗出恶风，小便不利，苔白脉浮。功用：益气祛风，健脾利水。

米烈汉临床经验用药量：防己 14g，甘草 7g，炒白术 10g，黄芪 30g，生姜 10g，大枣 2 枚。每日 1 剂，以水 600ml，煮取 300ml，温服，服后取微汗，若不汗，再服。米烈汉在临床中常以大剂量黄芪来益气固表、止汗，黄芪用量以 30g 为多，气血甚者，可继续加量使用。若水湿壅盛肿甚者，非本方所宜。

米烈汉运用该方治表虚不固之风水或风湿证。症见：汗出恶风，身重微肿，或肢节疼痛，小便不利，舌淡苔白，脉浮。该方还广泛用于慢性肾小球肾炎、肾病综合征、老年变形性膝关节炎、多汗症、狐臭、夏季伤风感冒、改善虚胖体质、强直性脊柱炎、局灶节段性肾小球硬化症、慢性尿酸性肾病、肺叶切除后肺功能改善、痛风性关节炎、腰椎间盘突出症、心源性水肿、风湿性关节炎、类风湿关节炎、肝硬化腹水、营养不良性水肿、肾性水肿、骨伤后期肢体肿胀等属气虚不固、风湿郁滞者。

米烈汉运用该方常用加减：兼喘者，加麻黄 6g、苏叶 10g 以宣肺平喘；腹痛肝脾不和者，加白芍 10g 以柔肝理脾；冲气上逆者，加桂枝 10g 以平冲降逆；肝肾虚寒、腰膝冷痛加肉桂 6g、杜仲 10g 以补肾温阳；水湿偏盛，腰膝肿者，加茯苓皮 10g、泽泻 14g 以利水退肿；风湿偏盛，肢节重痛较甚，加秦艽 10g、独活 10g、木瓜 10g 以增强祛风除湿之力。

苓桂术甘汤《金匮要略》

【原方】茯苓四两，桂枝、白术各三两，甘草二两。上四味，以水六升，煮取三升，分温三服，小便则利。

【用方要点】主症：胸胁支满，目眩心悸，舌苔白滑。功用：温阳化饮，健脾利湿。

米烈汉临床经验用药量：茯苓 14g，桂枝 10g，白术 14g，甘草 10g。煎服方法：每日 1 剂，以水 800ml，煮取 400ml，去滓，分早中晚三次温服，以小便利为可。若饮邪化热，咳痰黏稠者，非本方所宜。

米烈汉运用该方治中阳不足之痰饮。症见：胸胁支满，目眩心悸，短气而咳，舌苔白滑，脉弦滑或沉紧。该方还广泛用于慢性支气管炎、支气管哮喘、心源性水肿、慢性肾小球肾炎水肿、肝硬化腹水、盆腔积液、慢性心力衰竭、充血性心力衰竭、慢性心力衰竭合并低血压、梅尼埃病、神经官能症、非酒精性脂肪肝、肠易激综合征、椎管内麻醉术后尿潴留、顽固性眩晕、肺癌胸水、脑梗死、心肌缺血再灌注损伤、高脂血症、成人多涎症等属水饮停于中焦者。

米烈汉运用该方常用加减：咳嗽痰多者，加半夏 14g、陈皮 10g 以燥湿化痰；心下痞或腹中有水声者，可加枳实 14g、生姜 10g 以消痰散水；水气凌心，心悸，胃脘痞满见下肢微肿者加五加皮 10g、防己 10g；饮邪犯肺之胸闷、哮喘伴下肢浮肿者加葶苈子 15g、花椒目 10g、桑白皮 15g；饮阻胸阳而见胸闷、胸痛者加瓜蒌 15g、薤白 15g、枳实 14g；兼见瘀血者加当归 10g、川芎 10g、泽兰 14g、益母草 14g；失眠者，加远志 15g、茯神 15g、酸枣仁 30g。

萆薢分清散《杨氏家藏方》

【原方】益智仁、川萆薢、石菖蒲、乌药各等份。上为细末，每服三钱，水一盏半，入盐一捻，同煎至七分，食前温服。

【用方要点】主症：小便浑浊频数，舌淡苔白，脉沉。功用：温肾利湿，分清化浊。

米烈汉临床经验用药量：益智仁 14g，川萆薢 10g，石菖蒲 10g，乌药 10g。每日 1 剂，煎煮两次，共取 300ml，服用前可加少许盐入药汤内，分早、中、晚三次温服。湿热白浊则非本方所宜。

米烈汉运用该方治下焦虚寒之膏淋、白浊。症见：小便频数，浑浊不清，白如米泔，凝如膏糊，舌淡苔白，脉沉。该方还广泛用于乳糜尿、慢性前列腺炎、慢性肾盂肾炎、慢性肾炎、慢性盆腔炎、尿道炎、脂溢性脱发、血精症、精液不液化、男性不育、腰椎间盘突出症、痛风性关节炎、高尿酸血症、肛肠疾病术后排尿异常、急性痛风性关节炎、小儿尿浊、小儿遗尿、肾盂积水、阳痿、带下病等下焦虚寒、湿浊不化者。

米烈汉运用该方常用加减：兼虚寒腹痛者，可加肉桂 6g、盐茴香 12g 以温中祛寒；久病气虚者，可加黄芪 30g、白术 14g 以益气祛湿；小腹胀，尿涩不畅，加乌药 6g、青皮 10g 以疏肝理气；伴有尿血者加小蓟 10g、侧柏叶 10g、藕节 10g、白茅根 15g 凉血止血；小便黄赤，尿痛明显者加竹叶 10g、通草 10g 清心导火；兼肝火者，配龙胆草 20g、山栀子 10g；病久伤阴者，加生地黄 14g、麦冬 14g、知母 15g。

独活寄生汤《备急千金要方》

【原方】独活三两，桑寄生、杜仲、牛膝、细辛、秦艽、茯苓、肉桂心、防风、川芎、人参、甘草、当归、芍药、干地黄各二两。上咬咀，以水一斗，煮取三升，分三服，温身勿冷也。

【用方要点】主症：腰膝冷痛，肢节屈伸不利，心悸气短，脉细弱。功用：祛风湿，止痹痛，益肝肾，补气血。

米烈汉临床经验用药量：独活 12g，桑寄生 12g，杜仲 14g，牛膝 14g，细辛 6g，秦艽 12g，茯苓 10g，肉桂心 6g，防风 10g，川芎 10g，人参 15g，甘草 10g，当归 10g，芍药 10g，干地黄 14g。煎服方法：每日 1 剂，煎煮两次，共取 300ml，分早晚两次温服。痹证之属湿热实证者忌用。

米烈汉运用该方治痹证日久，肝肾两虚，气血不足证。症见：腰膝疼痛、痿软，肢节屈伸不利，或麻木不仁，畏寒喜温，心悸气短，舌淡苔白，脉细弱。该方还广泛用于慢性关节炎、膝骨关节炎、类风湿性关节炎、风湿性坐骨神经痛、腰椎间盘突出症、风湿性腰痛、慢性腰腿疼痛综合征、腰椎管狭窄症、强直性脊柱炎、骨质疏松性骨折、肩周炎、髋关节腔积液、中风后膝痛、股骨头缺血坏死、腰肌劳损、骨质增生症、小儿麻痹等属风寒湿痹日久、正气不足者。

米烈汉运用该方常用加减：痹证疼痛较剧者，可酌加制川乌 6g、制草乌 6g、白花蛇舌草 12g 以助搜风通络，活血止痛；寒邪偏盛者，酌加附子 9g、干姜 10g 以温阳散寒；湿邪偏盛者，去地黄，酌加防己 10g、薏苡仁 30g、苍术 14g 以祛湿消肿；正虚不甚者，可减地黄、人参。

二陈汤《太平惠民和剂局方》

【原方】半夏（汤洗七次）、橘红各五两，白茯苓三两，甘草（炙）一两半。

上药咬咀，每服四钱，用水一盏，生姜七片，乌梅一个，同煎六分，去滓，热服，不拘时候。

【用方要点】主症：咳嗽，呕恶，痰多色白易咯，舌苔白腻，脉滑。功用：燥湿化痰，理气和中。

米烈汉临床经验用药量：半夏14g，橘红14g，茯苓14g，炙甘草10g。煎服方法：每日1剂，煎煮两次，共取300ml，分早晚两次温服。因本方性燥，故燥痰者慎用。吐血、消渴、阴虚、血虚者忌用本方。

米烈汉运用该方治湿痰证。症见：咳嗽痰多，色白易咯，恶心呕吐，胸膈痞闷，肢体困重，或头眩心悸，舌苔白滑或腻，脉滑。该方还广泛用于急慢性支气管炎急性发作、支气管肺炎、小儿肺炎、小儿咳嗽变异性哮喘、小儿排痰功能障碍、小儿食积咳嗽、急性呼吸窘迫综合征、急性分泌性中耳炎、黄褐斑、慢性胃炎、非酒精性脂肪性肝病、习惯性便秘、梅尼埃病、神经性呕吐、缺血性脑卒中、多囊卵巢综合征、肺癌化疗后、慢性阻塞性肺疾病、2型糖尿病、非小细胞肺癌、高脂血症等属脾虚湿痰者。

米烈汉运用该方常用加减：治湿痰，可加苍术14g、厚朴14g以增燥湿化痰之力；治热痰，可加胆星21g、瓜蒌14g以清热化痰；治寒痰，可加干姜10g、细辛6g以温化寒痰；治风痰眩晕，可加天麻21g、僵蚕10g以化痰息风；治食痰，可加莱菔子15g、麦芽14g以消食化痰；治郁痰，可加香附14g、青皮10g、郁金10g以解郁化痰；治痰流经络之瘰疬、痰核，可加海藻10g、昆布10g、牡蛎30g以软坚化痰。

温胆汤《三因极一病证方论》

【原方】半夏（汤洗七次）、竹茹、枳实（麸炒去瓤）各二两，陈皮三两，甘草（炙）一两，茯苓一两半。上锉为散。每服四大钱，水一盏半，加生姜五片，大枣一枚，煎七分，去滓，食前服。

【用方要点】主症：心烦不寐，眩悸呕恶，苔白腻，脉弦滑。功用：理气化痰，和胃利胆。

米烈汉临床经验用药量：半夏14g，竹茹8g，枳实14g（去瓤），陈皮10g，炙甘草10g，茯苓10g，生姜10g，大枣2枚。煎服方法：以水600ml，煎煮两次，取300ml，去滓，三餐前温服。心肝血虚之烦悸者不宜用。

米烈汉常运用该方治胆郁痰扰证。症见：胆怯易惊，头眩心悸，心烦不眠，夜多异梦；或呕恶呃逆，眩晕，癫痫。苔白腻，脉弦滑。该方还广泛用于神经官能症、急慢性胃炎、消化性溃疡、慢性支气管炎、脑梗死后遗症、焦虑症、抑郁症、高血压、高脂血症、胃肠功能紊乱、梅尼埃病、更年期综合征、癫痫等属胆郁痰扰者。

米烈汉运用该方常用加减：心热烦甚者，加黄连 6g、山栀子 10g、淡豆豉 10g 以清热除烦；失眠者，加琥珀粉 15g、远志 15g 以宁心安神；惊悸者，加珍珠母 30g、生牡蛎 30g、生龙齿 30g 以重镇定惊；呕吐呃逆者，酌加苏叶或苏梗 10g、枇杷叶 10g、旋覆花 30g 以降逆止呕；眩晕，可加天麻 15g、钩藤 15g 以平肝息风；癫痫抽搐，可加胆南星 15g、钩藤 15g、全蝎 10g 以息风止痉；咳嗽痰多色黄者加浙贝母 14g、黄芩 10g、杏仁 10g。

贝母瓜蒌散《医学心悟》

【原方】贝母一钱五分，瓜蒌一钱，花粉、茯苓、橘红、桔梗各八分。为末，水煎服。

【用方要点】主症：咳嗽呛急，咳痰难出，咽喉干燥，苔白而干。功用：润肺清热，理气化痰。

米烈汉临床经验用药量：贝母 14g，瓜蒌 14g，天花粉 30g，茯苓 10g，橘红 10g，桔梗 10g。原方未注明具体煎服方法，老师经验煎服法为每日 1 剂，煎煮两次，共取 300ml，分早晚两次温服。对于肺肾阴虚、虚火上炎之咳嗽，则非所宜。

米烈汉运用该方治燥痰咳嗽。症见：咳嗽呛急，咳痰不爽，涩而难出，咽喉干燥哽痛，苔白而干。该方还广泛用于肺结核、肺炎、反流性咽喉炎、结核性胸膜炎、慢性支气管炎、儿童咳嗽变异性哮喘等属燥痰证者。

米烈汉运用该方常用加减：兼感风邪，咽痒而咳，微恶风者，可加桑叶 10g、杏仁 10g、蝉蜕 10g、牛蒡子 10g 等宣肺散邪；燥热较甚，咽喉干涩哽痛明显者，可加麦冬 10g、玄参 15g、生石膏 30g 等清燥润肺；声音嘶哑、痰中带血者，可去橘红，加南沙参 15g、阿胶 6g、白及 10g 等养阴清肺、化痰止血。

苓甘五味姜辛汤《金匮要略》

【原方】茯苓四两，甘草、干姜、细辛各三两，五味子半升。上五味，以水八升，煮取三升，去滓，温服半升，日三服。

【用方要点】主症：咳嗽痰多稀白，舌苔白滑，脉象弦滑。功用：温肺化饮。

米烈汉临床经验用药量：茯苓 15g，甘草 10g，干姜 12g，细辛 6g，五味子 9g。每日 1 剂，煎煮两次，共取 300ml，分早、中、晚三次温服。凡肺燥有热、阴虚咳嗽、痰中带血者，忌用本方。

米烈汉运用该方治寒饮咳嗽。症见：咳痰量多，清稀色白，或喜唾涎沫，胸满不舒，舌苔白滑，脉弦滑。该方还广泛用于慢性支气管炎、肺气肿、婴幼儿哮喘、慢性咳嗽、支原体肺炎、咳嗽变异性哮喘、慢性阻塞性肺疾病等属寒饮内停者。

米烈汉运用该方常用加减：痰多欲呕者，加半夏 14g 以温化寒痰、降逆止呕；咳甚喘急者，加杏仁 10g、厚朴 14g 以降气止咳；脾虚食少者，可加人参 15g、白术 14g、陈皮 10g 等以益气健脾；形寒肢冷者加附子 6g、桂枝 10g 以温阳通阳；大便不畅者加肉苁蓉 30g 以温阳通便。

半夏白术天麻汤《医学心悟》

【原方】 半夏一钱五分，白术、天麻、茯苓、橘红各一钱，白术三钱，甘草五分，生姜一片，大枣二枚。水煎服。

【用方要点】 主症：眩晕头痛，舌苔白腻，脉弦滑。功用：化痰息风，健脾祛湿。

米烈汉临床经验用药量：半夏 15g，天麻 15g，茯苓 14g，橘红 14g，白术 14g，甘草 10g，生姜 6g，大枣 2 枚。原方未注明具体煎服方法，老师经验煎服方法为：每日 1 剂，煎煮两次，共取 300ml，分早晚两次温服。阴虚阳亢、气血不足所致之眩晕，不宜使用。

米烈汉运用该方治风痰上扰证。症见：眩晕，头痛，胸膈痞闷，恶心呕吐，舌苔白腻，脉弦滑。该方还广泛用于耳源性眩晕、高血压病、脑梗死、高脂血症、急性缺血性脑卒中、脑出血恢复期、椎动脉型颈椎病、椎－基底动脉缺血性眩晕、血管性头痛、神经性眩晕、梅尼埃病、癫痫、面神经瘫痪、血管性痴呆等属风痰上扰者。

米烈汉运用该方常用加减：若眩晕较甚者，可加僵蚕 10g、胆南星 20g 等以加强化痰息风之力；头痛甚者，加蔓荆子 10g、白蒺藜 15g 等以祛风止痛；呕吐甚者，可加代赭石 30g、旋覆花 30g 以镇逆止呕；兼气虚者，可加党参 20g、生黄芪 30g 以益气；湿痰偏盛，舌苔白滑者，可加泽泻 15g、桂枝 10g 以渗湿化饮。

保和丸《丹溪心法》

【原方】 山楂六两，神曲二两，半夏、茯苓各三两，陈皮、连翘、莱菔子各一两。上为末，炊饼丸如梧子大，每服七八十丸，食远白汤下。

【用方要点】 主症：脘腹胀满，嗳腐厌食，苔厚腻，脉滑。功用：消食和胃。

米烈汉临床经验用药量：山楂 20g，神曲 20g，半夏 14g，茯苓 10g，陈皮 10g，连翘 15g，莱菔子 15g。上药共研为细末，水调为丸，三餐后半小时服用，每次 6~9g，温开水送下。本方属攻伐之剂，故不宜久服；脾虚食滞者不宜；本品有活血破气药，孕妇慎用。

米烈汉运用该方治食滞胃脘证。症见：脘腹痞满胀痛，嗳腐吞酸，恶食呕逆，或大便泄泻，舌苔厚腻，脉滑。该方还广泛用于小儿发热、咳嗽、厌食、腹痛、腹泻、老年肥胖、腹大、头晕、便秘、痛风、高脂血症、高血压病、糖尿病、冠心病，以及急慢性胃炎、慢性胆囊炎、慢性胰腺炎、慢性肝炎、慢性结肠炎、急慢性肠炎等证属食积内停者。

米烈汉运用该方常用加减：若食积较重者，可加枳实 14g、槟榔 14g；苔黄脉数者，可加黄连 6g、黄芩 10g；大便秘结者，可加大黄 15g；兼脾虚者，可加白术 14g。

枳实导滞丸《内外伤辨惑论》

【原方】大黄一两，枳实（麸炒去瓤）、神曲（炒）各五钱，茯苓（去皮）、黄芩（去腐）、黄连（拣净）、白术各三钱，泽泻二钱。上为细末，汤浸蒸饼为丸，如梧桐子大，每服五十至七十丸，温开水送下，食远，量虚实加减服之。

【用方要点】主症：脘腹胀满，大便失常，苔黄腻，脉沉有力。功用：消导化积，清热利湿。

米烈汉临床经验用药量：大黄 15g，枳实（麸炒去瓤）、炒神曲各 14g，茯苓（去皮）10g，黄芩（去腐）10g，黄连（拣净）6g，白术 14g，泽泻 10g。上药共为细末，水泛小丸，每服 6~9g，温开水送下，每日 2 次。大黄：生大黄泻下作用较强，本方中大黄主要作用为泻下积滞、清泄湿热，病中即止，不可过用、久用，否则易伤正气。脾胃虚弱、泄泻无积滞及孕妇均不宜使用。

米烈汉运用该方治湿热食积证。症见：脘腹胀痛，下痢泄泻，或大便秘结，小便短赤，舌苔黄腻，脉沉有力。该方还广泛用于急性肠炎、细菌性痢疾、食物中毒、胃肠功能紊乱、糖尿病胃轻瘫、肥胖型 2 型糖尿病、脂肪肝、儿童轮状病毒性肠炎、便秘、五更泻、小儿积滞、肠梗阻、慢迁肝、化疗后顽固性呃逆、术后胃肠功能紊乱、痤疮、水痘及消化不良等属湿热积滞证者。

米烈汉运用该方常用加减：腹胀满较甚、里急后重者，可加木香 10g、厚朴 10g、槟榔 15g 等以助理气导滞之功；热毒较甚，下痢脓血，加金银花 15g、白头翁 15g；呕吐较甚，加半夏 14g、代赭石 30g、生姜 12g；心火盛者，加通草 10g、淡竹叶 10g；眠差者，加酸枣仁 30g、夜交藤 30g；口气重者，加生石膏 30g、知母 15g。

健脾丸《证治准绳》

【原方】白术（白者炒）二两半，木香（另研）、黄连（酒炒）、甘草各七钱半，白茯苓（去皮）二两，人参一两五钱，神曲（炒）、陈皮、砂仁、麦芽（炒取面）、山楂（取肉）、山药、肉豆蔻（面裹纸包捶去油）各一两。上为细末，蒸饼为丸，如绿豆大。每服五十丸，空心、下午各一次，陈米汤下。

【用方要点】主症：脘腹痞闷，食少难消，大便溏薄，苔腻微黄，脉虚弱。功用：健脾和胃，消食止泻。

米烈汉临床经验用药量：炒白术 14g，木香 10g，黄连 6g，甘草 10g，白茯苓 14g，人参 15g，神曲 15g，陈皮 10g，砂仁 6g，麦芽 15g，山楂 15g，山药 14g，肉豆蔻 10g。上药共研为细末，水调为丸，如绿豆大小，晨起空腹、午饭后各服

40丸，连续服用1~3个月，不效再服。暴食停积、脾胃不虚者不宜使用。

米烈汉运用该方治脾虚食积证。症见：食少难消，脘腹痞闷，大便溏薄，倦怠乏力，苔腻微黄，脉虚弱。该方还广泛用于慢性胃炎、慢性肠炎、溃疡性结肠炎、胃肠功能紊乱、功能性消化不良、过敏性结肠炎、慢性腹泻、小儿腹泻、小儿厌食症、小儿盗汗、胃黏膜脱垂、胃下垂、反复呼吸道感染、慢性乙型肝炎、反复口腔溃疡证属脾虚食滞者。

米烈汉运用该方常用加减：湿盛者加车前子30g、泽泻15g、薏苡仁30g以利水渗湿；兼寒者去黄连，加干姜10g、附子10g以温中祛寒；气虚严重者，加黄芪30g，热象明显者，将人参换为党参15g，加生石膏30g；痰多者加贝母15g、杏仁10g；便溏者加苍术14g、白术14g、薏苡仁30g，车前子30g。

（四）和解法

小柴胡汤《伤寒论》

【原方】柴胡半斤，黄芩三两，人参三两，甘草（炙）三两，半夏（洗）半升，生姜（切）三两，大枣（擘）十二枚。上七味，以水一斗二升，煮取六升，去滓，再煎，取三升，温服一升，一日三服。

【用方要点】主症：往来寒热，胸胁苦满，默默不欲饮食，心烦喜呕，口苦，咽干，苔白，脉弦。功用：和解少阳。

米烈汉临床经验用药量：柴胡32g，黄芩12g，人参12g，炙甘草12g，姜半夏9g，生姜12g，大枣3枚。上七味，以水1200ml，武火煎开，改文火，煎2次，共取汁300ml，温服100ml，一日三服。阴虚血少者禁用。

米烈汉运用该方治伤寒少阳证、热入血室证等。伤寒少阳证：往来寒热，胸胁苦满，默默不欲饮食，心烦喜呕，口苦，咽干，目眩，舌苔薄白，脉弦者。热入血室证：妇人伤寒，经水适断，寒热发作有时。黄疸、疟疾以及内伤杂病而见少阳证者。该方还广泛用于感冒、流行性感冒、疟疾、慢性肝炎、肝硬化、急慢性胆囊炎、胆结石、急性胰腺炎、胸膜炎、中耳炎、产褥热、急性乳腺炎、睾丸炎、胆汁反流性胃炎、胃溃疡等属邪居少阳，胆胃不和者。

米烈汉运用该方常用加减：冬季感冒加羌活20g、防风20g；流行性感冒加金银花20g、连翘20g；疟疾加生石膏30g、知母12g；慢性肝炎加白芍12g、当归12g、木瓜12g；肝硬化加茯苓12g、白术12g、丹参32g；急慢性胆囊炎加生石膏30g、生大黄12g、厚朴16g、枳实16g；胆结石加海金沙20g、茵陈蒿16g、鸡内金30g；急性胰腺炎加生石膏30g、生大黄12g、厚朴16g、枳实16g；胸膜炎加降香12g、白芍16g；中耳炎加蝉蜕12g、凤凰衣6g；产褥热加黄柏12g、麻黄12g、车前子30g；急性乳腺炎加炒麦芽30g、白芍12g；睾丸炎加龙胆草12g、车前子 30g；胆汁反流性胃炎加茵陈蒿 20g、厚朴 12g；胃溃疡加乌贼骨 30g、煅牡蛎 30g。另有胸中烦而不呕，为热聚于胸，去半夏、人参，加瓜蒌 30g 清热理气宽胸；渴者，是热伤津液，去半夏，加天花粉 24g 止渴生津；腹中痛，是肝气乘脾，宜去黄芩，加白芍 14g 柔肝缓急止痛；胁下痞硬，是气滞痰郁，去大枣，加牡蛎 30g 软坚散结；心下悸，小便不利，是水气凌心，宜去黄芩，加茯苓 14g 利水宁心；不渴，外有微热，是表邪仍在，宜去人参，加桂枝 14g 解表；咳者，是素有肺寒留饮，宜去人参、大枣、生姜，加五味子 9g、干姜 6g 温肺止咳。

四逆散《伤寒论》

【原方】甘草（炙）、枳实（破，水渍，炙干）、柴胡、芍药各十分。上四味，捣筛，白饮和服方寸匕，日三服（现代用法：水煎服）。

【用方要点】主症：手足不温，或胁肋、脘腹疼痛，脉弦。功用：透邪解郁，疏肝理脾。

按汉代度量衡折算，原方炙甘草、枳实、柴胡、芍药各 4g。米烈汉根据临床经验调整剂量：柴胡 14g，炒白芍 10g，枳实 10g，甘草 9g。上四味，加水 600ml 水煎，每日 1 剂，煎煮两次，共取 300ml，分两次，餐后服用。

米烈汉运用该方治阳郁厥逆、肝脾气郁等证。阳郁厥逆证：手足不温，或腹痛，或泄利下重，脉弦。肝脾气郁证：胁肋胀闷，脘腹疼痛，脉弦。该方还广泛用于慢性肝炎、胆囊炎、胆石症、胆道蛔虫症、肋间神经痛、胃溃疡、胃炎、胃肠神经官能症、附件炎、输卵管阻塞、急性乳腺炎等属肝胆气郁、肝脾（或胆胃）不和者。

米烈汉运用该方常用加减：咳者，加五味子 9g、干姜 6g 以温肺散寒止咳；悸者，加桂枝 12g 以温心阳；小便不利者，加茯苓 14g 以利小便；腹中痛者，加炮附子 6g 以散里寒；泄利下重者，加薤白 15g 以通阳散结；气郁甚者，加香附 14g、郁金 14g 以理气解郁；有热者，加栀子 15g 以清内热。

痛泻要方《丹溪心法》

【原方】炒白术三两，炒芍药二两，炒陈皮一两半，防风一两。久泻，加升麻六钱。上锉。分八帖，水煎或丸服。

【用方要点】主症：肠鸣腹痛，大便泄泻，泻必腹痛，泻后痛缓，脉左弦而右缓。功用：补脾柔肝，祛湿止泻。

按元朝度量衡折算，原方：白术 120g，白芍 80g，陈皮 60g，防风 40g。原方用量过大，米烈汉临床经验用药量：白术 12g，白芍 8g，陈皮 6g，防风 4g。上四味，加水 600ml 水煎，每日 1 剂，煎煮两次，共取 300ml，分两次，餐后服用。

米烈汉运用该方治脾虚肝旺之痛泻。症见：肠鸣腹痛，大便泄泻，泻必腹痛，泻后痛缓，舌苔薄白，脉两关不调，左弦而右缓者。该方还广泛用于急性肠炎、慢性结肠炎、肠道易激综合征等属肝旺脾虚者。

米烈汉运用该方常用加减：久泻者，加炒升麻 12g 以升阳止泻；舌苔黄腻者，加黄连 6g、煨木香 12g 以清热燥湿、理气止泻。

半夏泻心汤《伤寒论》

【原方】半夏（洗）半升，黄芩、干姜、人参、甘草（炙）各三两，黄连一两，大枣（擘）十二枚。上七味，以水一斗，煮取六升，去滓；再煎取三升，温服一升，日三服。

【用方要点】主症：心下痞满，呕吐泻利，苔腻微黄。功用：寒热平调，消痞散结。

按汉代度量衡折算，原方药量：半夏 57g，黄芩 42g，干姜 42g，人参 42g，黄连 14g，大枣 4 枚，甘草 42g。米烈汉根据临床经验调整剂量：半夏 12g，黄芩 9g，干姜 9g，人参 9g，黄连 3g，大枣 4 枚，甘草 9g。上 7 味，以水 2000ml，煮取 1200ml，去滓，再煎，取 600ml，温服 200ml，日三服。

米烈汉运用该方治中气虚弱、寒热错杂、升降失常而致肠胃不和证。症见：心下痞，但满而不痛，或呕吐，肠鸣下利，舌苔腻而微黄。该方还广泛用于急慢性胃肠炎、慢性结肠炎、慢性肝炎、早期肝硬化等属中气虚弱、寒热互结者。

米烈汉运用该方常用加减：湿热蕴积中焦，呕甚而痞，中气不虚，或舌苔厚腻者，可去人参、甘草、大枣、干姜，加枳实 14g、生姜 9g 以下气消痞止呕。

小建中汤《伤寒论》

【原方】桂枝三两，甘草（炙）二两，大枣十二枚，芍药六两，生姜（切）三两，胶饴一升。上六味，以水七升，煮取三升，去渣，纳饴，更上微火消解。温服一升，日三服。

【用方要点】主症：腹中拘急疼痛，喜温喜按，舌淡，脉细弦。功用：温中补虚，和里缓急。

米烈汉临床经验用药量：桂枝 12g，芍药 24g，炙甘草 8g，生姜 12g，大枣 3 枚，胶饴 60g。加水煎煮两次，取汁 300ml，每日 1 剂，分 3 次，每服 100ml，餐后服用。服药期间宜避风寒、适劳逸、调饮食。呕吐或中满者不宜使用；阴虚火旺之胃脘疼痛忌用。

米烈汉用该方治中医之中焦虚寒、肝脾不和证。症见腹中拘急疼痛，喜温喜按，神疲乏力，虚怯少气；或心中悸动，虚烦不宁，面色无华；或伴四肢酸楚，手足烦热，咽干口燥，舌淡苔白，脉细弦。适用于现代医学之胃及十二指肠溃疡、溃疡性结肠炎、慢性肝炎、慢性胃炎、胃下垂、神经衰弱、再生障碍性贫血、血小板减少性紫癜、溶血性黄疸、功能性发热等，自汗、盗汗、儿童夜尿、尿频、虚寒性腹痛、虚劳遗精、痛经、崩漏、产后恶露不下、产后癫狂属中焦虚寒、肝脾不和者。

米烈汉运用该方常用加减：中焦寒重者，可加干姜 10.5g 以增强温中散寒之力；若兼有气滞者，可加木香 7g 行气止痛；便溏者，可加炒白术 14g 健脾燥湿止泻；面色萎黄、短气神疲者，加黄芪 30g、当归 14g 以补养气血。

（五）温里法

理中丸《伤寒论》

【原方】人参、干姜、甘草（炙）、白术各三两。上四味，捣筛，蜜和为丸，如鸡子黄许大。以沸汤数合，和一丸，研碎，温服之，日三四服，夜二服。腹中未热，益至三四丸，然不及汤。汤法：以四物，依两数切，用水八升，煮取三升，去滓，温服一升，日三服。服汤后如食顷，饮热粥一升许，微自温，勿发揭衣被。

【用方要点】主症：脘腹绵绵作痛，呕吐便溏，畏寒肢冷，舌淡，苔白，脉沉细。功用：温中祛寒，补气健脾。

米烈汉根据临床经验调整剂量：人参10g，干姜12g，炙甘草10g，白术15g。水煎服，温服，日服 3 次。湿热内蕴中焦或脾胃阴虚者禁用。

米烈汉运用该方治脾胃虚寒、阳虚失血等证。脾胃虚寒证：脘腹绵绵作痛，喜温喜按，呕吐，大便稀溏，脘痞食少，畏寒肢冷，口不渴，舌淡苔白润，脉沉细或沉迟无力。阳虚失血证：便血、吐血、衄血或崩漏等，血色暗淡，质清稀。脾胃虚寒所致胸痹；或病后多涎唾；或小儿慢惊等。该方还广泛用于急慢性胃肠炎、胃及十二指肠溃疡、胃痉挛、胃下垂、胃扩张、慢性结肠炎、胃痛、牙痛、肠易激综合征、糖尿病性腹泻、药物（氯氮平）性流涎、口腔溃疡、霍乱、咳嗽等属脾胃虚寒者。

米烈汉运用该方常用加减：若脐上筑者，肾气动也，去术，加桂四两；吐多者，去术，加生姜三两；下多者，还用术。悸者，加茯苓二两；渴欲得水者，加术，足前成四两半；腹中痛者，加人参，足前成四两半；寒者，加干姜，足前成四两半；腹满者，去术，加附子一枚；虚寒甚者，可加附子、肉桂各3g以增强温阳祛寒之力；呕吐甚者，可加生姜10g、半夏12g降逆和胃止呕；下利甚者，可加茯苓15g、白扁豆10g健脾渗湿止泻；阳虚失血者，可将干姜易为炮姜6g，加艾叶10g、灶心土6g温涩止血；胸痹，可加薤白10g、桂枝6g、枳实10g振奋胸阳，舒畅气机。

吴茱萸汤《伤寒论》

【原方】吴茱萸（洗）一升，人参三两，生姜（切）六两，大枣（擘）十二枚。上四味，以水七升，煮取二升，去滓。温服七合，日三服。

【用方要点】主症：食后欲吐，或巅顶头痛，干呕吐涎沫，畏寒肢凉，舌淡苔白滑，脉弦细而迟。功用：温中补虚，降逆止呕。

米烈汉根据临床经验调整剂量：吴茱萸 10g，人参 9g，生姜 9g，大枣 3 枚。水煎服，每日 1 剂，日服 3 次。胃热呕吐、阴虚呕吐或肝阳上亢之头痛均禁用本方。

米烈汉运用该方治肝胃虚寒、浊阴上逆证。症见：食后泛泛欲呕，或呕吐酸水，或干呕，或吐清涎冷沫，胸满脘痛，巅顶头痛，畏寒肢凉，甚则伴手足逆冷，大便泄泻，烦躁不宁，舌淡苔白滑，脉沉弦或迟。该方还广泛用于慢性胃炎、妊娠呕吐、神经性呕吐、消化性溃疡、神经性头痛、耳源性眩晕、原发性痛经、2 型糖尿病胃轻瘫、难治性肝功能异常、顽固性呕吐、泄泻等属肝胃虚寒者。

米烈汉运用该方常用加减：若呕吐较甚者，可加半夏 12g、陈皮 12g、砂仁 6g 等以增强和胃止呕之力；头痛较甚者，可加川芎 10g 以加强止痛之功。肝胃虚寒重证，可加干姜 6g、小茴香 6g 等温里祛寒。

四逆汤《伤寒论》

【原方】甘草（炙）二两，干姜一两半，附子（生用，去皮，破八片）一枚。上三味，以水三升，煮取一升二合，去滓，分温再服。强人可大用附子一枚、干姜三两。

【用方要点】主症：四肢厥逆，神衰欲寐，面色苍白，脉微细。功用：回阳救逆。

米烈汉临床经验用量：甘草 6g，干姜 9g，附子 6g（先煎）。水煎温服，每日 1 剂，日服 3 次。若服药后出现呕吐拒药者，可将药液置凉后服用。本方纯用辛热之品，中病手足温和即止，不可久服；真热假寒者忌用。

米烈汉运用该方治心肾阳衰寒厥证。症见：四肢厥逆，恶寒蜷卧，神衰欲寐，面色苍白，腹痛下利，呕吐不渴，舌苔白滑，脉微细。该方还广泛用于心肌梗死、心源性休克、心力衰竭、复发性口腔溃疡、急性胃肠炎吐泻过多、甲状腺功能减退或某些急证大汗而见休克属阳衰阴盛者、虚寒性痛经、阳虚型便秘或泄泻、阳虚型高血压、雷诺病、糖尿病下肢血管病变、子宫内膜异位症、冷性荨麻疹者。

米烈汉运用该方常用加减：若呕吐较甚者，可加半夏 12g、陈皮 12g、砂仁 6g 等以增强和胃止呕之力；头痛较甚者，可加川芎 10g 以加强止痛之功。肝胃虚寒重证，可加干姜 6g、小茴香 6g 等温里祛寒。

当归四逆汤《伤寒论》

【原方】当归三两，桂枝（去皮）三两，芍药三两，细辛三两，甘草（炙）

二两，通草二两，大枣（擘）二十五枚。上七味，以水八升，煮取三升，去滓。温服一升，日三服。

【用方要点】主症：手足厥寒，舌淡苔白，脉细欲绝。功用：温经散寒，养血通脉。

米烈汉临床经验用量：当归 12g，桂枝 9g，芍药 9g，细辛 3g，甘草 6g，通草 6g，大枣 8 枚。去滓，温服，每日 1 剂，日服 3 次。

米烈汉运用该方治血虚寒厥证。症见：手足厥寒，或腰、股、腿、足、肩臂疼痛，口不渴，舌淡苔白，脉沉细或细而欲绝。该方还广泛用于血栓闭塞性脉管炎、无脉症、脉痹、雷诺病、小儿麻痹、冻疮、妇女痛经、月经性偏头痛、产后身痛、肩周炎、颈椎病、风湿性关节炎、糖尿病周围神经病变、脱疽、血瘀性下肢动脉硬化、寒冷性多形性红斑、冠心病心绞痛、窦性心动过缓、多发性神经根炎、阴囊挛缩等属血虚寒凝者。

米烈汉运用该方常用加减：治腰、股、腿、足疼痛属血虚寒凝者，可酌加川续断 10g、牛膝 10g、鸡血藤 20g、木瓜 10g 等活血祛瘀之品；若加吴茱萸 6g、生姜 9g，又可治本方证内有久寒，兼有水饮呕逆者；若用治妇女血虚寒凝之经期腹痛，及男子寒疝、睾丸掣痛、牵引少腹冷痛、肢冷脉弦者，可酌加乌药 6g、茴香 6g、高良姜 10g、香附 14g 等理气止痛；若血虚寒凝所致的手足冻疮，不论初期未溃或已溃者，均可以本方加减运用。

阳和汤《外科证治全生集》

【原方】熟地一两，肉桂（去皮，研粉）一钱，麻黄五分，鹿角胶三钱，白芥子二钱，姜炭五分，生甘草一钱。煎服。

【用方要点】主症：患处漫肿无头，皮色不变，酸痛无热。功用：温阳补血，散寒通滞。

米烈汉根据临床经验调整剂量：熟地黄 30g，麻黄 4g，鹿角胶 9g（烊化），白芥子 6g，肉桂 3g，生甘草 3g，炮姜炭 6g，水煎服，每日 1 剂，日服 3 次。阳证疮疡红肿热痛，或阴虚有热，或疽已溃破者，不宜使用本方。

米烈汉运用该方治阴疽。症见：如贴骨疽、脱疽、流注、痰核、鹤膝风等，患处漫肿无头，皮色不变，酸痛无热，口中不渴，舌淡苔白，脉沉细或迟细。该方还广泛用于治疗骨结核、腹膜结核、结核性胸膜炎、慢性骨髓炎、骨膜炎、慢性淋巴结炎、类风湿关节炎、血栓闭塞性脉管炎、肌肉深部脓肿、糖尿病周围神经病变、窦性心动过缓、肩周炎、下肢红肿、子宫腺肌病、慢性支气管炎合并肺气肿、脱疽、甲状腺功能减退、寒冷性多形性红斑、窦性心动过缓、卵巢早衰、腰痛、下肢溃疡、雷诺病、子宫内膜异位、产后痹证、痰喘等属阴寒凝滞者。

米烈汉运用该方常用加减：若兼气虚不足者，可加党参 15g、黄芪 20g 等甘温补气。阴寒重者，可加附子3g温阳散寒；肉桂亦可改桂枝9g，加强温通血脉，和营通滞作用。

温经汤《金匮要略》

【原方】吴茱萸三两，当归二两，芍药、川芎各二两，人参、桂枝、阿胶、牡丹（去心）、生姜、甘草各二两，半夏半升，麦冬（去心）一升。上十二味，以水一斗，煮取三升，分温三服。

【用方要点】主症：月经不调，小腹冷痛，经血夹有瘀块，时有烦热，舌质暗红，脉细涩。功用：温经散寒，养血祛瘀。

米烈汉临床经验用药量：吴茱萸14g，当归15g，芍药14g，川芎10g，人参10g，桂枝6~10g，阿胶10g，牡丹皮14g，生姜9g，甘草10g，半夏10g，麦冬去心15g。上十一味，以水2000ml，煮取600ml，阿胶烊冲，每次200ml，分三次温服。月经不调属实热或无瘀血内阻者忌用，瘀热虚热明显者，宜慎用，服药期间忌食生冷之品。

米烈汉运用该方治冲任虚寒、瘀血阻滞证。症见：漏下不止，血色暗而有块，淋漓不畅，或月经超前或延后，或逾期不止，或一月再行，或经停不至，而见少腹里急，腹满，傍晚发热，手心烦热，唇口干燥，舌质暗红，脉细而涩。亦治妇人宫冷，久不受孕。该方还广泛用于功能性子宫出血、先兆流产、产后腹痛、不孕、慢性盆腔炎、围绝经期综合征、不孕不育症、痛经、月经不调、多囊卵巢综合征、乳腺增生症、子宫内膜单纯性增生症、产后腹痛、痤疮等辨证属冲任虚寒、瘀血阻滞者。

米烈汉运用该方常用加减：若小腹冷痛甚者，去牡丹皮、麦冬，加艾叶10g、小茴香10g，或桂枝易为肉桂10g，以增强散寒止痛之力；寒凝而气滞者，加香附14g、乌药14g以理气止痛；漏下不止而血色暗淡者，去牡丹皮，加炮姜10g、艾叶10g以温经止血；气虚甚者，加黄芪30g、白术14g以益气健脾；傍晚发热甚者，加银柴胡14g、地骨皮15g以清虚热。

生化汤《傅青主女科》

【原方】当归八钱，川芎三钱，桃仁（去皮尖，研）十四粒，黑姜五分，炙甘草五分。用黄酒、童便各半，煎服。

【用方要点】主症：产后恶露不行，小腹冷痛。功用：养血祛瘀，温经止痛。

米烈汉临床经验用药量：当归10~14g，川芎14g，桃仁10g，干姜炮黑3~6g，炙甘草6~9g。水煎服，或酌加黄酒同煎。若产后血热而有瘀滞者不宜使用；若恶露过多、出血不止，甚则汗出气短神疲者，当属禁用。

米烈汉运用该方治血虚寒凝，瘀血阻滞证。症见：产后恶露不行，小腹冷痛。该方还广泛用于产后子宫复旧不良、产后宫缩疼痛、胎盘残留、流产、药物流产、产后恶露不止、痛经等属产后血虚寒凝、瘀血内阻者。

米烈汉运用该方常用加减：若恶露已行而腹微痛者，可减去破血逐瘀的桃仁；若瘀滞较甚，腹痛较剧者，可加蒲黄 9g、五灵脂 9g、延胡索 10 ~ 14g、益母草 15 ~ 30g 等以祛瘀止痛；若小腹冷痛甚者，可加肉桂 10g 以温经散寒；若气滞明显者，加木香 12g、香附 14g、乌药 10g 等以理气止痛。

真武汤《伤寒论》

【原方】茯苓三两，芍药三两，白术二两，生姜（切）三两，附子（炮，去皮破八片）一枚。以水八升，煮取三升，去滓，温服七合，日三服。

【用方要点】主症：小便不利，肢体沉重或浮肿，舌质淡胖，苔白脉沉。功用：温阳利水。

米烈汉临床经验用药量：茯苓 14g，芍药 10g，白术 14g，生姜（切）10g，附子 6g。煎服方法：每日 1 剂，以水 600ml，煎煮两次，共取 300ml，分早、晚两次温服。湿热内停之尿少身肿者忌用。

米烈汉运用该方治阳虚水泛证。症见：畏寒肢厥，小便不利，心下悸动不宁，头目眩晕，身体筋肉瞤动，站立不稳，四肢沉重疼痛，浮肿，腰以下为甚；或腹痛，泄泻；或咳喘呕逆。舌质淡胖，边有齿痕，舌苔白滑，脉沉细。该方还广泛用于慢性肾小球肾炎、心源性水肿、慢性心力衰竭、抗张性心肌病心功能不全、卵巢癌术后、毛细血管渗漏综合征、2 型糖尿病并心力衰竭、糖尿病肾病、肾病综合征、中晚期胃癌、急性心肌梗死后心力衰竭、腹腔间室综合征、肾性尿崩症、腰椎间盘突出症、高血压病、帕金森病、慢性肾功能衰竭、肝癌癌性腹水、肝硬化顽固性腹水、慢性阻塞性肺疾病、甲状腺功能低下、慢性支气管炎、慢性肠炎、肠结核等属脾肾阳虚，水湿内停者。

米烈汉运用该方中常用加减：若水寒射肺而咳者，加干姜 10g、细辛 6g 温肺化饮，五味子 9g 敛肺止咳；阴盛阳衰而下利甚者，去芍药之阴柔，加干姜 10g 以助温里散寒；水寒犯胃而呕者，加重生姜 15g 用量以和胃降逆，可更加吴茱萸 10g，半夏 14g 以助温胃止呕；小便清长量多，加菟丝子 15g、补骨脂 15g 以温固下元；久病肾阳虚衰，见颜面浮肿、表情淡漠、形寒肢冷，加右归丸；久病阳虚及阴，症见腰酸遗精、口渴干燥、五心烦热，以左归丸加减。

实脾散《重订严氏济生方》

【原方】厚朴（去皮姜制）、炒白术、木瓜（去瓣）、木香（不见火）、草果仁、大腹子、附子（炮，去皮脐）、白茯苓（去皮）、干姜（炮）各一两，甘草（炙）半两。上㕮咀，每服四钱，水一盏半，生姜五片，大枣一枚，煎至七分，去滓，温服，不拘时服。

【用方要点】主症：身半以下肿甚，胸腹胀满，舌淡苔腻，脉沉迟。功用：

温阳健脾，行气利水。

米烈汉临床经验用药量：厚朴 14g，炒白术 14g，木瓜 10g，木香 10g，草果仁 10g，大腹子 10g，炮附子 6g，白茯苓 10g，炮干姜 10g，炙甘草 10g，生姜 10g，大枣 2 枚。使用方法：每日 1 剂，上药共研为细末，每服 6g，以水送服下，但因其制作方法不便，故临床上常用方法为煎汤服用，具体方法为以水 600ml，煮取 300ml，去滓，分早晚两次温服。若属阳水者，非本方所宜。

米烈汉运用该方治脾肾阳虚，水气内停之阴水。症见：身半以下肿甚，手足不温，口中不渴，胸腹胀满，大便溏薄，舌苔白腻，脉沉弦而迟者。该方还广泛用于慢性肾小球肾炎、心源性水肿、肝硬化腹水、癌性腹水、慢性肾炎、狼疮性肾炎、肾病综合征、糖尿病、肺心病顽固性水肿、老年慢性支气管炎、慢性心力衰竭、特发性水肿等属于脾肾阳虚气滞者。

米烈汉运用该方常用加减：若气短乏力，倦怠懒言者，可加黄芪 30g 补气以助行水；小便不利、水肿甚者，可加车前子 30g、猪苓 15g、泽泻 15g 以增利水消肿之功；大便秘结者，可加牵牛子 15g 以通利二便；便溏者加生薏苡仁 30g、莲子 10g；腰痛者杜仲 15g、续断 15g、狗脊 20g、巴戟天 14g；尿蛋白阳性者加金樱子 30g、党参 15g、石韦 15g、芡实 15g；心悸怔忡者，加重附子用量，并加生龙骨 30g、灵磁石 30g；肝区胀痛者加青皮 10g、三棱 9g、莪术 9g。

暖肝煎《景岳全书》

【原方】当归二三钱，枸杞子三钱，茯苓二钱，小茴香二钱，肉桂一二钱，乌药二钱，沉香（木香亦可）一钱，水一盏半，加生姜三五片，煎七分，食远温服。

【用方要点】主症：睾丸、疝气或少腹疼痛，畏寒喜温，舌淡苔白，脉沉迟。功用：温补肝肾，行气止痛。

米烈汉临床经验用药量：当归 15g，枸杞子 12g，小茴香 10g，肉桂 10g，乌药 10g，沉香 10g，茯苓 14g。上 7 味药加水 300ml，加生姜 3~5 片，煎至 210ml，空腹时温服。若因湿热下注，阴囊红肿热痛者，切不可误用。

米烈汉运用该方治肝肾不足，寒滞肝脉证。症见：睾丸冷痛，或小腹疼痛，疝气痛，畏寒喜暖，舌淡苔白，脉沉迟。该方还广泛用于精索静脉曲张、睾丸炎、附睾炎、鞘膜积液、腹股沟疝、不稳定性心绞痛、原发性痛经、溃疡性结肠炎、肋间神经痛、失眠、男性不育、慢性阑尾炎、慢性前列腺炎、尿结石等属肝肾不足、寒凝气滞者。

米烈汉运用该方常用加减：原书于方后说"如寒甚者加吴茱萸、干姜，再甚者加附子"。说明寒有轻重，用药亦当相应增减，否则药不及病，疗效必差。若腹痛甚者，加香附 12g 行气止痛；睾丸痛甚者，加青皮 12g、橘核 9g 疏肝理气。

乌梅丸《伤寒论》

【原方】乌梅三百枚，细辛六两，干姜十两，黄连十六两，当归四两，附子（炮，去皮）六两，蜀椒（出汗）四两，桂枝（去皮）六两，人参六两，黄柏六两。上十味，异捣筛，合治之，以苦酒渍乌梅一宿，去核，蒸之五斗米下，饭熟捣成泥，和药令相得，内臼中，与蜜杵二千下，丸如梧桐子大，先食饮服十丸，日三服，稍加至二十丸，禁生冷滑物臭食等。

【用方要点】主症：腹痛时作，烦闷呕吐，常自吐蛔，手足厥冷。功用：温脏安蛔。

米烈汉临床经验用药量：乌梅30g，炮附子12g，细辛6g，干姜10g，黄连6g，当归10g，蜀椒10g，桂枝10g，人参15g，黄柏10g。每日1剂，煎煮两次，共取300ml，分早晚两次温服。服用期间，禁食生冷油腻。

米烈汉运用该方治脏寒蛔厥证。症见：脘腹阵痛，烦闷呕吐，时发时止，得食则吐，甚则吐蛔，手足厥冷；或久泻久痢。该方还广泛用于胆道蛔虫症、肠蛔虫症、蛔虫性肠梗阻、慢性痢疾、慢性胃肠炎、溃疡性结肠炎、肠易激综合征、功能性消化不良、绝经综合征、胃癌术后反流征、夜间哮喘、肠息肉、慢性胆囊炎、胆石症、高血压、肺源性心脏病、白塞综合征、雷诺综合征、慢性盆腔炎、嗜酸粒细胞增多症、功能性子宫出血、妊娠恶阻、慢性荨麻疹、病态窦房结综合征、老年性皮肤瘙痒症、神经性头痛、糖尿病黎明现象等证属寒热错杂、气血虚弱者。

米烈汉运用该方常用加减：安蛔为主，杀虫之力较弱，临床运用时可酌加使君子、苦楝根皮、榧子、槟榔等以增强驱虫作用。若热重者可去附子、干姜；寒重者可减黄连、黄柏；口苦，心下疼热甚者重用乌梅30~50g，黄连6~15g，并加川楝子14g、白芍10g；无虚者可去人参、当归；呕吐者可加吴茱萸14g、半夏14g、生姜10g；大便不通者，可加炒大黄15g，枳实14g以加速排泄虫体虫卵。

（六）清里法

白虎汤《伤寒论》

【原方】知母六两，石膏（碎）一斤，甘草（炙）二两，粳米六合。上四味，以水一斗，煮米熟，汤成去滓，温服一升，日三服。

【用方要点】主症：身大热，汗大出，口大渴，脉洪大。功用：清热生津。

米烈汉根据临床经验调整剂量：石膏30g，知母14g，甘草9g，粳米9g。上四味，以水2000ml，去滓，纳粳米，煮米熟，汤成去米，温服200ml，日三服。表证未解的无汗发热、口不渴者；脉见浮细或沉者；血虚发热、脉洪不胜重按者；真寒假热的阴盛格阳证等均不可误用。

米烈汉运用该方治气分热盛证。症见：壮热面赤，烦渴引饮，汗出恶热，脉洪大有力。该方还广泛用于感染性疾病，如大叶性肺炎、流行性乙型脑炎、流行性出血热、牙龈炎以及小儿夏季热、糖尿病、风湿性关节炎等属气分热盛者。

米烈汉运用该方常用加减：若气血两燔，引动肝风，见神昏谵语、抽搐者，加羚羊角15g、水牛角15g以凉肝息风；若兼阳明腑实，见神昏谵语、大便秘结、小便赤涩者，加大黄14g、芒硝15g以泻热攻积；消渴病而见烦渴引饮，属胃热者，可加天花粉24g、芦根12g、麦冬15g等以增强清热生津之力。

竹叶石膏汤《伤寒论》

【原方】竹叶二把，石膏一斤，半夏（洗）半升，麦冬（去心）一升，人参二两，甘草（炙）二两，粳米半升。上七味，以水一斗，煮取六升，去滓；纳粳米，煮米熟，汤成去米，温服一升，日三服。

【用方要点】主症：身热多汗，气逆欲呕，烦渴喜饮，舌红少津，脉虚数。功用：清热生津，益气和胃。

按汉代度量衡折算，原方：竹叶68g，石膏220g，半夏28g，麦冬66g，人参28g，炙甘草28g，粳米半升。米烈汉根据临床经验调整剂量：竹叶14g，石膏30g，半夏10g，麦冬14g，党参20g，炙甘草10g，粳米10g。上七味，以水2000ml，煮取1200ml，去滓，内粳米，煮米熟，汤成去米，温服200ml，日三服。内有痰湿，或阳虚发热，均应忌用。

米烈汉运用该方治伤寒、温病、暑病余热未清，气津两伤证。症见：身热多汗，心胸烦闷，气逆欲呕，口干喜饮，或虚烦不寐，舌红苔少，脉虚数。该方还广泛用于麻疹、流感、乙脑、流脑、肺炎、肺结核、小儿夏季热、糖尿病、外科手术发热、癌肿发热、肿瘤放疗化疗后呕吐、产后感染、口腔炎、梅尼埃病等，属余热未清、气津两伤者。

米烈汉运用该方常用加减：若胃阴不足，胃火上逆，口舌糜烂，舌红而干，可加石斛14g、天花粉24g等以清热养阴生津；胃火炽盛，消谷善饥，舌红脉数者，可加知母14g、天花粉24g以增强清热生津之效；气分热犹盛，可加知母14g、黄连6g增强清热之力。

清营汤《温病条辨》

【原方】犀角三钱，生地黄五钱，玄参三钱，竹叶心一钱，麦冬三钱，丹参二钱，黄连一钱五分，金银花三钱，连翘（连心用）二钱。水八杯，煮取三杯，日三服。

【用方要点】主症：身热夜甚，神烦少寐，斑疹隐隐，舌绛而干，脉数。功用：清营解毒，透热养阴。

按清朝度量衡折算，原方用量：犀角（水牛角代）12g，生地黄20g，玄参

12g，竹叶心 4g，麦冬 12g，丹参 8g，黄连 6g，金银花 12g，连翘 8g。米烈汉根据临床经验调整剂量：水牛角（先煎）30g，生地黄 14g，玄参 14g，竹叶心 10g，麦冬 14g，丹参 30g，黄连 6g，金银花 15g，连翘 15g。加水煎煮两次，取汁 400ml，每日 1 剂，分两次，每服 200ml。使用本方应注意舌诊，原著云："舌白滑者，不可与也。"并在该条自注中说："舌白滑，不惟热重，湿亦重矣，湿重忌柔润药。"以防滋腻而助湿留邪。

米烈汉运用该方治热入营分证。症见：身热夜甚，神烦少寐，时有谵语，日常喜开或喜闭，口渴或不渴，斑疹隐隐，脉细数，舌绛而干。该方还广泛用于乙型脑炎、流行性脑脊髓膜炎、败血症、肠伤寒、血栓闭塞性脉管炎、手足口病、急性高热、脓毒症、产后精神障碍、躁狂状态、寻常型银屑病、烧烫伤或其他热性病证属热入营分者。

米烈汉运用该方常用加减：若寸脉大，舌干较甚者，可去黄连，以免苦燥伤阴；若热陷心包而窍闭神昏者，可与安宫牛黄丸或至宝丹合用以清心开窍；若营热动风而见痉厥抽搐者，可配用紫雪丹，或酌加羚羊角 15g、钩藤 14g、地龙 10g 以息风止痉；若兼热痰，可加鲜竹沥 14g、天竺黄 10g、浙贝母 14g 之属清热涤痰；营热多系由气分传入，如气分热邪犹盛，可重用金银花 30g、连翘 30g、黄连 10g，或加石膏 30g、知母 10g、大青叶 10g、板蓝根 14g、贯众 10g 之属，增强清热解毒之力。

犀角地黄汤《小品方》

【原方】芍药三分，地黄半斤，牡丹皮一两，犀角屑一两。上四味切，以水一斗，煮取四升，去滓温服一升，日二三服，有热如狂者，加黄芩二两，其人脉大来迟，腹不满，自言满者为无热，不用黄芩。

【用方要点】主症：各种失血，斑色紫黑，神昏谵语，身热舌绛。功用：清热解毒，凉血散瘀。

根据唐代衡制折算，原方：犀角（水牛角代）14g，生地黄 110g，芍药 1.2g，牡丹皮 14g。米烈汉根据临床经验调整剂量：犀角（水牛角代）先煎 30g，生地黄 30g，芍药 14g，牡丹皮 10g。上药四味，以水 2000ml，煮取 800ml，去滓温服 200ml，分二三服。（水牛角镑片先煎，余药后下）。本方寒凉清滋，对于阳虚失血、脾胃虚弱者忌用。

米烈汉运用该方治热入血分证。症见：①热扰心神，身热谵语，舌绛起刺，脉细数；②热伤血络，斑色紫黑、吐血、衄血、便血、尿血等，舌红绛，脉数；③蓄血瘀热，喜忘如狂，漱水不欲咽，大便色黑易解等。该方还广泛用于重症肝炎、肝昏迷、弥散性血管内凝血、尿毒症、过敏性紫癜、急性白血病、败血症、冬季血热型白疕、难治性丙型肝炎、系统性红斑狼疮、痛风、带状疱疹等属血分热盛者。

米烈汉运用该方常用加减：若见蓄血、喜忘如狂者，系热燔血分，邪热与瘀血互结，可加大黄10g、黄芩12g以清热逐瘀与凉血散瘀同用；郁怒而夹肝火者，加柴胡14g、黄芩14g、栀子12g以清泻肝火；用治热迫血溢之出血证，可酌加白茅根20g、侧柏炭10g、小蓟10g等以增强凉血止血之功。

黄连解毒汤《肘后备急方》

【原文】 又前军督护刘车者，得时疾三日已汗解，因饮酒复剧，苦烦闷干呕，口燥呻吟，错语不得卧，余思作此黄连解毒汤方：黄连三两，黄芩、黄柏各二两，栀子（擘）十四枚。上四味切，以水六升，煮取二升，分二服，一服目明，再服进粥，于此渐瘥，余以疗凡大热盛、烦呕、呻吟、错语不得眠，皆佳，传语诸人，用之亦效，此直解热毒，除酷热，不必饮酒剧者，此汤疗五日中神效。忌猪肉冷水。

【用方要点】 主症：大热烦躁，口燥咽干，舌红苔黄，脉数有力。功用：泻火解毒。

根据唐代衡制折算，原方：黄连120g，黄芩80g，黄柏80g，栀子14枚。米烈汉根据临床经验调整剂量：黄连10g，黄芩12g，黄柏10g，栀子12g。上4味，加水煎煮两次，取汁400ml，每日1剂，分两次，每服200ml。本方为大苦大寒之剂，久服或过量易伤脾胃，非火盛者不宜使用。

米烈汉运用该方治三焦火毒证。症见：大热烦躁，口燥咽干，错语不眠；或热病吐血、衄血；或热甚发斑，或身热下利，或湿热黄疸；或外科痈疡疔毒，小便黄赤，舌红苔黄，脉数有力。该方还广泛用于败血症、痢疾、肺炎、泌尿系感染、流行性脑脊髓膜炎、乙型脑炎及感染性炎症等属热毒为患者。

米烈汉运用该方常用加减：便秘者，加酒大黄30g以泻下焦实热；吐血、衄血、发斑者，酌加玄参14g、生地黄14g、牡丹皮10g以清热凉血；发黄者，加茵陈蒿20g、酒大黄20g以清热祛湿退黄；疔疮肿毒者，加蒲公英14g、金银花15g、连翘15g增强清热解毒之力。

清燥救肺汤《医门法律》

【原方】 桑叶（经霜者，去枝、梗净叶）三钱，石膏（煅）二钱五分，甘草一钱，人参七分，胡麻仁（炒研）一钱，真阿胶八分，麦冬（去心）一钱二分，杏仁（泡，去皮尖，炒黄）七分，枇杷叶（刷去毛，蜜涂炙黄）一片。水一碗，煎六分，频频二三次，滚热服。

【用方要点】 主症：身热，干咳无痰，气逆而喘，舌红少苔，脉虚大而数。功用：清燥润肺，养阴益气。

米烈汉临床经验用药量：桑叶14g，煅石膏30g，甘草10g，人参15g，胡麻仁 14g，阿胶 3g，麦冬 15g，杏仁 10g，枇杷叶 10g。煎服方法：每日 1 剂，煎煮两次，共取 300ml，分两次热服。脾虚或痰湿者不宜使用。

米烈汉运用该方治温燥伤肺，气阴两伤证。症见：身热头痛，干咳无痰，气逆而喘，咽喉干燥，鼻燥，心烦口渴，胸满胁痛，舌干少苔，脉虚大而数。该方还广泛用于肺炎、支气管哮喘、急慢性支气管炎、肺气肿、肺结核、支气管扩张、原发性支气管肺癌、干燥综合征、慢性咽炎、慢性咳嗽、小儿反复呼吸道感染、过敏性紫癜、妊娠恶阻、放射性肺炎、萎缩性鼻炎、肺癌、老年便秘、特发性肺纤维化、手足皲裂症、扁桃体炎、咳嗽变异性哮喘等属燥热犯肺、气阴两伤者。

米烈汉运用该方常用加减：若燥热灼津成痰，痰多难咳者，加川贝母 14g、瓜蒌 14g 以润燥化痰；热甚者，加水牛角 30g 以清热凉血；若燥热动血，咳嗽咯血者，去人参，加水牛角 30g、白及 10g、生地黄 14g；阴虚盗汗，加乌梅 30g、浮小麦 30g 收敛止涩；肺不敛气，咳而气促者，加五味子 9g、诃子 10g 以敛肺气；阴虚潮热者，加银柴胡 10g、地骨皮 10g、鳖甲 15g 以清虚热。

凉膈散《太平惠民和剂局方》

【原方】川大黄、朴硝、甘草（炙）各二十两，山栀子仁、薄荷叶（去梗）、黄芩各十两，连翘二斤半。上粗末，每服二钱，水一盏，入竹叶七片，蜜少许，煎至七分，去滓，食后温服。小儿可服半钱，更随岁数加减服之。得利下住服（现代用法：上药共为粗末，每服 6～12g，加竹叶 3g，蜜少许，水煎服。亦可作汤剂煎服）。

【用方要点】主症：胸膈烦热，面赤唇焦，烦躁口渴，舌红苔黄，脉数。功用：泻火通便，清上泄下。

根据宋代衡制折算，原方：川大黄、芒硝、炙甘草各 800g，山栀子、薄荷叶、黄芩各 400g，连翘 1266g；米烈汉根据临床经验调整剂量：川大黄 6g，芒硝 10g，山栀子 12g，薄荷叶 3g，黄芩 10g，连翘 30g，竹叶 14g，炙甘草 10g。上七味，加水煎煮两次，取汁 400ml，每日 1 剂，分两次，食后温服。每服 200ml。中病即止。

米烈汉运用该方治上、中焦邪郁生热证。症见：烦躁口渴，面赤唇焦，胸膈烦热，口舌生疮，睡卧不宁，谵语狂妄，或咽痛吐衄，便秘溲赤，或大便不畅，舌红苔黄，脉滑数。该方还广泛用于咽炎、口腔炎、急性扁桃体炎、胆道感染、急性黄疸型肝炎、流行性腮腺炎、小儿高热等属上、中焦火热者。

米烈汉运用该方常用加减：若热毒壅阻上焦，症见壮热，口渴，烦躁，咽喉红肿，大便不燥者，可去芒硝，加石膏 30g，桔梗 10g，以增强清热凉膈之功。

普济消毒饮《东垣试效方》

【原方】 黄芩（酒炒）、黄连（酒炒）各五钱，陈皮（去白）、生甘草、玄参、柴胡、桔梗各二钱，连翘、板蓝根、马勃、牛蒡子、薄荷各一钱，僵蚕、升麻各七分。上药为末，汤调，时时服之，或蜜拌为丸，嚼化。

【用方要点】 主症：头面红肿焮痛，恶寒发热，舌红苔白兼黄，脉浮数。功用：清热解毒，疏风散邪。

根据金代衡制折算，原方：黄芩20g，黄连20g，陈皮8g，生甘草8g，玄参8g，柴胡8g，桔梗8g，连翘4g，板蓝根4g，马勃4g，牛蒡子4g，薄荷4g，僵蚕2.8g，升麻2.8g。上药为末，汤调，时时服之，或蜜拌为丸，嚼化；此方临床多作汤剂服用。米烈汉根据临床经验调整剂量：黄芩10g，黄连10g，陈皮10g，玄参14g，桔梗14g，连翘15g，板蓝根15g，马勃6g，牛蒡子10g，薄荷3g，僵蚕10g，升麻7g，柴胡14g，生甘草6g。上14味，加水煎煮两次，取汁400ml，每日1剂，分两次，每服200ml。

米烈汉运用该方治大头瘟。症见：恶寒发热，头面红肿焮痛，目不能开，咽喉不利，舌燥口渴，舌红苔白兼黄，脉浮数有力。该方还广泛用于丹毒、腮腺炎、急性扁桃体炎、淋巴结炎伴淋巴管回流障碍、鼻咽癌患者放射性口腔黏膜反应、亚急性甲状腺炎、痤疮、头面部带状疱疹、上呼吸道感染、扁平疣、局限性硬皮病、儿童急性附睾炎、喉源性咳嗽、角膜炎等属风热邪毒为患者。

米烈汉运用该方常用加减：若大便秘结者，可加酒大黄30g以泻热通便；腮腺炎并发睾丸炎者，可加川楝子6g、龙胆草10g以泻肝经湿热。

仙方活命饮《校注妇人良方》

【原方】 治一切疮疡，未成者即散，已成者即溃，又止痛消毒之良剂也。白芷、贝母、防风、赤芍药、当归尾、甘草节、皂角刺（炒）、穿山甲（炙）、天花粉、乳香、没药各一钱，金银花、陈皮各三钱。上用酒一大碗，煎五七沸服。（"神仙活命饮"中"白芷七分"）

【用方要点】 主症：局部红肿焮痛，甚则伴有身热凛寒，脉数有力。功用：清热解毒，消肿溃坚，活血止痛。

根据宋代衡制折算，原方：白芷2.8g，贝母、防风、赤芍药、当归尾、甘草节、皂角刺炒、炙穿山甲、天花粉、乳香、没药各4g，金银花、陈皮各12g。米烈汉根据临床经验调整剂量：金银花15g，白芷10g，贝母14g，防风10g，赤芍12g，当归尾15g，炒皂角刺10g，炙穿山甲3g，天花粉14g，乳香7g，没药7g，陈皮10g，炙甘草10g，上13味，加水煎煮两次，取汁400ml，每日1剂，分两次，每服200ml。本方除煎煮取汁内服外，其药渣可捣烂外敷。本方只可用于痈肿未溃之前，若已溃断不可用；本方性偏寒凉，阴证疮疡忌用；脾胃本虚，气血不足者均应慎用。

米烈汉运用该方治阳证痈疡肿毒初起。症见：红肿焮痛，或身热凛寒，苔薄白或黄，脉数有力。该方还广泛用于蜂窝织炎、化脓性扁桃体炎、乳腺炎、脓疱疮、疖肿、深部脓肿、消化道溃疡、反流性食管炎、子宫颈炎、急性肛周脓肿、重度痤疮、溃疡性结肠炎、糖尿病足、小儿髋关节滑膜炎、急性骨髓炎、精液不化症、妇科术后感染、急性盆腔炎、血栓闭塞性脉管炎等属阳证、实证者。

米烈汉运用该方常用加减：红肿痛甚，热毒重者，可加蒲公英15g、连翘30g、紫花地丁15g、野菊花15g等以加强清热解毒之力；便秘者，加大黄6g以泻热通便；血热盛者加牡丹皮10g以凉血；气虚者加黄芪30g以补气；不善饮酒者可用酒水各半或用清水煎服。此外，还可以根据疮疡肿毒所在部位的不同，适当加入引经药，以使药力直达病所。

导赤散《小儿药证直诀》

【原方】生地黄、木通、生甘草梢各等份。上药为末，每服三钱，水一盏，入竹叶同煎至五分，食后温服。水煎服，用量按原方比例酌情增减。

【用方要点】主症：心胸烦热，口渴，口舌生疮或小便赤涩，舌红脉数。功用：清心利水养阴。

原方无量，米烈汉根据原比例调整剂量：生地黄14g，木通10g，竹叶12g，生甘草6g。上4味，加水煎煮两次，取汁400ml，每日1剂，分两次，每服200ml。方中木通苦寒，生地黄阴柔寒凉，故脾胃虚弱者慎用。

米烈汉运用该方治心经火热证。症见：心胸烦热，口渴面赤，意欲饮冷，以及口舌生疮；或心热移于小肠，小便赤涩刺痛，舌红，脉数。该方还广泛用于口腔炎、鹅口疮、小儿夜啼等属心经有热者；急性泌尿系感染属下焦湿热者；顽固性失眠、鼻咽癌放化疗中鼻咽出血、复发性口腔溃疡、老年性尿路感染、寻常痤疮、慢性前列腺炎、婴儿湿疹、神经性尿频、病毒性心肌炎亦可加减治之。

米烈汉运用该方常用加减：若心火较盛，可加黄连6g以清心泻火；心热移于小肠，小便不通，可加车前子20g、赤茯苓10g，以增强清热利水之功；阴虚较甚，加麦冬10g，增强清心养阴之力；小便淋涩明显，加萹蓄10g、瞿麦10g、滑石10g之属，增强利尿通淋之效；出现血淋，可加白茅根20g、小蓟10g、旱莲草10g凉血止血。

龙胆泻肝汤《医方集解》

【原方】龙胆（酒炒）、黄芩（炒）、栀子（酒炒）、泽泻、木通、当归（酒炒）、生地黄（酒炒）、柴胡、生甘草、车前子（原书无用量）。

【用方要点】主症：口苦溺赤，舌红苔黄，脉弦数有力。功用：清泻肝胆实火，清利肝经湿热。

原方无剂量；此方可制成丸剂，每服 6～9g，每日 2 次，温开水送下；亦可作水煎剂，米烈汉根据临床经验调整剂量为：龙胆草 12g，黄芩 10g，栀子 12g，泽泻 10g，木通 6g，当归 10g，生地黄 15g，柴胡 12g，生甘草 6g，车前子 30g。上 10 味，加水煎煮两次，取汁 400ml，每日 1 剂，分两次口服，每服 200ml。方中药多苦寒，易伤脾胃，故对脾胃虚寒和阴虚阳亢之证，皆非所宜。

米烈汉运用该方治肝胆实火上炎、肝经湿热下注等证。肝胆实火上炎证：头痛目赤，胁痛，口苦，耳聋，耳肿，舌红苔黄，脉弦数有力。肝经湿热下注证：阴肿，阴痒，筋痿，阴汗，小便淋浊，或妇女带下黄臭等，舌红苔黄腻，脉弦数有力。该方还广泛用于顽固性偏头痛、头部湿疹、高血压、急性结膜炎、虹膜睫状体炎、外耳道疖肿、鼻炎、急性黄疸型肝炎、急性胆囊炎，以及泌尿生殖系炎症、急性肾盂肾炎、急性膀胱炎、尿道炎、外阴炎、睾丸炎、腹股沟淋巴腺炎、急性盆腔炎、带状疱疹等病属肝经实火、湿热者。

米烈汉运用该方常用加减：若肝胆实火较盛，可去木通、车前子，加黄连 10g 以助泻火之力；若湿盛热轻者，可去黄芩、生地黄，加滑石 30g、薏苡仁 20g 以增强利湿之功；若玉茎生疮，或便毒悬痈，以及阴囊肿痛，红热甚者，可去柴胡，加连翘 30g、黄连 10g、大黄 6g 以泻火解毒。

左金丸《丹溪心法》

【原方】黄连六两，吴茱萸一两或半两。共为末，水丸或蒸饼丸，白汤下五十丸。

【用方要点】主症：呕吐吞酸，胁痛口苦，舌红苔黄，脉弦数。功用：清泻肝火，降逆止呕。

根据元代衡制折算，原方用量：黄连 240g，吴茱萸 40g。米烈汉经验作为汤剂调整剂量：黄连 18g，吴茱萸 3g。上两味，加水煎煮两次，取汁 400ml，每日 1 剂，分两次，每服 200ml。

米烈汉运用该方治肝火犯胃证。症见：胁肋疼痛，嘈杂吞酸，呕吐口苦，舌红苔黄，脉弦数。该方还广泛用于胃炎、食管炎、胃溃疡等属肝火犯胃者。

米烈汉运用该方常用加减：黄连与吴茱萸用量比例为 6:1。吞酸重者，加乌贼骨 30g、煅瓦楞子 30g 以制酸止痛；胁肋疼甚者，可合四逆散以加强疏肝和胃之功；若腹痛吐酸，腹痛泄泻，加白芍 12g 缓急解痉止痛；若见下痢赤白相兼，腹痛，里急后重，加木香 6g 行气化滞。

苇茎汤《外台秘要》

【原方】锉苇一升，薏苡仁半升，桃仁（去尖、皮）五十枚，瓜蒌半升。上四味，咀，以水一升，先煮苇得五升，去滓，悉纳诸药，煮取二升，分再服，当吐如脓。

【用方要点】主症：胸痛，咳嗽，吐腥臭痰或吐脓血，舌红苔黄腻，脉数。功用：清肺化痰，逐瘀排脓。

原方无量，米烈汉根据经验调整剂量：苇茎 14g，薏苡仁 20g，桃仁 10g，瓜蒌 20g。上 4 味，加水 2000ml 先煮苇茎，取汁 1000ml，纳诸药，取汁 400ml，每日 1 剂，分两次，每服 200ml。

米烈汉运用该方治肺痈热毒壅滞、痰瘀互结证。症见：身有微热，咳嗽痰多，甚则咳吐腥臭脓血，胸中隐隐作痛，舌红苔黄腻，脉滑数。该方还广泛用于肺脓肿、大叶性肺炎、支气管炎、百日咳、慢性阻塞性肺疾病、肺心病、支气管扩张、肺癌并发恶性胸腔积液、鼻渊、小儿支气管炎、小儿支原体肺炎、小儿咳嗽变异性哮喘、放射性肺炎等属肺热痰瘀互结者。

米烈汉运用该方常用加减：肺痈之将成或已成，均可使用本方。若肺痈脓未成者，宜加金银花 30g、鱼腥草 30g 以增强清热解毒之功；脓已成者，可加桔梗 10g、贝母 14g 以增强化痰排脓之效；若肺热壅盛，壮热，心烦，口渴汗多者，加知母 10g、生石膏 30g、黄连 10g、山栀子 12g 清火泄热；热壅络瘀，胸痛，加乳香 10g、没药 10g、郁金 14g、赤芍 14g 以通瘀和络；痰热郁肺，咳痰黄稠，加桑白皮 14g、瓜蒌 20g、海蛤石 10g 清化痰热；痰浊阻肺，咳而喘满，咳痰脓浊量多，不得平卧，加葶苈子 14g、大黄 6g 泻肺通腑泄浊；络伤血溢，咯血，加牡丹皮 10g、藕节 10g、白茅根 20g，另服三七 3g、白及 5g 以凉血止血。

泻白散《小儿药证直诀》

【原文】地骨皮、桑白皮（炒）各一两，甘草（炙）一钱。上药锉散，入粳米一撮，水两小盏，煎七分，食前服。

【用方要点】主症：咳喘气急，皮肤蒸热，舌红苔黄，脉细数。功用：清泻肺热，止咳平喘。

根据宋代衡制折算，原方用量：地骨皮 40g，桑白皮 40g，炙甘草 4g，粳米一撮。米烈汉根据临床经验调整剂量：地骨皮 30g，桑白皮 14g，炙甘草 10g，粳米 30g。上 4 味，加水煎煮两次，取汁 400ml，每日 1 剂，分两次，每服 200ml。本方药性平和，尤宜于正气未伤、伏火不甚者。风寒咳嗽或肺虚喘咳者不宜使用。

米烈汉运用该方治肺热喘咳证。症见：气喘咳嗽，皮肤蒸热，日晡尤甚，舌红苔黄，脉细数。该方还广泛用于小儿麻疹初期、肺炎或支气管炎、小儿毛细血管性肺炎、小儿慢性咳嗽、支气管扩张症、小儿功能性便秘、寻常型痤疮、急性呼吸窘迫综合征等属肺中伏火郁热者。

米烈汉运用该方常用加减：肺经热重者，可加黄芩 12g、知母 10g 等以增强清泄肺热之效；燥热咳嗽者，可加瓜蒌皮 14g、川贝母 14g 等润肺止咳；阴虚潮热者，加银柴胡 14g、鳖甲 10g、地骨皮 20g 滋阴退热；热伤阴津，烦热口渴者，加天花粉 30g、芦根 20g 清热生津；兼见肝火较甚，头晕目赤，心烦易怒，加牡丹皮 10g、栀子 12g 清肝泻火。

清气化痰丸《医方考》

【原方】陈皮（去白）、杏仁（去皮尖）、枳实（麸炒）、黄芩（酒炒）、瓜蒌仁（去油）、茯苓各一两，胆南星、制半夏各一两半，姜汁为丸。每服二至三钱，温开水送下。

【用方要点】主症：咳痰黄稠，胸膈痞闷，舌红苔黄腻，脉滑数。功用：清热化痰，理气止咳。

米烈汉临床经验用药量：陈皮 10g，杏仁 14g，枳实 14g，黄芩 10g，瓜蒌 14g，茯苓 14g，胆南星 21g，制半夏 15g。上药共研为细末，姜汁为丸，每服 6 ~ 9g，分早晚两次温开水服下，小儿酌减；亦可作汤剂，加生姜水煎服。证属寒痰者慎用。

米烈汉运用该方治痰热咳嗽。症见：咳嗽气喘，咳痰黄稠，胸膈痞闷，甚则气急呕恶，烦躁不宁，舌质红，苔黄腻，脉滑数。该方还广泛用于肺炎、急性支气管炎、慢性支气管炎急性发作、大叶性肺炎、急慢性咳喘、脑卒中后肺部感染、耳鸣、口臭、鼻咽癌、小儿支原体肺炎、慢性阻塞性肺疾病稳定期等属痰热内结者。

米烈汉运用该方常用加减：若痰多气急者，可加鱼腥草 30g、桑白皮 15g；痰稠胶黏难咳者，可减半夏用量，加青黛 10g、蛤粉 10g；恶心呕吐明显者，加竹茹 6g；烦躁不眠者，可去黄芩 10g，加清热除烦之黄连 6g、山栀子 10g，并酌加琥珀粉 15g、远志 15g 等宁心安神之品。

清胃散《脾胃论》

【原方】生地黄、当归身各三分，牡丹皮半钱，黄连（拣净，如黄连不好，再加二分；如夏月倍之，大抵黄连临处，增减无定）六分，升麻一钱。上药为细末，都作一服，水一盏半，煎至七分，去滓，放冷服之。

【用方要点】主症：牙痛牵引头痛，口气热臭，舌红苔黄，脉滑数。功用：清胃凉血。

根据元代衡制折算，原方用量：生地黄、当归各 1.2g，牡丹皮 2g，黄连 2.4g，升麻 4g，如黄连不好再加 0.8g，如夏月，黄连量加倍用。米烈汉根据临床经验调整剂量：生地黄 14g，当归 15g，牡丹皮 10g，升麻 7g。上 4 味，加水煎煮两次，取汁 400ml，每日 1 剂，分 2 次，每服 200ml。放冷服之。牙痛属风寒及肾虚火炎者不宜。

米烈汉运用该方治胃火牙痛。症见：牙痛牵引头疼，面颊发热，其齿喜冷恶热，或牙宣出血，或牙龈红肿溃烂，或唇舌腮颊肿痛，口气热臭，口干舌燥，舌红苔黄，脉滑数。该方还广泛用于口腔炎、牙周炎、三叉神经痛、复发性口腔溃疡、小儿功能性便秘、鼻咽癌放化疗中的鼻咽出血、急性冠周炎、小儿鼻出血、小儿疱疹性咽峡炎、慢性糜烂性胃炎、胆汁反流性胃炎、激素性皮炎等属胃火上攻者。

米烈汉运用该方常用加减：若兼肠燥便秘者，可加大黄 10g 以导热下行；口渴饮冷者，加重石膏用量达 30g，再加玄参 14g、天花粉 30g 以清热生津；胃火炽盛之牙衄，可加川牛膝 14g 导血热下行。

葛根黄芩黄连汤《伤寒论》

【原方】葛根半斤，甘草（炙）二两，黄芩三两，黄连三两。上四味，以水八升，先煮葛根，减二升，纳诸药，煮取二升，去滓，分温再服。

【用方要点】主症：身热下利，苔黄脉数。功用：解表清里。

根据汉代衡制折算，原方：葛根 110g，甘草 28g，黄芩 42g，黄连 42g。米烈汉根据经验调整剂量：葛根 30g，黄芩 12g，黄连 7g，炙甘草 10g，上 4 味，以水 1600ml，先煮葛根，减 400ml，纳诸药，煮取，去滓，分 400ml 温再服；虚寒下利者忌用。

米烈汉运用该方治协热下利。症见：身热下利，胸脘烦热，口干作渴，喘而汗出，舌红苔黄，脉数或促。该方还广泛用于急性肠炎、急慢性痢疾、胃炎、溃疡病、结肠炎、川崎病、婴幼儿腹泻、婴幼儿轮状病毒性肠炎、细菌性痢疾、肠伤寒、胃肠型感冒、糖尿病、非酒精性脂肪肝等属协热下利者。

米烈汉运用该方常用加减：腹痛者，加炒白芍 14g 以柔肝止痛；热痢里急后重者，加木香 6g、槟榔 10g 以行气而除后重；兼呕吐者，加半夏 10g 以降逆止呕；夹食滞者，加山楂 30g 以消食；若痢赤白脓便，肛门灼热，加白头翁 7g、秦皮 10g、黄柏 10g 清热解毒；若郁热较重，痢下鲜红者，加地榆 10g、牡丹皮 10g、苦参 10g 凉血行瘀；若痢下白多赤少，舌苔白腻，可加茯苓 14g、苍术 12g、厚朴 10g、陈皮 10g 健脾燥湿；若兼见饮食积滞，嗳腐吞酸，腹满者，加莱菔子 14g、神曲 14g、山楂 14g 消食化滞。

芍药汤《素问病机气宜保命集》

【原方】芍药一两，当归、黄连各半两，槟榔二钱，木香二钱，甘草（炙）二钱，大黄三钱，黄芩半两，官桂一钱半。上㕮咀，每服半两。水二盏，煎至一盏，食后温服。

【用方要点】主症：痢下赤白，腹痛里急，苔腻微黄。功用：清热燥湿，调气和血。

根据金元时期的度量衡折算，原方用量：芍药 40g，当归 20g，黄连 20g，槟榔 8g，木香 8g，甘草 8g 大黄 12g，黄芩 20g，肉桂 5g。米烈汉根据临床经验调整剂量：芍药 15g，当归 9g，黄连 9g，槟榔 10g，木香 6g，甘草（炒）9g，大黄 6g，黄芩 9g，肉桂 3g。水煎服，每日 1 剂，每日服 3 次。痢疾初起有表证者忌用。

米烈汉运用该方治湿热痢疾。症见：腹痛，便脓血，赤白相兼，里急后重，肛门灼热，小便短赤，舌苔黄腻，脉弦数。该方还广泛用于溃疡性结肠炎、放射性肠炎、肠易激综合征、慢性细菌性前列腺炎、胃肠神经官能症、痛经、细菌性痢疾、阿米巴痢疾、过敏性结肠炎、急性肠炎等属湿热为患者。

米烈汉运用该方常用加减：苔黄而干，热甚伤津者，可去肉桂，加乌梅 15g，避温就凉；如苔腻脉滑，兼有食积，加山楂 15g、神曲 10g 以消导；如热毒重者，加白头翁 10g、金银花 20g 增强解毒之力；如痢下赤多白少，或纯下血痢，加牡丹皮 9g、地榆 10g 凉血止血。

白头翁汤《伤寒论》

【原方】白头翁二两，黄柏三两，黄连三两，秦皮三两。上药四味，以水七升，煮取二升，去滓，温服一升，不愈更服一升。

【用方要点】主症：下痢赤多白少，腹痛，里急后重，舌红苔黄，脉弦数。功用：清热解毒，凉血止痢。

根据东汉时期的度量衡折算，原方用量：白头翁 28g，黄柏 42g，黄连 42g，秦皮 42g。米烈汉根据临床经验调整剂量：白头翁 15g，黄柏 10g，黄连 10g，秦皮 10g。上 4 味，加水 1400ml，煮取 400ml，温服 200ml，不愈再服。寒湿泄泻忌用。

米烈汉运用该方治热毒痢疾。症见：腹痛，里急后重，肛门灼热，下痢脓血，赤多白少，渴欲饮水，舌红苔黄，脉弦数。该方还广泛用于阿米巴痢疾、细菌性痢疾、溃疡性结肠炎、沙门菌感染、慢性结肠炎、肠易激综合征、肠伤寒、放射性直肠炎、盆腔炎、下尿道感染属热毒偏盛者。

米烈汉运用该方常用加减：若外有表邪，恶寒发热者，加葛根 12g、连翘 20g、金银花 20g 以透表解热；里急后重较甚，加木香 6g、槟榔 9g、枳壳 9g 以调气；脓血多者，加赤芍 10g、牡丹皮 10g、地榆 6g 以凉血和血；夹有食滞者，加焦山楂 15g、枳实 10g 以消食导滞；用于阿米巴痢疾，配合吞服鸦胆子（龙眼肉包裹），疗效更佳。

青蒿鳖甲汤《温病条辨》

【原方】青蒿二钱，鳖甲五钱，生地黄四钱，知母二钱，牡丹皮三钱。水五杯，煮取二杯，日再服。

【用方要点】主症：夜热早凉，热退无汗，舌红少苔，脉细数。功用：养阴透热。

米烈汉根据临床经验调整剂量：青蒿 10g，鳖甲 30g（先煎），生地黄 12g，知母 10g，牡丹皮 9g。水煎服，每日 1 剂，日服 3 次。阴虚欲作动风者不宜使用。

米烈汉运用该方治温病后期，邪伏阴分证。症见：夜热早凉，热退无汗，舌红苔少，脉细数。该方还广泛用于原因不明的发热、各种传染病恢复期低热、慢性肾盂肾炎、肾结核、更年期综合征、盗汗、急性髓系白血病、癌性低热、系统性红斑狼疮、肝炎肝硬化、特发性血小板减少性紫癜、成人 Still 病、肾移植术后低热、复发性口腔溃疡等属阴虚内热、低热不退者。

米烈汉运用该方常用加减：若暮热早凉，汗解渴饮，可去生地黄，加天花粉 10g，以清热生津止渴；兼肺阴虚，加沙参 10g、麦冬 10g 滋阴润肺；如用于小儿夏季热，加白薇 6g、荷叶梗 10g 祛暑退热。

香薷散《太平惠民和剂局方》

【原方】香薷（去土）一斤，白扁豆（微炒）、厚朴（去粗皮）、姜汁（炙熟）各半斤。上为粗末，每服三钱，水一盏，入酒一分，煎七分，去滓，水中沉冷。连吃二服，立有神效，随病不拘时。

【用方要点】主症：恶寒发热，头重身痛，无汗，胸闷，苔白腻，脉浮。功用：祛暑解表，化湿和中。

米烈汉根据临床经验调整剂量：香薷 12g，白扁豆、厚朴各 10g。以水 1400ml，煮取 400ml，去滓，温服 200ml，不愈更服 200ml。若属表虚有汗或中暑热汗出、心烦口渴者，则不宜使用。

米烈汉运用该方治阴暑。症见：恶寒发热，头重身痛，无汗，腹痛吐泻，胸脘痞闷，舌苔白腻，脉浮。该方还广泛用于原因不明的发热、各种传染病恢复期低热、慢性肾盂肾炎、肾结核、更年期综合征、盗汗、急性髓系白血病、癌性低热、系统性红斑狼疮、肝炎肝硬化、特发性血小板减少性紫癜、成人 Still 病、肾移植术后低热、复发性口腔溃疡等属阴虚内热、低热不退者。

米烈汉运用该方常用加减：若兼内热者，加黄连 9g 以清热；湿盛于里者，加茯苓 15g、甘草 6g 以利湿和中；素体脾虚，中气不足者，可再加人参 6g、黄芪 20g、白术 12g、橘红 10g 以益气健脾燥湿。

清暑益气汤《温热经纬》

【原方】西洋参，石斛，麦冬，黄连，竹叶，荷梗，知母，甘草，粳米，西瓜翠衣。（原书未著用量）

【用方要点】主症：体倦少气，口渴汗多，脉虚数。功用：清暑益气，养阴生津。

原方无剂量，米烈汉根据临床经验调整剂量：西洋参 15g，石斛 10g，麦冬 10g，黄连 10g，竹叶 10g，荷梗 10g，知母 12g，甘草 6g，粳米 6g，西瓜翠衣

15g。水煎服，每日1剂，每日服3次。本方因有滋腻之品，故暑病夹湿者不宜使用。

米烈汉运用该方治疗暑热气津两伤证。症见：身热汗多，口渴心烦，小便短赤，体倦少气，精神不振，脉虚数。该方还广泛用于小儿夏季热、2型糖尿病、慢性疲劳体综合征、慢性肾功能衰竭属气津不足者。

米烈汉运用该方常用加减：若暑热较高，可加石膏10g以清热解暑；暑热夹湿、苔白腻者，可去阴柔之麦冬、石斛、知母，加藿香15g、六一散等，以增强祛湿之功；黄连味苦质燥，若暑热不盛者可去之；用于小儿夏季发热者，可去黄连、知母，加白薇、地骨皮等。

易黄汤《傅青主女科》

【原方】山药（炒）一两，芡实（炒）一两，黄柏（盐水炒）二钱，车前子（酒炒）一钱，白果（碎）十枚。水煎。连服4剂，无不痊愈。

【用方要点】主症：带下色黄，其气腥秽，舌苔黄腻。功用：固肾止带，清热祛湿。

米烈汉临床经验用药量：炒山药30g，炒芡实30g，炒黄柏6g，炒车前子3g，白果9g。上五味加水1400ml，煮取400ml，分早晚各200ml口服，连服4剂。服药期间禁食肥甘厚味之品、酒肉、恶臭等物。

米烈汉运用该方治肾虚湿热带下。症见：带下黏稠量多，色黄如浓茶汁，其气腥秽，舌红，苔黄腻者。该方还广泛用于宫颈炎、阴道炎、细菌性阴道炎、慢性盆腔炎、黄带、排卵期出血、尿路感染、水肿、老年性阴道炎、肾盂肾炎、宫颈糜烂等属于肾虚湿热下注者。

米烈汉运用该方常用加减：湿甚者，加土茯苓10g、薏苡仁15~30g以祛湿；热甚者，可加苦参10g、败酱草10g、蒲公英15~30g以清热解毒；带下不止，再加鸡冠花10g以止带。

羚角钩藤汤《通俗伤寒论》

【原方】羚角片（先煎）一钱半，霜桑叶二钱，川贝（去心）四钱，鲜生地黄五钱，双钩藤（后入）三钱，滁菊花三钱，茯神木三钱，生白芍三钱，生甘草八分，淡竹茹（鲜刮，与羚角先煎代水）五钱。

【用方要点】主症：高热烦躁，手足抽搐，舌绛而干，脉弦数。功用：凉肝熄风，增液舒筋。

米烈汉临床经验用药量：羚角片9g（先煎），霜桑叶9g，川贝母15g（去心），鲜生地黄24g，双钩藤14g（后入），滁菊花15g，茯神木14g，生白芍14g，生甘草10g。先煮鲜竹茹及羚羊角，煮水后代煎诸药，钩藤后下，口服。若温病后期，热势已衰，阴液大亏、虚风内动者，不宜应用。

米烈汉运用该方治热盛动风证。症见：高热不退，烦闷躁扰，手足抽搐，发为痉厥，甚则神昏，舌绛而干，或舌焦起刺，脉弦而数；以及肝热风阳上逆，头晕胀痛，耳鸣心悸，面红如醉，或手足躁扰，甚则瘛疭，舌红，脉弦数。该方还广泛用于流行性乙型脑炎，流行性脑脊髓膜炎，原发性高血压，脑出血，休克型肺炎，小儿脐风，妊娠子痫，面肌痉挛，老年带状疱疹，手足口病，高血压所致的头痛、眩晕、抽搐等属肝经热盛、热极动风，或阳亢风动者。

米烈汉运用该方常用加减：若邪热内闭，神昏谵语者，宜配合紫雪丹或安宫牛黄丸以清热开窍；抽搐甚者，可配合止痉散以加强息风止痉之效；便秘者，加大黄 30g、芒硝 15g 通腑泄热。本方清热凉血解毒之力不足，运用时可酌加水牛角 14g、牡丹皮 14g。

镇肝息风汤《医学衷中参西录》

【原方】怀牛膝一两，生赭石（轧细）一两，生龙骨（捣碎）五钱，生牡蛎（捣碎）五钱，生龟甲（捣碎）五钱，生杭芍五钱，玄参五钱，天冬五钱，川楝子（捣碎）二钱，生麦芽二钱，茵陈蒿二钱，甘草一钱半。

【用方要点】主症：头目眩晕，脑部热痛，面色如醉，脉弦长有力。功用：镇肝息风，滋阴潜阳。

米烈汉临床经验用药量：怀牛膝 14g，生赭石 9g，生龙骨 30g，生牡蛎 30g，生龟甲 15g，生杭芍 14g，玄参 15～30g，天冬 15g～30g，川楝子 10g，生麦芽 30g，茵陈蒿 10g，甘草 10g。水煎服。若属气虚血瘀之风，则不宜使用本方。

米烈汉运用该方治类中风。症见：头目眩晕，目胀耳鸣，脑部热痛，面色如醉，心中烦热，或时常噫气，或肢体渐觉不利，口眼渐形喎斜；甚或眩晕颠仆，昏不知人，移时始醒，或醒后不能复原，脉弦长有力。该方还广泛用于高血压、脑血栓形成、脑溢血、椎动脉型颈椎病、急性脑出血、围绝经期综合征、带状疱疹后遗症、更年期综合征、帕金森病、面肌痉挛、血管神经性头痛等属于肝肾阴虚、肝风内动者。

米烈汉运用该方常用加减：心中烦热甚者，加石膏 30g、栀子 10g 以清热除烦；痰多者，加胆南星 10g、鲜竹沥 10g 以清热化痰；尺脉重按虚者，加熟地黄 24g、山茱萸 14g 以补肝肾；中风后遗有半身不遂、口眼喎斜等不能复原者，可加桃仁 14g、红花 14g、丹参 30g、地龙 10g 等活血通络。

天麻钩藤饮《中医内科杂病证治新义》

【原方】天麻、钩藤（后下）、生决明、山栀子、黄芩、川牛膝、杜仲、益母草、桑寄生、夜交藤、朱茯神。（原方未注明用量）水煎，分 2～3 次服。

【用方要点】主症：头痛，眩晕，失眠，舌红苔黄，脉弦。功用：平肝息风，清热活血，补益肝肾。

米烈汉临床经验用量：天麻20g，钩藤（后下）15g，生决明子14g，山栀子10g，黄芩9g，川牛膝10g，杜仲14g，益母草30g，桑寄生14g，夜交藤30g，朱茯神9g。水煎，分2~3次服。忌食辛辣刺激、鱼腥、烟酒、浓茶。

米烈汉运用该方治肝阳偏亢、肝风上扰证。症见：头痛，眩晕，失眠多梦，或口苦面红，舌红苔黄，脉弦或数。该方还广泛用于高血压病、急性脑血管病、偏头痛、椎动脉型颈椎病、帕金森病、围绝经期综合征、缺血性脑卒中、高脂血症、内耳性眩晕等属于肝阳上亢、肝风上扰者。

米烈汉运用该方常用加减：眩晕头痛剧者，可酌加羚羊角15g、龙骨30g、牡蛎30g等，以增强平肝潜阳息风之力；若肝火盛，口苦面赤，心烦易怒，加龙胆草14g、夏枯草14g，以加强清肝泻火之功；脉弦而细者，宜加生地黄24g、枸杞子24g、何首乌14g以滋补肝肾。

茵陈蒿汤《伤寒论》

【原方】茵陈蒿六两，栀子十四枚，大黄二两（去皮）。上三味，以水一斗二升，先煮茵陈蒿，减六升，内二味，煮取三升，去滓，分三服。

【用方要点】主症：一身面目俱黄，黄色鲜明，舌苔黄腻，脉沉数或滑数有力。功用：清热，利湿，退黄。

米烈汉临床经验用药量：茵陈蒿30g，栀子10g，大黄10g。煎服方法：每日1剂，以水600ml，先煮茵陈蒿，取400ml，去滓，再入二药，煎煮两次，共取300ml，去滓，分早、中、晚三次温服。寒湿证、阴黄证不宜使用。

米烈汉运用该方治湿热黄疸。症见：一身面目俱黄，黄色鲜明，发热，无汗或但头汗出，口渴欲饮，恶心呕吐，腹微满，小便短赤，大便不爽或秘结，舌红苔黄腻，脉沉数或滑数有力。该方还广泛用于急慢性黄疸型传染性肝炎、老年急性化脓性胆管炎、高胆红素血症、肝癌阻塞性黄疸、2型糖尿病、高脂血症、乙型肝炎、痤疮、代谢综合征、非酒精性脂肪肝、支气管哮喘、胆道感染、白塞病、新生儿黄疸、肝硬化、新生儿母婴血型不合溶血病、肝功能衰竭、妊娠期肝内胆汁淤积症、胆结石、胆囊炎、钩端螺旋体病以及疟疾、伤寒、败血症等证属肝胆湿热内蕴者。

米烈汉运用该方常用加减：兼食滞见恶心呕吐，食少纳呆，加半夏14g、神曲14g以消食和胃；兼少阳不利见寒热往来，加柴胡14g、黄芩10g以和解少阳；若湿重于热者，可加茯苓14g、泽泻14g、猪苓14g以利水渗湿；热重于湿者，可加黄柏10g、龙胆草30g以清热祛湿；胁下或脘腹胀满疼痛明显者，可加柴胡14g、郁金14g、枳实14g、川楝子10g、延胡索14g以疏肝畅脾止痛；若砂石内阻者，加金钱草30g、鸡内金30g、郁金14g以化滞消食，使胆道通畅而黄退。

八正散《太平惠民和剂局方》

【原方】车前子、瞿麦、萹蓄、滑石、山栀子仁、甘草（炙）、木通、大黄（面裹，煨去面，切焙）各一斤。上为散，每服二钱，水一盏，入灯心草，煎至七分，去滓，温服，食后临卧。小儿量力少少与之。

【用方要点】主症：尿频尿急，溺时涩痛，舌苔黄腻，脉滑数。功用：清热泻火，利水通淋。

米烈汉临床经验用药量：车前子 30g，瞿麦 15g，萹蓄 15g，滑石 30g，山栀子 10g，炙甘草 10g，木通 10g，大黄 10g。现代用法多为散剂，每次服 3 ~ 5g，以温水冲服，亦可作汤剂，煎服方法：每日 1 剂，以水 600ml，煮取 300ml，去滓，分早晚两次温服。肾虚劳淋者，本方不宜；孕妇慎用。

米烈汉运用该方治湿热淋证。症见：尿频尿急，溺时涩痛，淋沥不畅，尿色浑赤，甚则癃闭不通，小腹急满，口燥咽干，舌苔黄腻，脉滑数。该方还广泛用于膀胱炎、尿道炎、急慢性前列腺炎、前列腺增生症、泌尿系结石、肾盂肾炎、急性肾小球肾炎、术后或产后尿潴留、更年期女性尿道综合征、糖尿病合并泌尿系感染、慢性盆腔炎、结石性肾绞痛、腺性膀胱炎、尿路感染、带状疱疹、膀胱刺激征、排卵期出血、月经不调、带下证、急慢性肾炎蛋白尿、痛风性肾病、肾功能衰竭合并尿路感染、膀胱癌、结石性肾绞痛、黄疸等属湿热下注者。

米烈汉运用该方常用加减：若属血淋者，宜加生地黄 14g、小蓟 10g、白茅根 15g 以凉血止血；石淋可加金钱草 30g、海金沙 30g、石韦 15g 等以化石通淋；膏淋宜加萆薢 14g、菖蒲 14g 以分清化浊；伴寒热、口苦、呕恶等邪郁少阳者，加黄芩 10g、柴胡 14g；若大便秘结、腹胀者，可重用生大黄 15g、枳实 15g；若阳明热盛者，加知母 15g、石膏 30g；若热度弥漫三焦，用黄连解毒汤合五味消毒饮以清热泻火解毒；若气滞者加青皮 10g、乌药 9g；若湿热伤阴，舌红口干者，去大黄，加生地黄 14g、知母 15g、白茅根 15g。

三仁汤《温病条辨》

【原方】杏仁五钱，飞滑石六钱，白通草二钱，白蔻仁二钱，竹叶二钱，厚朴二钱，生薏苡仁六钱，半夏五钱，甘澜水八碗。煮取三碗，每服一碗，日三服。

【用方要点】主症：头痛恶寒，身重疼痛，午后身热，苔白不渴。功用：宣畅气机，清利湿热。

米烈汉临床经验用药量：杏仁 10g，飞滑石 30g，白通草 10g，白豆蔻 10g，竹叶 10g，厚朴 10g，生薏苡仁 30g，半夏 15g。煎服方法：每日 1 剂，以水 800ml，煎煮两次，共取 400ml，去滓，分早、中、晚三次温服。舌苔黄腻，热重于湿者则不宜使用。

米烈汉运用该方治湿温初起及暑温夹湿之湿重于热证。症见：头痛恶寒，身重疼痛，肢体倦怠，面色淡黄，胸闷不饥，午后身热，苔白不渴，脉弦细而濡。该方还广泛用于肠伤寒、胃肠炎、肾盂肾炎、布氏杆菌病、肾小球肾炎、盆腔炎、痤疮、功能性消化不良、幽门螺杆菌感染、小儿肾病综合征、癌症发热、肾炎蛋白尿、小儿急性上呼吸道感染、真菌性角膜炎、肥胖 2 型糖尿病、过敏性紫癜、复发性口腔溃疡、胆汁反流性胃炎、月经不调、非酒精性脂肪肝、脂溢性脱发、肠易激综合征、便秘、传染性单核细胞增多症、老年性阴道炎以及关节炎等属脾胃湿热者。

米烈汉运用该方常用加减：若湿温初起，卫分症状较明显者，可加藿香 10g、香薷 10g 以解表化湿；若寒热往来者，可加青蒿 10g、草果 10g 以和解化湿；若夹秽浊，恶心呕吐，则加佩兰 10g、石菖蒲 10g；热重见苔黄腻者，可加黄芩 10g；大便黏腻者加苍术 14g、黄芩 10g、山药 12g、白术 14g；心烦眠差者加夜交藤 30g、酸枣仁 30g；纳呆者加鸡内金 20g、焦三仙各 14g。

甘露消毒丹《医效秘传》

【原方】飞滑石十五两，淡黄芩十两，绵茵陈蒿十一两，石菖蒲六两，川贝母、木通各五两，藿香、连翘、白蔻仁、薄荷、射干各四两。生晒研末，每服三钱，开水调下，或神曲糊丸，如弹子大，开水化服亦可。

【用方要点】主症：身热肢酸，口渴尿赤，或咽痛身黄，舌苔白腻或微黄。功用：利湿化浊，清热解毒。

米烈汉临床经验用药量：飞滑石 30g，淡黄芩 10g，茵陈蒿 30g，石菖蒲 15g，川贝母 14g，木通 10g，藿香 14g，连翘 14g，白豆蔻 14g，薄荷 10g，射干 10g。生晒研末，每服 6～9g，开水调下，或神曲糊丸，如弹子大，每服 9～12g，开水化服亦可，或煎汤服，煎服方法：每日 1 剂，煎煮两次，共取 300ml，去滓，分早晚两次温服。若湿热入营、谵语舌绛者，则非本方所宜。

米烈汉运用该方治湿温时疫，邪在气分，湿热并重证。症见：发热倦怠，胸闷腹胀，肢酸咽痛，身目发黄，颐肿口渴，小便短赤，泄泻淋浊，舌苔白或厚腻或干黄，脉濡数或滑数。该方还广泛用于肠伤寒、急性胃肠炎、黄疸型传染性肝炎、慢性乙型肝炎、钩端螺旋体病、胆囊炎、结节性红斑、复发性口腔溃疡、小儿重症支原体肺炎、儿童手足口病、宫颈癌术后发热、代偿性肝硬化、小儿疱疹性咽峡炎、小儿急性乳蛾、传染性单细胞增多症、胆汁反流性胃炎、高胆红素血症、扁平疣、药物性肝损伤等证属湿热并重者。

米烈汉运用该方常用加减：若黄疸明显者，宜加栀子 10g、大黄 10g 清泄湿热；咽颐肿甚，可加山豆根 6g、板蓝根 10g 等以解毒消肿利咽；如湿阻气机，胸腹痞胀，呕恶纳差等症较著者，加苍术 14g、厚朴 14g 以健脾燥湿，行气和胃；

若大便黏腻，舌苔厚腻者，加苍术 14g、薏苡仁 30g、山药 14g、黄柏 10g 以祛湿热，健脾胃。

二妙散《丹溪心法》

【原方】黄柏（炒），苍术（米泔水浸炒）。上二味为末，沸汤，入姜汁调服。

【用方要点】主症：足膝肿痛，小便短赤，舌苔黄腻。功用：清热燥湿。

米烈汉临床经验用药量：黄柏 15g，苍术 15g。现代用法多为散剂，各等份，每次服 3~5g，以姜汁调服，或为丸剂，亦可作汤剂，煎服方法：每日 1 剂，以水 600ml，煮取 300ml，去滓，分早晚两次温服。肝肾亏虚或肺热津伤的痿证，本方忌用。

米烈汉运用该方治湿热下注证。症见：筋骨疼痛，或两足痿软，或足膝红肿疼痛，或湿热带下，或下部湿疮、湿疹，小便短赤，舌苔黄腻者。该方还广泛用于风湿性关节炎、阴囊湿疹、神经性皮炎、夏季性皮炎、急性肾小球肾炎、阴道炎、湿热带下、痛风性关节炎、高尿酸血症、血栓性静脉炎、痔疮、口腔溃疡、腰椎间盘突出症、膝关节滑膜炎、带状疱疹、脓疱疮、切面感染、牛皮癣、肺结核咯血等属湿热下注者。

米烈汉运用该方常用加减：湿热痿证，可加豨莶草 30g、木瓜 10g、萆薢 10g 等祛湿热，强筋骨；湿热脚气，宜加薏苡仁 30g、木瓜 10g、槟榔 15g 等渗湿降浊；下部湿疮、湿疹，可加赤小豆 20g、土茯苓 20g 等清湿热，解疮毒；筋骨痿软，加牛膝 14g、鹿衔草 15g、五加皮 15g 以强壮筋骨；湿邪偏盛，胸脘痞满，肢重且肿，加厚朴 14g、茯苓 14g、枳壳 14g；夏令季节，加藿香 14g、佩兰 14g 芳香化浊，健脾祛湿；湿热伤阴，见双足发热，心烦口干，去苍术，加龟甲 30g、地骨皮 14g、生地黄 14g、玄参 20g；若日久见瘀血重，症见关节不利或有痛感者，加丹参 20g、鸡血藤 15g、赤芍 10g、红花 10g。

（七）补益法

四君子汤《太平惠民和剂局方》

【原方】人参（去芦）、白术、茯苓（去皮）、甘草（炙）各等份。上为细末，每服二钱，水一盏，煎至七分，通口服，不拘时；入盐少许，白汤点亦得。常服温和脾胃，进益饮食，辟寒邪、瘴雾气。

【用方要点】主症：面白食少，气短乏力，舌淡苔白，脉虚弱。功用：益气健脾。

米烈汉根据临床经验调整剂量：人参 6g，白术 15g，茯苓 15g，炙甘草 6g。水煎服，每日 1 剂，每日服 3 次。

米烈汉运用该方治脾胃气虚证。症见：面色萎白，语声低微，气短乏力，食少便溏，舌淡苔白，脉虚弱。该方还广泛用于慢性胃炎、胃及十二指肠溃疡、化疗后胃肠道反应、胃黏膜脱垂、小儿厌食症、小儿支气管肺炎、贫血、功能性消化不良、肝炎后肝硬化、变应性鼻炎、慢性腹泻、便秘、血管性头痛、不明原因低热等属脾气虚者。

米烈汉运用该方常用加减：若呕吐者，加半夏12g以降逆止呕；胸膈痞满者，加枳壳10g、陈皮10g以行气宽胸；心悸失眠者，加酸枣仁20g以宁心安神；兼畏寒肢冷、脘腹疼痛者，加干姜6g、附子3g以温中祛寒。

参苓白术散《太平惠民和剂局方》

【原方】莲子肉（去皮）一斤，薏苡仁一斤，缩砂仁一斤，桔梗（炒令深黄色）一斤，白扁豆（姜汁浸，去皮，微炒）一斤半，白茯苓二斤，人参（去芦）二斤，甘草（炒）二斤，白术二斤，山药二斤。上为细末，每服二钱，枣汤调下。小儿按岁数加减服。

【用方要点】主症：泄泻，舌苔白腻，脉虚缓。功用：益气健脾，渗湿止泻。

米烈汉根据临床经验调整剂量：莲子15g，薏苡仁14g，缩砂仁6g，桔梗6g，白扁豆10g，白茯苓15g，人参6g，甘草6g，白术14g，山药12g。水煎服，每日1剂，每日服3次。

米烈汉运用该方治脾虚湿盛证。症见：饮食不化，胸脘痞闷，肠鸣泄泻，四肢乏力，形体消瘦，面色萎黄，舌淡苔白腻，脉虚缓。该方还广泛用于慢性胃肠炎、贫血、慢性支气管炎、慢性肾炎、妇女带下病、溃疡性结肠炎、原发性肾病综合征、伪膜性肠炎、肠易激综合征、小儿厌食症、2型糖尿病胰岛素抵抗、特发性黄疸变性等属脾虚湿盛者。

米烈汉运用该方常用加减：若兼里寒而腹痛者，加干姜6g、肉桂3g以温中祛寒止痛。

补中益气汤《内外伤辨惑论·卷中》

【原方】黄芪（劳役病热甚者一钱）、甘草（炙）各五分，人参（去芦）、当归身（酒洗）、橘皮、升麻、柴胡、白术各三分。上咬咀，都作一服，水二盏，煎至一盏，去粗，早饭后温服。如伤之重者，二服而愈。

【用方要点】主症：体倦乏力，少气懒言，面色萎黄，脉虚软无力。功用：补中益气，升阳举陷。

米烈汉根据临床经验调整剂量：黄芪20g，甘草6g，人参10g，当归10g，橘皮12g，升麻6g，柴胡6g，白术14g。水煎服，每日1剂，每日3次。阴虚发热及内热炽盛者忌用。

米烈汉运用该方治脾虚气陷、气虚发热等证。脾虚气陷证：饮食减少，体倦肢软，少气懒言，面色萎黄，大便稀溏，舌淡脉虚，广泛用于脱肛、子宫脱垂、久泻久痢、崩漏等。气虚发热证：身热自汗，渴喜热饮，气短乏力，舌淡，脉虚大无力。该方还广泛用于内脏下垂、久泻、久痢、脱肛、重症肌无力、乳糜尿、慢性肝炎等；妇科之子宫脱垂、妊娠及产后癃闭、胎动不安、月经过多；眼科之眼睑下垂、麻痹性斜视、习惯性便秘、过敏性哮喘、血细胞减少、尿失禁、原发性甲状腺功能减退等属脾胃气虚或中气下陷者、气虚发热、冠心病、骨质疏松症。

米烈汉运用该方常用加减：若兼腹中痛者，加白芍 10g 以柔肝止痛；头痛者，加蔓荆子 6g、川芎 12g；头顶痛者，加藁本 9g、细辛 1g 以疏风止痛；咳嗽者，加五味子 6g、麦冬 6g 以敛肺止咳；兼气滞者，加木香 6g、枳壳 10g 以理气解郁。本方亦可用于虚人感冒，加苏叶 9g 少许以增辛散之力。

生脉散《医学启源》

【原方】人参五分，麦冬五分，五味子七粒。长流水煎，不拘时服。

【用方要点】主症：体倦，气短，咽干，舌红，脉虚。症见：益气生津，敛阴止汗。

米烈汉根据临床经验调整剂量：人参 10g（先煎），麦冬 10g，五味子 6g。水煎服，每日 1 剂，每日服 3 次。若属外邪未解，或暑病热盛、气阴未伤者，均不宜用。久咳肺虚，亦应在阴伤气耗，纯虚无邪时，方可使用。

米烈汉运用该方治温热、暑热耗气伤阴，久咳伤肺、气阴两虚等证。温热、暑热耗气伤阴证：汗多神疲，体倦乏力，气短懒言，咽干口渴，舌干红少苔，脉虚数。久咳伤肺、气阴两虚证：干咳少痰，短气自汗，口干舌燥，脉虚细。该方还广泛用于肺结核、慢性支气管炎、肺心病、甲状腺功能亢进、神经衰弱所致咳嗽和心烦失眠，以及心脏病心律失常、心力衰竭、2 型糖尿病、汗出过多、原发性干燥综合征、血小板减少性紫癜、慢性低血压属气阴两虚者。生脉散经剂型改良后制成的生脉注射液，经药理研究证实，具有毒性小、安全性高的特点，临床常用于治疗急性心肌梗死、心源性休克、中毒性休克、失血性休克及冠心病、内分泌失调等病属气阴两虚者。

米烈汉运用该方常用加减：方中人参性味甘温，若属阴虚有热者，可用西洋参代替；病情急重者全方用量宜加重。

玉屏风散《医方类聚》

【原方】防风一两，黄芪（蜜炙）、白术各二两。上咬咀，每服三钱，用水一盏半，加大枣一枚，煎至七分，去滓，食后热服。

【用方要点】主症：自汗恶风，面色㿠白，舌淡脉虚。功用：益气固表止汗。

米烈汉根据临床经验调整剂量：防风 10g，黄芪 30g，白术 10g。水煎服，每日 1 剂，每日服 3 次。若属外感自汗或阴虚盗汗，则不宜使用。

米烈汉运用该方治表虚自汗。症见：汗出恶风，面色㿠白，舌淡苔薄白，脉浮虚。亦治虚人腠理不固，易感风邪。该方还广泛用于过敏性鼻炎、上呼吸道感染属表虚不固而外感风邪者，以及肾小球肾炎易于伤风感冒而诱致病情反复者、慢性荨麻疹、变异性哮喘、肺卫不固自汗、气虚性白细胞减少及多汗、早期糖尿病肾病、放射性肺纤维化、免疫性不孕、小儿鼻后滴漏综合征、溃疡性结肠炎。

米烈汉运用该方常用加减：自汗较重者，可加浮小麦 30g、煅牡蛎 30g、麻黄根 10g，以加强固表止汗之效。

完带汤《傅青主女科》

【原方】白术（土炒）一两，山药（炒）一两，人参二钱，白芍（酒炒）五钱，车前子（酒炒）三钱，苍术（制）三钱，甘草一钱，陈皮五分，黑芥穗五分，柴胡六分。水煎服，二剂轻，四剂止，六剂则白带痊愈。

【原方要点】主症：带下清稀色白舌淡苔白，脉濡缓。功用：补脾疏肝，化湿止带。

米烈汉根据临床经验调整剂量：白术 15g，山药 5g，人参 6g，白芍 15g，车前子 30g（包煎），苍术 15g，甘草 6g，陈皮 12g，黑芥穗 10g，柴胡 12g。水煎服，每日 1 剂，每日服 3 次。带下证属湿热下注者，非本方所宜。

米烈汉运用该方治脾虚肝郁，湿浊带下。症见：带下色白，清稀如涕，面色㿠白，倦怠便溏，舌淡苔白，脉缓或濡弱。该方还广泛用于阴道炎、宫颈糜烂、盆腔炎、慢性结肠炎、慢性子宫内膜炎、小儿脾虚泄泻、阴囊湿疹而属脾虚肝郁，湿浊下注者。

米烈汉运用该方常用加减：若兼湿热，带下兼黄色者，加黄柏 10g、龙胆草 12g 以清热燥湿；兼有寒湿，小腹疼痛者，加炮干姜 6g、盐茴香 12g 以温中散寒；腰膝酸软者，加杜仲 14g、续断 14g 以补益肝肾；日久病滑脱者，加龙骨 30g、牡蛎 30g 以固涩止带。

四物汤《仙授理伤续断秘方》

【原方】川当归、川芎、白芍、熟地黄各等份，每服三钱，水盏半，煎至七分，空心热服。

【用方要点】主症：面色无华，唇甲色淡，舌淡，脉细。功用：补血调血。

米烈汉根据临床经验调整剂量：当归 10g，川芎 10g，白芍 10g，熟地黄 20g。水煎服，每日 1 剂，每日服 3 次。对于阴虚发热，以及血崩气脱之证，则非所宜。

米烈汉运用该方治营血虚滞证。症见：头晕目眩，心悸失眠，面色无华，妇人月经不调，量少或经闭不行，脐腹作痛，甚或瘕块硬结，舌淡，口唇、爪甲色淡，脉细弦或细涩。该方还广泛用于妇女月经不调、痛经、胎产疾病、荨麻疹、过敏性紫癜、稳定型心绞痛、脑梗死、糖尿病视网膜病变、卵巢早衰、女性痤疮、2型糖尿病肾病、黄体功能不全、产后血虚发热、眼底出血、不孕症、血虚痹症、血管神经性头痛、贫血、子宫腺肌症、血管神经性水肿、胎位不正、末梢神经炎、血小板减少性紫癜等属营血虚滞者。

米烈汉运用该方常用加减：若兼气虚者，加人参10g、黄芪20g，以补气生血；以血滞为主者，加桃仁10g、红花10g，白芍易为赤芍10g，以加强活血祛瘀之力；血虚有寒者，加肉桂3g、炮姜6g、吴茱萸6g，以温通血脉；血虚有热者，加黄芩10g、牡丹皮9g，熟地黄易为生地黄12g，以清热凉血；妊娠胎漏者，加阿胶3g、艾叶6g，以止血安胎。

当归补血汤《内外伤辨惑论》

【原方】黄芪一两，当归（酒洗）二钱。上咬咀，都作一剂　以水二盏，煎至一盏，去滓，空腹时温服。

【用方要点】主症：肌热，口渴喜热饮，面赤，脉大而虚，重按无力。功用：补气生血。

米烈汉根据临床经验调整剂量：黄芪50g，当归10g。水煎服，每日1剂，每日服3次。阴虚发热证忌用。

米烈汉运用该方治血虚阳浮发热证。症见：肌热面赤，烦渴欲饮，脉洪大而虚，重按无力。亦治妇人经期、产后血虚发热头痛；或疮疡溃后，久不愈合者。该方还广泛用于妇人经期、产后发热等属血虚阳浮者，以及各种贫血、过敏性紫癜、粒细胞减少、类风湿关节炎、肝纤维化、糖尿病肾病、动脉粥样硬化、急性粒细胞缺乏、2型糖尿病视网膜病变、脑梗死、更年期血崩、便秘、冠心病、复发性口疮、溃疡性结肠炎、顽固多汗等属血虚气弱者。

米烈汉运用该方常用加减：若妇女经期，或产后感冒发热头痛者，加葱白3g、淡豆豉12g、生姜6g、大枣3枚以疏风解表；若疮疡久溃不愈，气血两虚而又余毒未尽者，可加金银花10g、甘草6g以清热解毒；若血虚气弱出血不止者，可加煅龙骨30g、阿胶3g、山茱萸6g以固涩止血。

归脾汤《正体类要》

【原方】白术、当归、白茯苓、黄芪（炒）、远志、龙眼肉、酸枣仁（炒）各一钱，人参一钱，木香五分，甘草（炙）三分，加生姜、大枣。水煎服。

【用方要点】主症：心悸失眠，体倦食少，便血或崩漏，舌淡，脉细弱。功用：益气补血，健脾养心。

米烈汉根据临床经验调整剂量：白术12g，当归10g，白茯苓15g，黄芪30g，远志14g，龙眼肉10g，酸枣仁30g，人参10g（先煎），木香6g，甘草3g。水煎服，每日1剂，每日服3次。

米烈汉运用该方治心脾气血两虚、脾不统血等证。心脾气血两虚证：心悸怔忡，健忘失眠，盗汗，体倦食少，面色萎黄，舌淡，苔薄白，脉细弱。脾不统血证：便血，皮下紫癜，妇女崩漏，月经超前，量多色淡，或淋漓不止，舌淡，脉细弱。该方还广泛用于胃及十二指肠溃疡出血、慢性肠炎、功能性子宫出血、再生障碍性贫血、血小板减少性紫癜、神经衰弱、心脏病等属心脾气血两虚及脾不统血者，动脉粥样硬化性眩晕、不安腿综合征、费尔蒂斯综合征、贫血、糖尿病并发神经病变、小儿多动症、慢性疲劳综合征、男科疾病、焦虑症、失眠、各种心脾两虚型出血、脑外伤后综合征、神经衰弱、盗汗、更年期综合征、冠心病。

米烈汉运用该方常用加减：崩漏下血偏寒者，可加艾叶炭10g、炮姜炭10g，以温经止血；偏热者，加生地黄炭6g、阿胶3g、棕榈炭10g，以清热止血。

炙甘草汤《伤寒论》

【原方】甘草（炙）四两，生姜（切）三两，桂枝（去皮）三两，人参二两，生地黄一斤，阿胶二两，麦冬（去心）半升，麻仁半升，大枣（擘）三十枚。上九味，以清酒七升，水八升，先煮八味，取三升，去滓，内胶烊消尽，温服一升，每日三服。

【用方要点】主症：脉结代，心动悸，虚羸少气，舌光色淡少苔。功用：益气滋阴，通阳复脉。

米烈汉根据临床经验调整剂量：甘草12g，生姜9g，桂枝9g，人参6g，生地黄50g，阿胶6g（烊化），麦冬10g，麻仁10g，大枣4枚。水煎服，先煮八味，去滓，纳胶烊消尽，每日1剂，每日服3次。

米烈汉运用该方治阴血阳气虚弱、虚劳肺痿等证。阴血阳气虚弱，心脉失养证：脉结代，心动悸，虚羸少气，舌光少苔，或质干而瘦小者。虚劳肺痿：干咳无痰，或咳吐涎沫，量少，形瘦短气，虚烦不眠，自汗盗汗，咽干舌燥，大便干结，脉虚数。该方还广泛用于功能性心律失常、期外收缩、冠心病、风湿性心脏病、病毒性心肌炎、甲状腺功能亢进、顽固失眠、病态窦房结综合征、慢性咳嗽、白塞病、月经不调、慢性萎缩性胃炎、巴塞多病等而有心悸、气短、脉结代等属阴血不足、阳气虚弱者，急性脑梗死，复发性口疮。

米烈汉运用该方常用加减：加酸枣仁30g、柏子仁10g以增强养心安神定悸之力，或加龙齿20g、磁石6g重镇安神；偏于心气不足者，重用炙甘草20g、人参10g；偏于阴血虚者重用生地黄10g、麦冬10g；心阳偏虚者，易桂枝为肉桂3g，加附子1g以增强温心阳之力（可逐渐加量）；阴虚而内热较盛者，易人参为南沙参10g，并减去桂、姜、枣、酒，酌加知母10g、黄柏10g，则滋阴液降虚火之力更强。

补阳还五汤《医林改错》

【原方】黄芪（生）四两，当归尾二钱，赤芍钱半，地龙（去土）一钱，川芎一钱，红花一钱，桃仁一钱。水煎服。

【用方要点】主症：半身不遂，口眼㖞斜，舌暗淡，苔白，脉缓无力。功用：补气，活血，通络。

米烈汉临床经验用药量：生黄芪 30g，当归尾 15g，赤芍 10g，地龙 15g，川芎 10g，红花 10g，桃仁 10g。诸药，加水 1200ml，煮取两次，去渣，共取 400ml，每次 200ml，每日两次。使用本方需久服缓治，疗效方显，愈后还应继续服用一段时间，以巩固疗效，防止复发。高血压患者用之无妨，但阴虚血热者忌服；中风正气未虚或阴虚阳亢，风、火、痰、湿等余邪未尽者，均忌用。

米烈汉运用该方治中风之气虚血瘀证。症见：半身不遂，口眼㖞斜，语言謇涩，口角流涎，小便频数或遗尿失禁，舌暗淡，苔白，脉缓无力。该方还广泛用于脑血管病所致的偏瘫及其后遗症，脑动脉硬化，小儿麻痹后遗症以及其他原因所致之偏瘫、截瘫、单瘫、面神经麻痹，神经精神系统的各种神经痛、神经衰弱、癫痫等；心血管系统的冠心病、高血压、肺心病、闭塞性动脉硬化、血栓闭塞性脉管炎、下肢静脉曲张，以及慢性肾炎、糖尿病、前列腺增生症等属气虚血瘀者。

米烈汉运用该方常用加减：本方生黄芪用量独重，但开始可先用小量（一般从 30～60g 开始），效果不明显时，再逐渐增加。原方活血祛瘀药用量较轻，使用时，可根据病情适当加大。若半身不遂以上肢为主者，可加桑枝 10g、桂枝 10g 以引药上行，温经通络；下肢为主者，加牛膝 14、杜仲 14g 以引药下行，补益肝肾；日久效果不显著者，加水蛭 10g、虻虫 10g 以破瘀通络；语言不利者，加石菖蒲 10g、郁金 10g、远志 10g 等以化痰开窍；口眼㖞斜者，可合用牵正散以化痰通络；痰多者，加制半夏 10g、天竹黄 10g 以化痰；偏寒者，加制附子 9g 以温阳散寒；脾胃虚弱者，加党参 30g、白术 15g 以补气健脾。

天王补心丹《校注妇人良方》

【原方】人参（去芦）、茯苓、玄参、丹参、桔梗、远志各五钱，当归（酒浸）、五味子、麦冬（去心）、天冬、柏子仁、酸枣仁（炒）各一两，生地黄四两。上为末，炼蜜为丸，如梧桐子大，用朱砂为衣，每服二三十丸，临卧竹叶煎汤送下。

【用方要点】主症：心悸失眠，手足心热，舌红少苔，脉细数。功用：滋阴清热，养血安神。

米烈汉临床经验用量：生地黄 10g，玄参 15g，天冬 10g，麦冬 10g，丹参 15g，当归 10g，党参 15g，茯苓 15g，甘草 5g，朱砂 2g（冲饮），远志 15g，五味子 10g，柏子仁 15g，酸枣仁 10g，桔梗 5g，生姜 3 片，大枣 5 个。水煎取汁，冲服朱砂，每日 3 次，两日 1 剂。温开水送下，或用竹叶煎汤或用龙眼肉煎汤送服。本方滋阴之品较多，对脾胃虚弱、纳食欠佳、大便不实者，不宜长期服用。忌胡荽、大蒜、萝卜、鱼腥、烧酒。

米烈汉运用该方治阴虚血少，神志不安证。症见：心悸怔忡，虚烦失眠，神疲健忘，或梦遗，手足心热，口舌生疮，大便干结，舌红少苔，脉细数。该方还广泛用于神经衰弱、冠心病、精神分裂症、甲状腺功能亢进所致的失眠、心悸、房性期前收缩、慢性结膜炎、无症状性心肌缺血、痤疮、心律失常、老年癃闭、黄褐斑、糖尿病性心肌病、糖尿病酮症、复发性溃疡、冠心病心绞痛、阳痿、神经性皮炎、老年性皮肤瘙痒症、顽固性咳嗽、慢性迁延性肝炎、更年期综合征等属于心肾阴虚血少者。

米烈汉运用该方常用加减：失眠重者，可酌加龙骨 30g、磁石 30g 以重镇安神；心悸怔忡甚者，可酌加龙眼肉 14g、夜交藤 30g 以增强养心安神之功；遗精者，可酌加金樱子 15g、煅牡蛎 30g 以固肾涩精。

酸枣仁汤《金匮要略》

【原方】酸枣仁二升，甘草一两，知母二两，茯苓二两，川芎二两。上五味，以水八升，煮酸枣仁，得六升，纳诸药，煮取三升，分三次温服。

【用方要点】主症：虚烦失眠，咽干口燥，舌红，脉弦细。功用：养血安神，清热除烦。

米烈汉临床经验用药量：酸枣仁 24g，甘草 10g，知母 10g，茯苓 14g，川芎 10g。每日 1 剂，以水 1600ml，煮酸枣仁，得 1200ml，纳诸药，取汁 600ml，分 3 次，每服 200ml。凡有实邪郁火及患有滑泄症者慎服。孕妇慎用。

米烈汉运用该方治肝血不足、虚热内扰证。症见：虚烦失眠，心悸不安，头目眩晕，咽干口燥，舌红，脉弦细。该方还广泛用于神经衰弱、心脏神经官能症、更年期综合征、精神疾病、失眠、更年期心悸、慢性乙型肝炎睡眠障碍等属于心肝血虚、虚热内扰者。

米烈汉运用该方常用加减：血虚甚而头目眩晕重者，加当归 15g、白芍 14g、枸杞子 15g 增强养血补肝之功；虚火重而咽干口燥甚者，加麦冬 15g、生地黄 24g 以养阴清热；若寐而易惊，加龙齿 30g、珍珠母 30g 镇惊安神；兼见盗汗，加五味子 9g、牡蛎 30g 安神敛汗。

六味地黄丸《小儿药证直诀》

【原方】熟地黄八钱，山茱萸、干山药各四钱，泽泻、牡丹皮、白茯苓（去皮）各三钱。上为末，炼蜜丸，如梧子大，空心，温水化下三丸。

【用方要点】主症：腰膝酸软，头晕目眩，口燥咽干，舌红少苔，脉沉细数。功用：滋补肝肾。

米烈汉根据临床经验调整剂量：熟地黄 28g，山茱萸 14g，干山药 14g，泽泻 10g，牡丹皮 10g，白茯苓 10g。水煎服，每日 1 剂，日服 3 次。脾虚泄泻者慎用。

米烈汉运用该方治肝肾阴虚证。症见：腰膝酸软，头晕目眩，耳鸣耳聋，盗汗，遗精，消渴，骨蒸潮热，手足心热，口燥咽干，牙齿动摇，足跟作痛，小便淋沥，以及小儿囟门不合，舌红少苔，脉沉细数。该方还广泛用于慢性肾炎、高血压病、糖尿病、肺结核、肾结核、甲状腺功能亢进、中心性视网膜炎及无排卵性功能性子宫出血、更年期综合征、原发性干燥综合征、糖尿病肾病、慢性疲劳综合征、骨质疏松症、脑梗死、糖尿病周围神经病变、复发性口腔溃疡、系统性红斑狼疮、小儿遗尿、耳鸣、帕金森病等属肾阴虚弱为主者。

米烈汉运用该方常用加减：若虚火明显者，加知母 10g、玄参 6g、黄柏 10g 以加强清热降火之功；兼脾虚气滞者，加白术 14g、砂仁 6g、陈皮 12g 以健脾和胃。

大补阴丸《丹溪心法》

【原方】熟地黄（酒蒸）、龟甲（酥炙）各六两，黄柏（炒褐色）、知母（酒浸，炒）各四两。上为末，猪脊髓蜜丸。每服七十丸空心，盐白汤送下。

【用方要点】主症：骨蒸潮热，舌红少苔，尺脉数而有力。功用：滋阴降火。

米烈汉根据临床经验调整剂量：熟地黄 24g，龟甲 10g，黄柏 10g，知母 10g，水煎服，每日 1 剂，每日服 3 次。若脾胃虚弱、食少便溏，以及火热属于实证者不宜使用。

米烈汉运用该方治阴虚火旺证。症见：骨蒸潮热，盗汗遗精，咳嗽咯血，心烦易怒，足膝疼热，舌红少苔，尺脉数而有力。该方还广泛用于甲状腺功能亢进、肾结核、骨结核、糖尿病、紫癜、更年期综合征、儿童性早熟、类风湿关节炎、经间期出血、男性血精症、肾炎血尿、崩漏、干燥综合征、肺结核大咯血等属阴虚火旺者。

米烈汉运用该方常用加减：若阴虚较重者，可加天冬 10g、麦冬 10g 以润燥养阴；阴虚盗汗者，可加地骨皮 9g 以退热除蒸；咯血、吐血者，加仙鹤草 10g、旱莲草 12g、白茅根 12g 以凉血止血；遗精者，加金樱子 10g、芡实 6g、桑螵蛸 10g、山茱萸 12g 以固精止遗。

增液汤《温病条辨》

【原方】玄参一两，麦冬（连心）八钱，生地黄八钱。水八杯，煮取三杯，口干则与饮令尽；不便，再作服。

【用方要点】主症：便秘，口渴，舌干红，脉细数或沉而无力。功用：增液润燥。

米烈汉临床经验用药量：玄参 15g，麦冬 30g，生地黄 14g。煎服方法：每日 1 剂，以水 800ml，煮取 400ml，去滓，分早、中、晚三次温服，若仍不大便，继续服。实热或肾虚便秘者本方均不宜。

米烈汉运用该方治阳明温病，津亏便秘证。症见：大便秘结，口渴，舌干红，脉细数或沉而无力。该方还广泛用于习惯性便秘、肛裂、痔疮、混合痔术后便秘、帕金森病便秘、脊髓损伤后便秘、糖尿病性便秘、小儿顽固性便秘、老年功能性便秘、不完全性肠梗阻等以便秘为主症，以及慢性咽喉炎、鼻衄、小儿厌食症、急性放射性食管炎、慢性牙周炎、复发性口腔溃疡、糖尿病、糖尿病酮症酸中毒、干眼症、老年皮肤瘙痒症、皮肤干燥综合征等证属阴津不足者。

米烈汉运用该方常用加减：津亏热结甚者，服增液汤大便不下者，加生大黄 6g，芒硝 10g；胃阴不足，口干唇燥，舌质光绛，加沙参 15g，玉竹 10g，石斛 10g；阴虚牙痛，加牛膝 10g，牡丹皮 10g，补骨脂 10g；若口干面红，心烦盗汗者，加芍药 10g、知母 10g 助养阴清热之力；若肾阴不足，腰膝酸软者加六味地黄丸；若阴虚燥结，热盛伤津者，可用增液承气汤滋阴增液，泄热通便。

麦冬汤《金匮要略》

【原方】麦冬七升，半夏一升，人参三两，甘草二两，粳米三合，大枣十二枚。上六味，以水一斗二升，煮取六升，温服一升，日三夜一服。

【用方要点】主症：咳唾涎沫，短气喘促，或口干呕逆，舌干红少苔，脉虚数。功用：清养肺胃，降逆下气。

米烈汉临床经验用药量：麦冬 14g，半夏 14g，人参 15g，甘草 10g，粳米 10g，大枣 2 枚。煎服方法：每日 1 剂，以水 800ml，煎煮两次，共取 300ml，分早、中、晚三次温服。虚寒肺痿者不宜使用。

米烈汉运用该方治 虚热肺痿、胃阴不足等证。虚热肺痿：咳嗽气喘，咽喉不利，咯痰不爽，或咳唾涎沫，口干咽燥，手足心热。舌红少苔，脉虚数。胃阴不足证：呕吐，纳少，呃逆，口渴咽干，舌红少苔，脉虚数。该方还广泛用于慢性支气管炎、支气管扩张、慢性咽喉炎、矽肺、肺结核、小儿喘息性支气管炎、糖尿病性胃轻瘫、特发性肺纤维化、慢性咳嗽、食管癌前病变、放射性肺损伤、肺不张、复发性口腔溃疡、胃食管反流性咳嗽、慢性阻塞性肺气肿等属肺胃阴虚，气火上逆者。亦治胃及十二指肠溃疡、慢性萎缩性胃炎、功能性消化不良、妊娠呕吐、中枢性呃逆等属胃阴不足、气逆呕吐者。

米烈汉运用该方常用加减：若津伤甚者，可加沙参 15g、玉竹 10g、天花粉 30g 以养阴液；若阴虚胃痛、脘腹灼热者，可加石斛 10g、白芍 10g 以增加养阴益胃止痛之功；阴虚而见潮热者，可加桑白皮 15g、地骨皮 10g；大便干燥者，加火麻仁 30g、大黄 6g。

百合固金汤《慎斋遗书》

【原方】百合一钱半，生地黄二钱，熟地黄、当归身各三钱，白芍（炒）、甘草各一钱，贝母、麦冬各一钱半，桔梗、玄参各八分。水煎服。

【用方要点】主症：咳嗽气喘，咽喉燥痛，舌红少苔，脉细数。功用：滋养肺肾，止咳化痰。

米烈汉临床经验用药量：百合 10g，生地黄 14g，熟地黄 14g，当归身 12g，炒白芍 10g，甘草 10g，贝母 14g，麦冬 10g，桔梗 10g，玄参 10g。原方未注明煎服方法，米烈汉临床中经验煎服法为：每日 1 剂，以水 600ml，煮取 300ml，去滓，分早晚两次热服。虚寒肺痿者不宜使用。

米烈汉运用该方治肺肾阴亏，虚火上炎证。症见：咳嗽气喘，痰中带血，咽喉燥痛，头晕目眩，午后潮热，舌红少苔，脉细数。该方还广泛用于肺结核、慢性支气管炎、支气管扩张咯血、慢性咽喉炎、咳嗽、自发性气胸、中晚期肺癌、小儿阴虚燥热型咳嗽、萎缩性鼻炎、多囊卵巢综合征、声带小结、放射性肺炎、特发性肺间质纤维化、咳嗽变异性哮喘、慢性咽炎、阴虚便秘、急性放射性肺损伤、糖尿病等属肺肾阴虚、虚火上炎者；亦可用于治胃及十二指肠溃疡、慢性萎缩性胃炎见有呕吐证属胃阴不足、气逆不降者。

米烈汉运用该方常用加减：若痰多而色黄者，加胆南星 15g、黄芩 10g、瓜蒌皮 15g 以清肺化痰；若咳喘甚者，可加杏仁 10g、五味子 9g、款冬花 15g 以止咳平喘；若咯血重者，可去桔梗之升提，加白及 10g、白茅根 15g、仙鹤草 15g 以止血；反复咯血，咯血量较多时，加阿胶 6g、三七 3g 养血止血；超热、颧红者加青蒿 10g、鳖甲 10g、地骨皮 10g、白薇 10g 清退虚热；盗汗多者，加糯稻根 15g、浮小麦 30g、五味子 9g、煅龙骨 30g、煅牡蛎 30g 以收敛固涩。

一贯煎《续名医类案卷十八》

【原方】北沙参、麦冬、当归身、生地黄、枸杞子、川楝子六味出入加减。

【用方要点】主症：脘胁疼痛，吞酸吐苦，舌红少津，脉虚弦。功用：滋阴疏肝。

米烈汉根据临床经验调整剂量：北沙参 10g，麦冬 10g，当归身 10g，生地黄 10g，枸杞子 10g，川楝子 10g。水煎服，每日 1 剂，每日服 3 次。因制方重在滋补，虽可行无形之气，但不能祛有形之邪，且药多甘腻，故有停痰积饮而舌苔白腻、脉沉弦者，不宜使用。

米烈汉运用该方治肝肾阴虚，肝气郁滞证。症见：胸脘胁痛，吞酸吐苦，咽干口燥，舌红少津，脉细弱或虚弦。亦治疝气瘕聚，该方还广泛用于慢性肝炎、慢性胃炎、胃及十二指肠溃疡、肋间神经痛、神经官能症、复发性口腔溃疡、更年期综合征、围绝经期失眠、妊娠高血压、呃逆、肝纤维化、阴痛、脏燥、乳痛、产后发热、老年性便秘、甲状腺功能亢进、奔豚、黄褐斑、糖尿病胃轻瘫、痛症、多发性硬化、不宁腿综合征、经前期综合征、抽动－秽语综合征、中心性视网膜炎、血小板减少性紫癜等属阴虚肝郁者。

米烈汉运用该方常用加减：若大便秘结，加瓜蒌仁 10g；有虚热或汗多，加地骨皮 10g；痰多，加川贝母 6g；舌红而干，阴亏过甚，加石斛 10g；胁胀痛，按之硬，加鳖甲 10g；烦热而渴，加知母 10g、石膏 10~20g；腹痛，加芍药 10g、甘草 6g；两足痿软，加牛膝 10g、薏苡仁 12g；不寐，加酸枣仁 35g；口苦燥，加黄连 6g。

肾气丸《金匮要略》

【原方】干地黄八两，薯蓣、山茱萸各四两，泽泻、茯苓、牡丹皮各三两，桂枝、附子炮各一两。上八味，末之，炼蜜和丸，如梧桐子大，酒下十五丸，加至二十五丸，日再服。

【用方要点】主症：腰痛脚软，小便不利或反多，舌淡而胖，脉虚弱而尺部沉细。功用：补肾助阳。

米烈汉根据临床经验调整剂量：地黄 28g，山药 14g，山茱萸 14g，泽泻 10g，茯苓 10g，牡丹皮 10g，桂枝 10g，附子 3g（先煎）。水煎服，每日 1 剂，日服 3 次。

米烈汉运用该方治肾阳不足证。症见：腰痛脚软，身半以下常有冷感，少腹拘急，小便不利，或小便反多，入夜尤甚，阳痿早泄，舌淡而胖，脉虚弱，尺部沉细。主治痰饮、水肿、消渴、脚气、转胞等。该方还广泛用于慢性肾炎、肾功能衰竭、糖尿病、醛固酮增多症、甲状腺功能低下、神经衰弱、肾上腺皮质功能减退、慢性支气管哮喘、更年期综合征、肝硬化腹水、不孕、椎基底动脉供血不足性眩晕、低颅压性头痛、冠心病、小儿遗尿、产后尿潴留、原发性尿崩症、顽固性失眠、男性精子高度缺乏症等属肾阳不足者。

米烈汉运用该方常用加减：方中干地黄，多用熟地黄；桂枝改用肉桂 9g，如此效果更好；若夜尿多者，宜肾气丸加五味子 6g；小便数多，色白体羸，为真阳亏虚，宜加补骨脂 10g，鹿茸 6g 等，加强温阳之力；若用于阳痿，证属命门火衰者，酌加淫羊藿 14g，补骨脂 10g，巴戟天 10g 等以助壮阳起痿之力。

地黄饮子（地黄饮）《圣济总录卷·五十一方·喑俳》

【原方】熟干地黄（焙）、巴戟天（去心）、山茱萸（炒）、肉苁蓉（酒浸切焙）、附子（炮裂去皮）、脐石斛（去根）、五味子（炒）、肉桂（去粗皮）、白茯苓（去黑皮）各一两，麦冬（去心，焙）、远志（去心）、菖蒲各半两。上一十二味，锉如麻豆，每服三钱匕，水一盏，生姜三片，枣二枚劈破，同煎七分，去滓食前温服。

【用方要点】主症：舌喑不语，足废不用，足冷面赤，脉沉细弱。功用：滋肾阴，补肾阳，开窍化痰。

米烈汉根据临床经验调整剂量：熟地黄24g，巴戟14g，山茱萸14g，石斛10g，肉苁蓉10g，附子3g（先煎），五味子6g，肉桂3g，白茯苓15g，麦冬10g，菖蒲10g，远志14g。加姜枣水煎服，食前温服，每日1剂，1日服3次。本方偏于温补，故对气火上升，肝阳偏亢而阳热之象明显者，不宜应用。

米烈汉运用该方治下元虚衰、痰浊上泛之喑痱证。症见：舌强不能言，足废不能用，口干不欲饮，足冷面赤，脉沉细弱。该方还广泛用于晚期高血压病、脑动脉硬化、中风后遗症、脊髓炎、老年皮肤瘙痒、急性脑梗死、颤症、2型糖尿病周围神经病变、阿尔茨海默病、血管性痴呆、有机磷农药中毒迟发性神经病、膝关节病、百合病等慢性疾病过程中出现的阴阳两虚者。

米烈汉运用该方常用加减：若属痱而无喑者，减去石菖蒲、远志等宣通开窍之品；喑痱以阴虚为主，痰火偏盛者，去附、桂，酌加川贝母6g、鲜竹沥6g、胆南星3g、天竹黄10g等以清化痰热；兼有气虚者，酌加黄芪14g、人参6g以益气。

（八）固涩法

牡蛎散《太平惠民和剂局方·卷之八》

【原方】黄芪（去苗、土）、麻黄根（洗）、牡蛎（米泔浸，刷去土，火烧通赤）各一两。上三味为粗散。每服三钱，水一盏半，小麦百余粒，同煎至八分，去渣，热服，日二服，不拘时候。

【用方要点】主症：汗出，心悸，短气，舌淡，脉细弱。功用：敛阴止汗，益气固表。

米烈汉根据临床经验调整剂量：黄芪30g，麻黄根30g，牡蛎30g（打碎先煎）。水煎服，每日1剂，日服3次。

米烈汉运用该方治体虚自汗、盗汗证。症见：常自汗出，夜卧更甚，心悸惊惕，短气烦倦，舌淡红，脉细弱。该方还广泛用于病后、手术后或产后身体虚弱、自主神经功能失调以及肺结核等所致自汗、盗汗属体虚卫外不固，又复心阳不潜者，以及2型糖尿病、胃溃疡、产后恶露不绝。

米烈汉运用该方常用加减：若气虚明显者，可加人参6g、白术14g以益气；偏于阴虚者，可加生地黄10g、白芍12g以养阴。自汗应重用黄芪30g以固表，盗汗可再加豆衣、糯稻根30g以止汗，疗效更佳。

朱砂安神丸《内外伤辨惑论》

【原方】朱砂五钱（另研水飞为衣），黄连（去须净，酒洗）六钱，炙甘草五钱半，生地黄一钱半，当归二钱半。上药除朱砂外，四味共为细末，汤浸蒸饼为丸，如黍米大。以朱砂为衣，每服十五丸或二十丸，食后津唾咽下，或温水，凉水少许送下亦得。

【用方要点】主症：失眠，惊悸，舌红，脉细数。功用：镇心安神，清热养血。

米烈汉临床经验用药量：朱砂10g，黄连9g，炙甘草10g，地黄12g，当归15g。水煎，朱砂研细末水飞，以药汤送服，每日1剂，睡前服用。或为蜜丸，每丸重9g，成人每次1丸口服；或水蜜丸，每次6g；或小蜜丸，每次9g，每日1~2次口服。片剂：每次4~5片，每日2次口服；方中朱砂含硫化汞，不宜多服、久服，以防水银中毒。一般15天为一疗程。长期服用会引起口腔炎、恶心呕吐、蛋白尿、赤痢等慢性水银中毒症状，因此，使用含朱砂的中药不要长期服用，确需服用，亦应间断地服用。心气不足、阴虚或脾弱者不宜服。应用朱砂安神丸时忌食辛辣油腻及有刺激性食物，忌烟酒；因消化不良、胃脘嘈杂等而怔忡不安、不眠等忌服；孕妇忌服；不宜与碘、溴化物并用。不宜多服久服，儿童尤不宜久用。

米烈汉运用该方治心火亢盛、阴血不足证。症见：失眠多梦，惊悸怔忡，心烦神乱；或胸中懊侬，舌尖红，脉细数。该方还广泛用于神经衰弱所致的失眠、心悸、健忘、精神忧郁引起的神志恍惚，以及心脏期前收缩所致的心悸、怔忡、室性心律失常、盗汗、夜游症等属于心火亢盛、阴血不足者。

米烈汉运用该方常用加减：若胸中烦热较甚，加山栀子10~14g，莲子心10g以增强清心除烦之力；兼惊恐，宜加生龙骨30g、生牡蛎30g以镇惊安神；失眠多梦者，可加酸枣仁30g，柏子仁15g以养心安神。

大定风珠《温病条辨》

【原方】生白芍六钱，阿胶三钱，生龟甲四钱，干地黄六钱，麻仁二钱，五味子二钱，生牡蛎四钱，麦冬（连心）六钱，炙甘草四钱，鸡子黄生二枚，鳖甲（生）四钱。水八杯，煮取三杯，去滓，再入鸡子黄，搅令相得，分三次服。

【用方要点】主症：神倦瘈疭，舌绛苔少，脉虚弱。功用：滋阴息风。

米烈汉临床经验用药量：生白芍14g，阿胶9g，生龟甲16g，干地黄24g，麻仁15g，五味子9g，生牡蛎30g，麦冬14g，炙甘草10g，鸡子黄2个，生鳖甲10g。上诸药水煎，去渣，入阿胶烊化，再入鸡子黄，搅匀，分三次温服。若阴液虽亏而邪热尤盛者，则非本方所宜。

米烈汉运用该方治阴虚风动证。症见：手足瘈疭，形消神倦，舌绛少苔，脉气虚弱，时时欲脱者。该方还广泛用于乙脑后遗症、眩晕、放疗后舌萎缩、甲亢、甲亢术后手足搐搦症、帕金森病、肝纤维化、产后抑郁症、面肌痉挛、慢性乙型肝炎、脑梗死、癔症、流行性乙脑后遗症、系统性红斑狼疮、顽固性荨麻疹、肾炎高血压、神经性震颤等属于阴虚风动者。

米烈汉运用该方常用加减：若兼气虚喘急，加人参 9g 补气定喘；气虚自汗，加人参 9g、龙骨 30g、浮小麦 30g 补气敛汗；气虚心悸，加人参 9g、小麦 30g、茯神 14g 补气宁神定悸；若低热不退，加地骨皮 10g、白薇 10g 以退虚热。

黄土汤《金匮要略心典》

【原方】甘草、干地黄、白术、附子（炮）、阿胶、黄芩各三两，灶心黄土半斤。上七味，以水八升，煮取三升，分温二服。

【用方要点】主症：血色暗淡，舌淡苔白，脉沉细无力。功用：温阳健脾，养血止血。

米烈汉临床经验用药量：甘草 10g，干地黄 12g，白术 9g，炮附子 3g，阿胶 6g，黄芩 9g，灶心黄土 30g。上七味，以 1600ml 先将灶心土水煎过滤取汤，再煎余药，煮取 600ml，阿胶烊化冲服，每次 300ml，温分两服。凡热迫血妄行所致出血者忌用。

米烈汉运用该方治脾阳不足、脾不统血证。症见：大便下血，先便后血，以及吐血、衄血、妇人崩漏，血色暗淡，四肢不温，面色萎黄，舌淡苔白，脉沉细无力。该方还广泛用于消化道出血、慢性溃疡性结肠炎、缺血性中风、食管下段静脉曲张破裂出血、上消化道出血、崩漏、慢性菌痢、顽固性呕吐、老年性功血、内痔出血、十二指肠球部溃疡及功能性子宫出血等属脾阳不足者。

米烈汉运用该方常用加减：出血多者，酌加三七 6g、白及 10g 等以止血；若气虚甚者，可加人参 9g 以益气摄血；胃纳较差者，阿胶可改为阿胶珠，以减其滋腻之性。脾胃虚寒较甚者，可加炮姜炭以温中止血。方中灶心黄土缺时，可以赤石脂代之。

十灰散《劳证十药神书》

【原方】大蓟、小蓟、荷叶、侧柏叶、茅根、茜根、山栀子、大黄、牡丹皮、棕榈皮各等份。上药各烧灰存性，研极细末，用纸包，碗盖于地上一夕，出火毒，用时先将白藕捣汁或萝卜汁磨京墨半碗，调服五钱，食后服下。

【用方要点】主症：血色鲜红，舌红苔黄，脉数。功用：凉血止血。

米烈汉临床经验用药量：大蓟 12g，小蓟 12g，荷叶 12g，侧柏叶 12g，白茅根 12g，茜草根 12g，山栀子 12g，大黄 12g，牡丹皮 12g，棕榈皮 12g。水煎服。本方为急则治标之剂，血止之后，还当审因图本，方能巩固疗效；本方为散剂，既可内服，也能外用，但应预先制备，使火气消退，方可使用。方中药物皆烧炭，但应注意"存性"，否则药效不确。本对虚寒性出血则不宜使用。忌烟、酒、辛辣等物。

米烈汉运用该方治血热妄行之上部出血证。症见：呕血、吐血、咯血、嗽血、衄血等，血色鲜红，来势急暴，舌红，脉数。该方还广泛用于上消化道出血、急性放射性肠炎、宫颈糜烂、更年期功能性子宫出血、内痔出血、过敏性紫癜等血热妄行之上部出血证。支气管扩张及肺结核咯血等属血热妄行者。

米烈汉运用该方常用加减：若气火上逆、血热较盛者，可用本方改作汤剂使用，此时当加大大黄、栀子的用量，作为君药，并可配入牛膝 10g、代赭石 10g 等镇降之品，引血下行。

咳血方《丹溪心法》

【原方】青黛（水飞）、瓜蒌仁（去油）、海粉、山栀子（炒黑）、诃子。上为末，以蜜同姜汁为丸，嚼化。

【用方要点】主症：咳痰带血，胸胁作痛，舌红苔黄，脉弦数。功用：清肝宁肺，凉血止血。

米烈汉临床经验用药量为诸药共研末为丸，每服 9g；亦可作汤剂：青黛 8g，瓜蒌仁 12g，海粉 12g，山栀子（炒黑）12g，诃子 8g，水煎服。因本方属寒凉降泄之剂，故肺肾阴虚及脾虚便溏者，不宜使用。

米烈汉运用该方治肝火犯肺之咯血证。症见：咳嗽痰稠带血，咳吐不爽，心烦易怒，胸胁作痛，咽干口苦，颊赤便秘，舌红苔黄，脉弦数。该方还广泛用于支气管扩张、咯血、肺结核等咯血属肝火犯肺者。

米烈汉运用该方常用加减：火热伤阴者，可酌加沙参 15g，麦冬 15g 等以清肺养阴；若咳甚痰多者，可加川贝母 15g、天竹黄 7g、枇杷叶 7g 等以清肺化痰止咳。本方去诃子、海浮石，加青蒿 14g、牡丹皮 14g 治疗鼻衄，亦有较好疗效。

小蓟饮子《济生方》

【原方】生地黄（洗）四两，小蓟根、滑石、通草、蒲黄（炒）、淡竹叶（酒浸）、山栀子仁、甘草（炙）各半两。上咀，每服四钱，水一盏半，煎至八分，去滓，温服，空心食前。

【用方要点】主症：尿中带血，小便赤涩热痛，舌红，脉数。功用：凉血止血，利水通淋。

米烈汉临床经验用药量：生地黄 24g，小蓟 12g，滑石 12g，通草 12g，蒲黄 10g，淡竹叶 10g，山栀子 10g，炙甘草 10g。水煎服。方中药物多属寒凉通利之品，只宜于实热证。本药多属寒凉通利之品，不宜久服。孕妇忌用。

米烈汉运用该方治热结下焦之血淋、尿血。症见：尿中带血，小便频数，赤涩热痛，舌红，脉数。该方还广泛用于急性泌尿系感染、增生性肾炎、肾性血尿、急慢性肾小球肾炎、膀胱癌、泌尿系结石等属下焦瘀热、蓄聚膀胱者。

米烈汉运用该方常用加减：方中甘草应以生甘草为宜，以增强清热泻火之力；若尿道刺痛者，可加琥珀末 1.5g 吞服，以通淋化瘀止痛；若血淋、尿血日久气阴两伤者，可减木通 10g、滑石 10g 等寒滑渗利之晶，酌加太子参 15g、黄芪 30g、阿胶 9g 等以补气养阴。

槐花散《普济本事方》

【原方】槐花（炒）、柏叶（杵焙）、荆芥穗、枳壳（麸炒）各等份。上为细末，用清米饮调下二钱，空心食前服。

【用方要点】主症：便血，血色鲜红，舌红，脉数。功用：清肠止血，疏风行气。

米烈汉临床经验用药量：炒槐花 12g，柏叶 12g，荆芥穗 9g，枳壳 12g。水煎服，空心食前服。或为细末，每服 6g，开水或米汤调下。本方药性寒凉，故只可暂用，不宜久服。便血日久属气虚或阴虚者，以及脾胃素虚者均不宜使用。

米烈汉运用该方治风热湿毒，壅遏肠道，损伤血络证。症见：便前出血，或便后出血，或粪中带血，以及痔疮出血，血色鲜红或晦暗，舌红苔黄脉数。该方还广泛用于治疗痔疮、过敏性紫癜、内痔出血、溃疡性结肠炎大出血、结肠炎或其他大便下血属风热或湿热邪毒，壅遏肠道，损伤脉络者。肠癌便血亦可应用。

米烈汉运用该方常用加减：若便血较多，荆芥可改用荆芥炭，并加入黄芩炭 10g、地榆炭 10g、棕榈炭 10g 等，以加强止血之功；若大肠热甚，可加入黄连 9g、黄芩 9g 以清肠泄热；若脏毒下血紫暗，可加入苍术 14g、茯苓 14g 等以祛湿毒；便血日久血虚，可加入熟地黄 24g、当归 15g 等以养血和血。

固经丸《丹溪心法》

【原方】黄芩（炒）、白芍（炒）、龟甲（炙）各一两，黄柏（炒）三钱，椿树根皮七钱半，香附二钱半。为末，酒糊丸，空心，空心温酒或白汤下五十丸。

【用方要点】主症：血色深红甚或紫黑稠黏，舌红，脉弦数。功用：滋阴清热，固经止血。

米烈汉根据临床经验调整剂量：黄芩 10g，白芍 10g，龟甲 10g，黄柏 14g，椿根皮 10g，香附 10g。水煎服，每日 1 剂，日服 3 次。

米烈汉运用该方治阴虚血热之崩漏。症见：月经过多，或崩中漏下，血色深红或紫黑稠黏，手足心热，腰膝酸软，舌红，脉弦数。该方还广泛用于功能性子宫出血或慢性附件炎、更年期崩漏、月经先期而致经行量多、淋漓不止属阴虚血热者。

米烈汉运用该方常用加减：阴虚甚者，可酌加女贞子 14g、墨旱莲 14g 以养阴凉血止血；出血日久者，再加龙骨 30g、牡蛎 30g、乌贼骨 10g、茜草炭 10g 以固涩止血。

真人养脏汤《太平惠民和剂局方》

【原方】人参、当归（去芦）、白术（焙）各六钱，肉豆蔻（面裹，煨）半两，肉桂（去粗皮）、甘草（炙）各八钱，白芍药一两六钱，木香（不见火）一两四钱，诃子（去核）一两二钱，罂粟壳（去蒂盖，蜜炙）三两六钱。上件锉为粗末。每服二大钱，水一盏半，煎至八分，去滓，食前温服。老人、孕妇、小儿暴泻急易服之，立愈。忌酒、面、生、冷、鱼腥、油腻。此药确有神效，不可具述。

【用方要点】主症：大便滑脱不禁，腹痛喜温喜按，食少神疲，舌淡苔白，脉迟细。功用：涩肠固脱，温补脾肾。

米烈汉根据临床经验调整剂量：人参 10g，当归 9g，白术 14g，肉豆蔻 10g，肉桂 6g，甘草 6g，白芍 10g，木香 6g，诃子 10g，罂粟壳（蜜炙）6g。水煎服，每日 1 剂，每日服 3 次。若泻痢虽久，但湿热积滞未去者，忌用本方。

米烈汉运用该方治久泻久痢，脾肾虚寒证。症见：泻痢无度，滑脱不禁，甚至脱肛坠下，脐腹疼痛，喜温喜按，倦怠食少，舌淡苔白，脉迟细。该方还广泛用于慢性肠炎、慢性结肠炎、肠结核、慢性痢疾、痢疾综合征、溃疡性结肠炎、肠道菌群失调、便秘等日久不愈属脾肾虚寒者。

米烈汉运用该方常用加减：脾肾虚寒、手足不温者，可加附子 3g 以温肾暖脾；脱肛坠下者，加升麻 6g、黄芪 30g 以益气升陷。

四神丸《内科摘要》

【原方】肉豆蔻、补骨脂、五味子、吴茱萸各为末，生姜四两，红枣五十枚。上用水一碗，煮姜枣，去姜，水干取枣肉，丸桐子大，每服五七十丸，空心日前服。

【用方要点】主症：五更泄泻，不思饮食，舌淡苔白，脉沉迟无力。功用：温肾暖脾，固肠止泻。

米烈汉根据临床经验调整剂量：肉豆蔻 10g，补骨脂 10g，五味子 6g，吴茱萸 10g，生姜 10g，红枣 3 枚，水煎服，每日 1 剂，日服 3 次。

米烈汉运用该方治脾肾阳虚之肾泄证。主症：五更泄泻，不思饮食，食不消化，或久泻不愈，腹痛喜温，腰酸肢冷，神疲乏力，舌淡，苔薄白，脉沉迟无力。该方还广泛用于慢性结肠炎、肠结核、肠道易激综合征、溃疡性结肠炎、伪膜性肠炎、腰背肌筋膜炎、糖尿病性腹泻、哮喘、滑精、遗尿、腹胀等属脾肾虚寒者。

米烈汉运用该方常用加减：若腰酸肢冷较甚者，加附子 3g、肉桂 6g 以增强温阳补肾之功。合理中丸，可增强温中止泻之力。

桑螵蛸散《本草衍义》

【原方】桑螵蛸、远志、菖蒲、龙骨、人参、茯神、当归、龟甲（醋炙），以上各一两，为末。夜卧，人参汤调下二钱。

【用方要点】主症：尿频或遗尿，心神恍惚，舌淡苔白，脉细弱。功用：调补心肾，涩精止遗。

米烈汉根据临床经验调整剂量：桑螵蛸10g，远志10g，菖蒲10g，龙骨30g，人参10g（先煎），茯神14g，当归10g，龟甲（醋炙）10g。水煎服，鳖甲先煎30~60min，每日1剂，每日服3次。下焦湿热或相火妄动所致之尿频、遗尿或遗精滑泄，非本方所宜。

米烈汉运用该方治心肾两虚证。症见：小便频数，或尿如米泔色，或遗尿，或遗精，心神恍惚，健忘，舌淡苔白，脉细弱。该方还广泛用于小儿尿频、遗尿以及糖尿病、神经衰弱、神经紧张性尿频、老年性便秘、老年性尿失禁、急性尿道综合征等属心肾两虚、水火不交者。

米烈汉运用该方常用加减：方中加入益智仁10g、覆盆子6g等，可增强涩精缩尿止遗之力。若健忘心悸者，可加酸枣仁30g、五味子6g以养心安神；兼有遗精者，可加沙苑子14g、山茱萸14g以固肾涩精。

固冲汤《医学衷中参西录》

【原方】白术（炒）一两，生地黄六钱，龙骨（捣细）八钱，牡蛎（捣细）八钱，山茱萸（去净核）八钱，生杭芍四钱，海螵蛸（捣细）四钱，茜草三钱，棕边炭二钱，五倍子五分，轧细药汁送服。水煎服。呈热证脉象者加生地黄一两；凉者加乌附子二钱；大怒之后，因肝气冲激血崩者，加柴胡二钱。若服两剂不愈，去棕边炭，加真阿胶五钱，另炖同服。服药觉热者宜酌加生地黄。

【用方要点】主症：出血量多，色淡质稀，腰膝酸软，舌淡，脉微弱。功用：固冲摄血，益气健脾。

米烈汉根据临床经验调整剂量：白术14g，生黄芪30g，龙骨30g（打碎先煎），牡蛎30g（打碎先煎），山茱萸14g，生杭芍10g，海螵蛸10g，茜草10g，棕榈炭10g，五倍子10g，水煎服，每日1剂，水煎服，每日服3次。血热妄行崩漏者忌用本方。

米烈汉运用该方治脾肾亏虚、冲脉不固证。症见：猝然血崩或月经过多，或漏下不止，色淡质稀，头晕肢冷，心悸气短，神疲乏力，腰膝酸软，舌淡，脉微弱。该方还广泛用于功能性子宫出血、产后出血过多、多囊卵巢综合征所致不孕、先兆流产、经期延长、慢性肾功能衰竭、产后阴吹等属脾气虚弱，冲任不固者。

米烈汉运用该方常用加减：若兼肢冷汗出、脉微欲绝者，为阳气虚衰欲脱之象，需加重黄芪50g用量，并合参附汤以益气回阳。

三、辨治经验方案

（一）肺痿（肺纤维化）

◈ 1. 米烈汉对肺纤维化的认识

米烈汉根据肺纤维化临床表现认为该病属中医"肺痿""肺痹"等范畴。肺痿表现为肺气血不足，络血不荣，属虚证；肺痹表现为肺气血不通，络脉瘀阻，属实证。二证在一定条件下可相互影响，互患为病，临床辨证应确认二者的虚实主次，轻重缓急，才能使肺纤维化取得较好的疗效。该病病位主要在肺，病机为气虚痰阻，瘀毒互结。其病位在肺、脾、肾，病性为本虚标实。

米烈汉认为人体的呼吸运动主要与五脏的功能密切相关，尤其与肾的纳气功能相关。"肺为气之主，肾为气之根。肺主出气，肾主纳气，阴阳相交，呼吸乃和。"邪气侵入人体，留滞肺内，损害肺脏，造成肺气虚，在脏腑则为短气、喘促、咳嗽，在肌表则为易感冒、自汗、恶风等；肺病日久，病穷及肾，则肾气虚弱，不能纳气归元，气浮逆于上，则为喘促，动则尤甚等。本病之虚以气虚为甚，治当补肺益肾纳气。

本病之实则有痰、瘀、毒数端。肺纤维化初期多为六淫邪气伤肺，肺失清肃，生痰阻络；中期手太阴传至足太阴，子盗母气，脾虚生饮，气虚成瘀；后期病入少阴，导致心水、肾水泛滥，阳虚血凝。伴随着气血津液运化障碍，本病痰瘀逐渐加重，故化痰、活血是本病主要治则之一。

毒邪有病初的外感温热之毒；有长期用药的药物潴留之毒；有烟草、雾霾之毒；有因激素致虚，再感六淫邪盛成毒；还有邪与体内的痰瘀交结，蕴久化热成毒。缓解期痰瘀毒伏于肺络，宜用化痰宣肺、活血解毒治未病；发作期邪毒壅肺，表现为咳嗽剧烈、痰黄量大、高热、神疲、四末不温等表现，治疗当用大剂量清热解毒之品。

◈ 2. 肺纤维化临床表现及诊断标准

（1）临床表现

1）主要症状

呼吸困难　劳力性呼吸困难并进行性加重，呼吸浅速，可有鼻翼煽动和辅助肌参与呼吸，但大多没有端坐呼吸。

咳嗽、咳痰　早期无咳嗽，以后可有干咳或少量黏液痰。易有继发感染，出现黏液脓性痰或脓痰，偶见血痰。

全身症状　可有消瘦、乏力、食欲不振、关节酸痛等，一般比较少见。急性型可有发热。

舌脉　舌暗或有瘀斑，苔黄腻或厚腻，脉沉细或细数。

2) 常见体征　①呼吸困难；②胸廓扩张和膈肌活动度降低；③两肺中下部Velcro啰音，具有一定特殊性；④杵状指趾；⑤终末期呼吸衰竭和右心衰竭相应征象。

(2) 诊断标准　诊断主要根据临床特征、胸部X线表现、肺通气及弥散功能、病理活检及排除其他原因导致的间质性疾病。根据是否有外科肺活检的结果，有两种确诊标准。

确诊标准一：

· 外科肺活检显示组织学符合普通型间质性肺炎的改变。

· 同时具备下列条件：①排除其他已知的可引起间质性肺疾病（ILD）的疾病，如药物中毒、职业环境性接触和结缔组织病等；②肺功能检查有限制性通气功能障碍伴弥散功能下降；③常规X线胸片及高分辨率CT显示双下肺和胸膜下分布为主的网状改变或伴蜂窝肺，可伴有少量磨玻璃样阴影。

确诊标准二：

无外科肺活检时，需要符合下列所有4条主要指标和3条以上的次要指标。

· 主要指标：①除外已知原因的ILD，如某些药物毒性作用、职业环境接触史和结缔组织病等；②肺功能表现异常，包括限制性通气功能障碍［肺活量减少，而第1秒用力呼气量/用力肺活量（FEV_1/FVC）正常或增加］和（或）气体交换障碍（静态/运动肺泡–动脉氧分压差增加或二氧化碳弥散量降低）；③胸部高分辨率CT表现为双下肺和胸膜下分布为主的网状改变或伴蜂窝肺，可伴有极少量磨玻璃样阴影；④经支气管肺活组织检查或支气管肺泡灌洗液检查不支持疾病的诊断。

· 次要诊断条件：①年龄 > 50 岁；②隐匿起病或无明确原因的进行性呼吸困难；③病程≥3 个月；双肺听诊可闻及吸气性Velcro啰音。

◈ 3. 米烈汉治疗肺纤维化经验

❖ 辨证论治

(1) 气虚血瘀，邪阻肺络

证候：胸闷气短，动则加重，干咳无痰，心慌乏力，口唇、爪甲紫黯，肌肤甲错，杵状指。舌质暗或有瘀点、瘀斑，脉沉细或涩。

治法：益气通络，活血化瘀。

主方：抗纤汤。

组成：红参（包煎）10g，苏子10g，生甘草10g，沙参30g，丹参30g，黄芪 30g，鸡血藤 30g，当归 15g，川芎 15g，百合 15g，旋覆花 10g，鸡内金 15g，砂仁 6g，冬虫夏草（打粉、冲服）6g。

用法：以上加水 1000ml 浸泡 30min，文武火煎取 200ml，再加水煎取 200ml，与第一煎相合，早晚餐后 30min 各服 200ml。每服嚼食红参 5g，冲服冬虫夏草粉 3g。连用 28 天为一个疗程。

忌宜：忌生冷、油腻、萝卜。

（2）痰涎壅盛

证候：胸闷气短，动则加重，呼吸急促，咳嗽痰多，白黏痰不易咳出，或咳吐黄痰，心烦口苦，身热汗出，大便秘结。舌红苔白或黄腻，脉弦滑或滑数。

治法：健脾祛痰，泻肺平喘。

方药：五子汤。

组成：苏子 10g，莱菔子 10g，五味子 6g，白芥子 10g，葶苈子 15~30g，姜半夏 10g，陈皮 14g，茯苓 14g，白术 14g，炙甘草 10g，杏仁 10g，瓜蒌 15g，鱼腥草 30g，黄芪 15g，防风 6g。

用法：以上加水 1000ml 浸泡 30min，文武火煎取 200ml，再加水煎取 200ml，与第一煎相合，早晚餐后 30min 各服 200ml。连用 28 天为一个疗程。

忌宜：忌生冷、油腻，宜少量辛辣食物。

（3）肺肾气虚，肾不纳气

证候：气喘发作时，胸闷气短，动则加重，干咳无痰或少痰，气怯声低，神疲乏力，汗出恶风，腰膝酸软，形瘦便溏，五心烦热。舌红少苔，脉沉细无力。

治法：补肺降逆，平喘纳气。

方药：参赭镇气汤。

组成：人参（包煎）15g，代赭石（先煎）35g，芡实 10g，山药 10g，白芍 14g，山茱萸 14g，生龙骨（先煎）30g，生牡蛎（先煎）30g，五味子 6g，苏子 12g。

用法：以上加水 2000ml 先煎甲石类药物 60min。纳入诸药，文武火煎取 200ml，再加水煎取 200ml，与第一煎相合，早晚餐后 30min 各服 200ml。每服嚼食人参 7.5g，

忌宜：忌生冷、油腻、萝卜，孕妇慎用。

【主要加减】

心慌乏力，口唇爪甲紫黯，加人参、麦冬、五味子、丹参；

恶寒发热、头身紧痛、无汗涕清，加麻黄、桂枝；

恶寒无热、神倦肢冷、心悸尿清，加麻黄、干姜、细辛；

寒热往来，口苦咽干、目眩胁满，加柴胡、黄芩；

寒热起伏、汗出不清、胁胀呕恶，加龙胆草、栀子、黄芩；

喘急胸闷，恶寒咳嗽，咳痰稀白，加麻黄、杏仁、细辛；

喘急烦闷，微恶风寒，咯痰黄黏，加生石膏、麻黄、杏仁；

喘促气短，呼多吸少，动则尤甚，加人参、蛤蚧、肉桂；

喘咳气急，不得平卧，心悸畏寒，加附子、茯苓、白术，减半夏；

干咳无痰，或少痰而粘连成丝，不易咳出，加桑叶、杏仁、沙参；

咳嗽剧烈，阵咳，咳甚胸痛，加炙紫菀、黄芩、青黛；

身热汗出，大便秘结，加大黄、生石膏、知母；

咳嗽剧烈、痰黄量大、高热、神疲、四末不温，加板蓝根、金银花、连翘、鱼腥草；

吸烟日久，或因雾霾引发，加僵蚕、熟地黄、麻黄。

❖ 外 治

雾化吸入　生脉注射液，每日 1 次。丹参注射液，每日 1 次。

五藤方足部药浴　鸡血藤、忍冬藤、海风藤、雷公藤、夜交藤，每日 1 次。

穴位按摩　每日睡前、晨起搓涌泉各 100 下。

❖ 食 疗

参杏粥　大米 50g，人参 5g，枸杞子 5 个，杏仁 6g。功效：益气止咳。

百合饮　鲜百合 50g，冬虫夏草 1g，蜂蜜 5g。功效：滋肾润肺止咳。

黄精甲鱼汤　甲鱼 1 个，黄精 30g。功效：补肺止咳。

白及二冬汤　白及 30g，麦冬 15g，天冬 15g，三七 10g。功效：化痰止血。

二萝饮　白萝卜 100g，红萝卜 100g，蜂蜜 5g。功效：清热化痰，消食下气。

黄芪银花饮　黄芪 10g，麦冬 10g，金银花 30g。功效：清热解毒，益气固表。

❖ 运 动

摩鼻养肺　经常按摩鼻部可防伤风、流涕，缓解症状。将两手拇指摩擦生热后，用外侧沿鼻梁、鼻翼两侧上下按摩 60 次左右，然后按摩鼻翼两侧的迎香穴（位于鼻唇沟与鼻翼交界处）30 次。每天 1~2 遍。

深吸气法　本法有助于锻炼肺部的生理功能。每日睡前或起床前，平卧床上，以腹部进行深吸气，再吐气，反复做 20~30 次。呼吸时要缓慢进行。

捶背端坐　此法可以通畅胸气，有预防感冒，健肺养肺的功效。腰背自然直立，两手握成空拳，反捶脊背中央及两侧，各捶 3 遍。捶背时要闭住呼吸，叩齿 10 次，缓缓吞咽津液数次。捶背时要从下向上，再从上到下反复数次。

运动康复　宜采用八段锦、太极拳、散步等有氧运动，忌剧烈运动。运动后应及时保暖，预防感冒。户外运动应防寒、防霾。

（二）时行感冒（流行性感冒）

◈ 1. 米烈汉对时行感冒的认识

米烈汉认为流行性感冒属中医"时行感冒"范畴。时行感冒是感受触冒时行病毒戾气，引起肺卫功能失调，出现鼻塞、流涕、喷嚏、头痛、恶寒、发热、全身不适等主要临床表现的一种外感疾病。病毒时行与岁时有关，一般每2~3年小流行，每十年左右大流行。时行感冒暴发时，迅速流行，感染者众多，症状严重，甚至导致死亡，造成严重后果。

米烈汉认为时行病毒戾气是具有较强传染性、为害甚烈的邪气，人体正气失调是感邪的内因。时行感冒的病位在肺卫，其基本病机是外邪影响肺卫功能失调，导致卫表不和，肺失宣肃，尤以卫表不和为主要方面。卫表不和，故见恶寒、发热、头痛、身痛、全身不适等症；肺失宣肃，故见鼻塞、流涕、喷嚏、喉痒、咽痛等症。

米烈汉认为时行感冒较之普通感冒起病急，全身症状较重，高热，体温可达39℃~40℃，全身酸痛，待热退之后，鼻塞流涕、咽痛、干咳等肺系症状始为明显。重者高热不退，喘促气急，唇甲青紫，甚则咯血，部分患者出现神昏谵妄，小儿可发生惊厥，出现传变。病邪侵入人体，风热之邪多由口鼻而入，风寒之邪多从皮毛而入。病初病位在表，"伤寒"则在太阳经，"温病"则在肺卫。若正不胜邪，内侵胸胁、肺胃，则按"阳明病""少阳病"或温病"气分证"辨治，若进一步邪陷入里则按伤寒三阴病或温病"营、血分"治疗。时行感冒病邪内陷概率大，故患病后应避劳力伤气，并尽早治疗，御邪于太阳经（或卫分）减少传变机会。

◈ 2. 流行性感冒临床表现及诊断标准

流行病学资料是诊断流感的主要依据之一，结合典型临床表现不难诊断，但在流行初期，散发或轻型的病例诊断比较困难。确诊往往需要实验室检查。主要诊断依据如下：

（1）流行病学 在流行季节，一个单位或地区出现大量上呼吸道感染患者或医院门诊、急诊上呼吸道感染患者明显增加。

（2）临床症状 急起畏寒、高热、头痛、头晕、全身酸痛、乏力等中毒症状。可伴有咽痛、流涕、流泪、咳嗽等呼吸道症状。少数病例有食欲减退，伴有腹痛、腹胀、呕吐和腹泻等消化道症状。婴儿流感的临床症状往往不典型，可见高热惊厥；部分患儿表现为喉气管支气管炎，严重者出现气道梗阻现象；新生儿流感虽少见，一旦发生常呈脓毒血症表现，如嗜睡、拒奶、呼吸暂停等，常伴有肺炎，病死率高。

（3）实验室检查　①外周血象：白细胞总数不高或减低，淋巴细胞相对增加。②病毒分离：鼻咽分泌物或口腔含漱液分离出流感病毒。③血清学检查：疾病初期和恢复期双份血清抗流感病毒抗体滴度有 4 倍或以上升高，有助于回顾性诊断。④患者呼吸道上皮细胞查流感病毒抗原阳性。⑤标本经敏感细胞过夜增殖 I 代后查流感病毒抗原阳性。

（4）诊断分类　疑似病例：具备流行病学史和临床症状；确诊病例：疑似病例同时实验室检查符合②或③或④或⑤。

◇ **3. 米烈汉治疗流行性感冒经验**

❖ **辨证论治**

（1）外感风寒

证候：恶寒发热，头痛，身痛，无汗，鼻塞流涕，食欲不佳，不喜饮或兼有咳嗽咳痰。舌淡苔薄白而润，脉浮紧。

治法：辛温解表，宣肺散寒。

方药一：葱豉汤加味。

组成：葱根 5 根，淡豆豉 10.5g，防风 10.5g，桔梗 10.5g，杏仁 10.5g，前胡 10.5g，生姜 10.5g。

用法：每剂加水煎两次，取药汁共 400ml，每日分两次温服。

方药二：荆防败毒散加味。

组成：荆芥、防风、茯苓、川芎、羌活、独活、柴胡、前胡、枳壳、桔梗、炙甘草、生姜各 10.5g。

用法：每剂加水煎两次，取药汁 400ml，每日分两次温服。

（2）外感风热

证候：身热微恶风，或有汗出，头痛且胀，口干欲饮，或咽喉疼痛，咳嗽，吐黄痰。舌苔薄白略黄，脉浮数。

治法：辛凉解表，肃肺清热。

方药一：桑菊饮。

组成：桑叶 10.5g，菊花 10.5g，杏仁 10.5g，桔梗 10.5g，薄荷 10.5g，连翘 10.5g，生甘草 10.5g，苇根 14g。

用法：每剂加水煎两次，取药汁 400ml，每日分两次温服。

方药二：银翘散。

组成：金银花 17g，连翘 17g，桔梗 10.5g，薄荷（后下）10.5g，淡豆豉 10.5g，牛蒡子 10.5g，荆芥穗 7g，竹叶 10.5g，生甘草 10.5g，芦根 10.5g。

用法：每剂加水适量，大火煮开，小火煎 20min，纳入薄荷继煎 5min，共煎两次，量约 400ml，每次 200m，每日分两次温服。

（3）外感暑热

证候：身热有汗，虚羸少气，心烦胸闷，气逆欲吐，口干喜饮，小便短赤。舌红苔黄腻，脉濡数。

治法：清热生津，益气和胃。

方药：竹叶石膏汤。

组成：竹叶 17.5g，生石膏（先煎）28g，半夏 10.5g，党参 10.5g，麦冬 10.5g，生甘草 10.5g，生大米 17.5g。

用法：先煎生石膏 30min，后下诸药，全方加水煎两次，共煎出 400ml，分两次温服。

（4）外感暑湿

证候：身热汗少，头胀胸闷，便稀尿少，不欲饮，身痛者。

治法：解表清暑，芳香化湿。

方药：新加香薷饮加味。

组成：香薷 10.5g，厚朴 10.5g，扁豆 10.5g，金银花 17.5g，连翘 17.5g，藿香 10.5g，佩兰叶 10.5g，滑石 21g，甘草 3.5g。

用法：每剂加水适量，大火煮开，小火煎 30min，共取药汁 400ml，每次 200ml，每日分两次温服。

（5）外感风湿

证候：恶寒，身热不扬，头胀如裹，骨节疼痛，胸闷恶心，纳呆口淡。舌苔白腻，脉濡。

治法：疏风散湿。

方药：羌活胜湿汤加味。

组成：羌活 10.5g，独活 10.5g，川芎 10.5g，蔓荆子 14g，甘草 10.5g，防风 10.5g，藁本 10.5g，厚朴 10.5g，半夏 10.5g，茯苓 14g，苍术 10.5g，生姜 10.5g。

用法：同上。

（6）外感滞食

证候：恶寒发热，恶心呕吐，反酸，胃脘不适，纳呆，腹痛泄泻，乏力。舌苔白腻或黄腻，脉濡数。

治法：解表和中，理气化浊。

方药：藿香正气散加味。

组成：藿香 10.5g，苏叶 10.5g，白芷 10.5g，半夏 10.5g，茯苓 14g，陈皮 10.5g，炙甘草 10.5g，生姜 10.5g，大枣 2 枚，桔梗 10.5g，厚朴 10.5g，白术 10.5g，大腹皮 10.5g，神曲 10.5g。

用法：同上。

（7）外感湿热

证候：不恶寒而恶热，渴喜凉饮，腹痛泄泻。苔黄腻，脉浮数。

治法：表里双解。

方药：葛根芩连汤。

组成：葛根28g，黄连10.5g，黄芩10.5g，生甘草10.5g。

用法：同上。

（8）外感凉燥

证候：头微痛，恶寒无汗，鼻塞，咽干，咳嗽吐稀痰。苔薄白，脉弦。

治法：温散风寒，宣肺化痰。

方药：杏苏散。

组成：杏仁14g，苏叶10.5g，半夏10.5g，茯苓10.5g，陈皮10.5g，前胡10.5g，枳壳10.5g，桔梗10.5g，炙甘草10.5g，生姜10.5g，大枣2枚。

用法：每剂加水煎两次，共量400ml，每日分两次温服。

（9）外感温燥

证候：头痛身热，干咳无痰，或咳痰不利，或痰中带血，气逆而喘，咽喉干燥，鼻燥或鼻衄，胸满胁痛，心烦口渴。舌干无苔，脉洪数。

治法：清燥润肺。

方药一：桑杏汤。

组成：桑叶10.5g，杏仁10.5g，沙参10.5g，贝母10.5g，淡豆豉10.5g，焦栀子10.5g，梨皮10.5g。

用法：每剂加水煎两次，共量400ml，每日分两次温服。

方药二：清燥救肺汤加味。

组成：桑叶10.5g，枇杷叶10.5g，胡麻仁10.5g，杏仁10.5g，石膏14g，生甘草10.5g，人参7g，麦冬14g，生地黄14g，阿胶（烊化）10.5g。

用法：将石膏放入水中煎30min，纳入诸药继煎30min，两次量约400ml，煎好去渣，将阿胶烊化，每日分两次温服。

（10）外感温毒

证候：恶寒发热，头面红肿，目不能开，咽喉不利。舌燥口渴，苔薄白干或黄干，脉弦数有力。

治法：疏风散邪，泻火解毒。

方药：普济消毒饮。

组成：连翘17g，薄荷（后下）10.5g，柴胡7g，升麻7g，黄连10.5g，黄芩10.5g，马勃10.5g，玄参10.5g，牛蒡子10.5g，桔梗10.5g，僵蚕10.5g，陈

皮 10.5g，板蓝根 17g，甘草 10.5g。

用法：每剂加水适量，煎 25min 后纳入薄荷再煎 5min，共煎两次约 400ml，每日分两次温服。

【主要加减】

冬春时邪流行广泛，加用板蓝根、大青叶、贯众、紫苏、荆芥；

夏伤寒湿，头身重痛，加藿香、佩兰芳香化湿宣表；

素体阳气虚，易反复感冒，加黄芪、白术、防风益气固表；

素体阴血虚，见汗少、口干，加白芍、当归、生地黄补益阴血；

秋燥外感，见汗少、口干，加玉竹、沙参、麦冬、天花粉清润生津；

寒战高热，全身酸痛，酸软无力，加大青叶、板蓝根、蚤休、贯众、石膏；

有化热向阳明经传变之势，加知母、石膏、板蓝根、蚤休、贯众；

感寒无汗、脉浮紧者，加炙麻黄、桂枝、杏仁；

受风有汗、脉浮缓者，加桂枝、芍药；

咳嗽、痰稀薄白者，加杏仁、款冬花、紫菀；

咳嗽、痰黄黏稠者，加桑叶、菊花、黄芩；

若见气分证者，加石膏、知母、黄芩；

痰多咳甚者，加瓜蒌、贝母；

口渴者加天花粉；

体虚脉弱者加人参、葛根、木香；

痰多加瓜蒌、贝母；

大便秘者加生大黄；

便软去升麻、柴胡、黄芩、黄连、陈皮，加金银花、荆芥穗、苇根。

❖ 外 治

足部药浴　疏风方：防风、艾叶、生姜。每日 1 次。

针刺退热　选穴大椎，上肢取曲池、合谷；下肢取足三里、三阴交。手法均采用泻法。

刮痧退热　取大椎穴。由内向外、单一方向刮动，每一部位刮 20 下左右，至局部皮肤出现微红或紫色充血瘀点为度。

中药保留灌肠　柴胡注射液 20～40ml 加生理盐水 100ml，温度 25℃，保留灌肠 2h，每日 1 次。

❖ 食 疗

风寒犯表轻证　生姜 10g，大葱头 10g，红糖 10g。煎水服用。

风热犯肺轻证　杭菊花 10g，薄荷 3g，白糖适量。开水浸泡，代茶饮。

❖ **调　摄**

加强体育锻炼，注意防寒保暖，减少接触患者，四季常食葱蒜；多饮水素流食，粥助汗药后咽，少辛燥慎油腻，勤通风避直吹。

（三）虚　劳

◈ 1. 米烈汉对虚劳的认识

虚劳是多种慢性衰弱性证候的总称，其范围相当广泛。禀赋薄弱、劳倦过度、饮食损伤、久病失治等多种原因均会导致虚劳，其共同点是久虚不复而成劳。与西医学中多个系统的多种慢性消耗性疾病相类。

米烈汉认为"正气虚弱"是虚劳发病的基础，"劳损正气"是该病发生、发展的动因，"正气虚弱"与"劳损正气"两者相互作用形成虚劳。"正气虚弱"包含先天不足，禀赋薄弱；或后天失养，气血不充等；"劳损正气"则有烦劳过度、五志暗耗、饮食损伤、疾病消耗、误治伤正、慢性中毒等。以上一种或多种因素长期劳损机体，最终导致生理机能减退或失调。所以，虚劳的基本病机是五脏功能衰退，气血阴阳亏损。病损部位主要在五脏，尤以脾、肾、肺三脏更为重要。辨证应以气血阴阳为纲，五脏虚证为目。由于气血同源，阴阳互根，五脏相关，故应同时注意气血阴阳相兼为病及五脏之间的相互影响。经云"虚则补之"，补益是治疗虚劳的基本原则。应根据病理属性的不同，分别采用益气、养血、滋阴、温阳的治法，并结合五脏病位的不同而选方用药，以加强治疗的针对性。对于虚中夹实及兼感外邪者，治疗当补中有泻，补泻兼施，防止因邪恋而进一步耗伤正气。做好调摄护理，对虚劳的康复具有重要作用。

米烈汉认为虚劳的症候虽多，但辨证应以气血阴阳辨证为纲，以五脏之辨为目。治法分"补虚"和"治劳"两方面。"补虚"以益气、养血、滋阴、温阳为纲，以五脏病位的不同而选方用药为目。"治劳"应注意：原发病是否治愈；有无因虚致实的可能；是否复感外邪等兼夹病证。在"补虚"中，米烈汉尤其注重补气。气是人体内活力很强运行不息的极精微物质，是构成人体和维持人体生命活动的基本物质之一。气运行不息，推动和调控着人体内的新陈代谢，维系着人体的生命进程。故治疗上首重补气，尤其注重补益脾肾肺之气。以脾胃为后天之本，为气血生化之源，脾胃健运，五脏六腑、四肢百骸方能得以滋养。肾为先天之本，寓元阴元阳，为生命的本元。肺主一身之气，由肺吸入的自然界清气，与脾胃运化的水谷之精所化生的谷气相结合而生成的宗气关系着一身之气的盛衰。重视补益脾肾肺，能促进气血阴阳虚损的恢复。在"治劳"中，常在临证时教给患者调养心神、合理饮食、适度运动等养生之法，同时在用药上注重祛风、清热、活血、化痰、通络等各种祛邪手段的应用，以达"祛邪安正"的目的。治疗总以"甘药调"为主要手段，以"回生理"为治疗目的。最后，虚劳的病程较长，影响的因素较多，要将药物治疗与饮食调养及生活调摄长期密切结合起来，方能收到更好的治疗效果。

◈ 2. 虚劳的临床表现及诊断

（1）临床表现

虚劳多发生在先天不足，后天失调，及大病久病，精气耗伤的患者。病程一般较长，症状逐渐加重，短期不易康复。气虚损者主要表现为面色萎黄、神疲体倦、懒言声低、自汗、脉细；血虚损者主要表现为面色不华、唇甲淡白、头晕眼花、脉细；阴虚损者主要表现为口干舌燥、五心烦热、盗汗、舌红苔少、脉细数；阳虚损者主要表现为面色苍白，形寒肢冷，舌质淡胖有齿印，脉沉细。

（2）诊断要点

·证候特征：多见神疲体倦，心悸气短，面容憔悴，自汗盗汗，或五心烦热，或畏寒肢冷、脉虚无力等症。若病程较长，久虚不复，症状可逐渐加重。

·具有引起虚劳的致病因素及较长的病史。

·排除类似病证。应着重排除肺痨及其他病证中的虚证类型。

具备以上3条即可诊断。

◈ 3. 米烈汉诊疗虚劳经验

❖ 辨证论治

（1）气　虚

证候：神疲乏力，气短心悸、不耐寒热，遇劳则诸症尤甚，面色萎黄，或面白，声音低怯，时寒时热，饮食减少，食后胃脘不舒，自汗或盗汗，平素易于感冒，腰膝酸软，脱肛，阴挺，大便溏薄，小便频数而清，白带清稀。舌淡苔薄，脉弱。

治法：补中益气。

方药：补中益气汤。

组成：黄芪 35g，当归 11g，党参 18g，升麻 7g，柴胡 7g，白术 11g，陈皮 11g，炙甘草 11g。

用法：以水 800ml，武火煎至 300ml，温服，每日两次，餐后服用，每次 150ml，连用 1~4 周。

禁忌：阴虚内热者忌服。下元虚者慎用。

（2）血　虚

证候：心悸怔忡，面色不华，头晕目眩，面色不华，或萎黄，神疲体倦嗜卧，但又失眠多梦；脱发，视物模糊，气短自汗心悸，劳则尤甚，心胸憋闷疼痛，面色苍白；形寒肢冷，健忘，纳差食少，胁痛，肢体麻木，筋脉拘急，或筋惕肉瞤，妇女月经不调甚则闭经。舌质淡或紫暗，苔白薄，脉细弱，或细缓，或沉迟，或结代，或弦细或细涩。

治法：补益气血。

方药：归脾汤。

组成：黄芪 35g，当归 11g，党参 18g，白术 11g，茯神 14g，炙甘草 11g，酸枣仁 35g，远志 14g，龙眼肉 14g，广木香 7g，生姜 7g，大枣 4 枚。

用法：以水 800ml，煎至 300ml，温服，每日 2 次，每次 150ml。连用 2～4 个月。

禁忌：禁辛辣、肥腻、臭恶等物。

（3）阳　虚

证候：腰背酸痛，夜尿清频，畏寒肢冷，面色苍白或萎黄，神倦乏力，神倦嗜卧，少气懒言，食少，多尿或不禁，大便溏薄，每因受寒或饮食不慎而加剧，或下利清谷或五更腹泻，遗精，阳痿，月经延期，量少色淡，白带清稀。舌质淡胖或紫暗，有齿痕，苔白，舌下脉络迂曲、色淡，脉沉迟，或细弱，双尺脉弱。

治法：温补阳气。

方药：八味肾气汤。

组成：熟地黄 28g，山药 14g，山茱萸 14g，牡丹皮 11g，茯苓 14g，泽泻 11g，肉桂 11g，附子 11g。

用法：以水 800ml，武火煎至 300ml，温服，每日 2 次，每次 150ml。连用 2～4个月。

禁忌：如有咽干、口燥、舌红、少苔等肾阴不足，肾火上炎症状者不宜用。

（4）阴　虚

证候：腰酸膝软，眩晕耳鸣，五心烦热，潮热，颧潮红，急躁易怒，心悸，失眠，头痛，眩晕，耳聋，目干畏光，视物不明，口干，咽痛，咽燥，甚或失音，或口舌生疮，干咳，干呕，盗汗，遗精，两足痿弱，或肢体麻木，筋惕肉瞤，大便燥结，梦遗，月经量少甚则闭经。舌红，少津，脉沉细；或舌干红，脉弦细数；或舌干，苔少或无苔，脉细数；或舌红少津，脉细数。

治法：滋养肾阴。

方药：六味地黄汤。

组成：生地黄 28g，山药 14g，山茱萸 14g，牡丹皮 10.5g，茯苓 14g，泽泻 10.5g。

用法：以水 800ml，武火煎至 300ml，温服，每日 2 次，每次 150ml。连用 2～4个月。

禁忌：阳虚者禁用，脾胃功能不好者慎用。

【主要加减】

气虚证

自汗较多者，加黄芪、浮小麦、麻黄根；

感风邪咽痒、咳嗽者，加桑白皮、紫菀；

易感冒者，加防风、荆芥，减少当归用量；

失眠者，加酸枣仁、远志；

胃脘胀满，嗳气呕吐者，加半夏，加大陈皮用量、减少当归用量；

腹痛即泻、手足欠温者，加肉桂、炮姜、白芍、细辛；

尿频较甚及小便失禁者，加菟丝子、五味子、益智仁；

大便溏薄者，去当归，加肉豆蔻、补骨脂、茯苓；

腰膝酸软者，加杜仲、山茱萸、狗脊。

血虚证

失眠多梦者，加磁石、合欢花、夜交藤；

脱发者，血虚甚者，加制何首乌、枸杞子、鸡血藤；

视物模糊，加楮实子、枸杞子、决明子；

胁痛，肢体麻木，筋脉拘急者，加丝瓜络、郁金、香附。

阳虚证

形寒肢冷，加巴戟天、仙茅、仙灵脾、鹿茸，渐加细辛；

心胸疼痛，加郁金、川芎、丹参、三七；

腹中冷痛，加高良姜、香附、吴茱萸，渐加大附子量；

食后腹胀及呕逆者，加砂仁、半夏、陈皮，减牡丹皮；

腹泻较甚，加肉豆蔻、补骨脂、薏苡仁，加大茯苓、附子量；

遗精者，加金樱子、桑螵蛸、莲须，去茯苓、泽泻；

下利清谷，减去熟地黄，加党参、白术、薏苡仁；

五更泄泻，加补骨脂、吴茱萸、五味子、肉桂，减去熟地黄；

浮肿、尿少，加茯苓、泽泻、车前子；

喘促、短气，动则更甚者，加补骨脂、五味子、蛤蚧。

阴虚证

干咳、痰黏如胶者，加熟地黄、麻黄、百部、款冬花；

咯血者，加白及、仙鹤草、小蓟；

潮热盗汗者，加地骨皮、银柴胡、秦艽、鳖甲、牡蛎、浮小麦；

心悸、失眠、烦躁者，加玄参、天冬、酸枣仁、远志；

口舌生疮、口干唇燥甚者，加黄连、木通、淡竹叶、石斛、天花粉；

呃逆者，加刀豆、柿蒂、竹茹；

头痛、眩晕、耳鸣较甚，或筋惕肉𬌗者，加石决明、菊花、钩藤、刺蒺藜；

目干涩畏光，或视物不明者，加枸杞子、女贞子、草决明；

急躁易怒，尿赤便秘，舌红脉数者，加龙胆草、黄芩、栀子。

❖ **外 治**

（1）浴足法

①补气活血浴：气虚、阳虚、血虚兼有血瘀者均可使用。

方药：黄芪 35g，赤芍 14g，当归 10.5g，地龙 10.5g，红花 10.5g，乌药 10.5g，伸筋草 35g，桂枝 10.5g，乌梢蛇 14g。

用法：每剂加水 3000ml，煎煮 40min，待温后将上肢或下肢浸泡 10～15min，每日两次，每两日用 1 剂，15 剂为一个疗程。

②筋骨盐热浴：肾虚或四末疼痛、麻木、活动障碍等。

方药：透骨草 35g，伸筋草 35g，食盐 35g。

用法：加水 3000ml，煎至 2000ml，每日洗两次，每次半小时，15 天为一个疗程，休息 5 天，连洗 1～3 个月。

（2）熨脐法

①用大葱根白二斤，切碎放锅内炒令极热，用纱布分包为两包，轮换熨于脐上。冷则用水拌湿更炒熨之，或用吴茱萸一斤，放锅内炒极热，用布分作两包，轮换熨腹脐部亦可。

②回阳玉龙散：炒草乌 35g，干姜 105g，赤芍 35g，白芷 35g，煨南星 35g，肉桂 17.5g。

用法：共研极细末，布包，微波炉加热至 50℃，温敷肚脐，每日两次，每次半小时，连洗 1～3 个月。

（3）艾灸法 灸神阙、气海、关元穴。

用约一钱币厚的鲜生姜片，在姜片上针扎 7～8 个小孔，放穴位上，再将艾绒搓成大拇指头大之艾炷，上尖下大平坐姜片上，燃着后待燃成灰烬再换，连续 20 壮。如无鲜生姜垫艾，可用食盐研末盖穴上一钱币厚做艾垫。亦可用附片、葱根作艾垫。每日两次，每次半小时，连洗 1～3 个月。

❖ **食 疗**

气虚 山药粥：山药 10g，粳米 30g。将山药和粳米一起入锅加清水适量煮粥，煮熟即成。此粥可在每日晚饭时食用。

血虚 补血粥：红枣 4 枚，红豆 10g，黑米 20g，花生 10g，大米 20g。将其一起入锅加清水适量煮粥，煮熟后加红糖 3g 即成。此粥可在每日晚饭时食用。

阳虚 鹿角胶粥：鹿角胶 3g，粳米 50g。将粳米煮成粥后，将鹿角胶打碎放入热粥中溶解，加白糖适量。

阴虚　百合银耳粥：百合 15g，银耳 15g，用水发好后洗净，加入粳米 100g，加水煮成粥食用。

❖ 调　摄

调摄护理对虚劳的好转、治愈具有重要作用。故虚劳之人应避风寒，适寒温，减少外感，避免疾病的进一步损伤；应调饮食，戒烟酒，保护脾胃，补助气血化生；应慎起居，适劳逸，动静结合，逐步提高机体活动能力；应畅情志，少烦忧，避免情志刺激，减少气阴伤耗。米烈汉对患者的生活指导有六个方面：①根据病情合理安排劳动，注意劳逸结合；②预防各种诱因，如过劳、寒冷、精神刺激等，以防止加重；③注意饮食合理搭配，防止偏食，并注意饮食卫生；④搞好计划生育，加强妇女四期（月经期、妊娠期、分娩期、哺乳期）卫生；⑤定期查体，主动发现潜在型病例予以及时治疗；⑥必须遵照医嘱，按时坚持服药。

米烈汉临证治疗的"虚劳"包含多种西医病症，以下列举肿瘤术后、白细胞减少症、缺铁性贫血、血小板减少症、再生障碍性贫血的治疗主要用方和加减等，以便全面展现米烈汉教授诊疗虚劳的丰富经验。

附：肿瘤术后

◈ 1. 概　述

手术治疗是肿瘤治疗最古老的方法之一，目前仍是治疗某些肿瘤最有效的治疗方法，其中有 60% 以上的肿瘤以手术治疗为主要治疗手段。手术后患者体质尚弱，且存在一定的复发风险，如何应对手术后患者存在的不适需中医中药的进一步探讨。

◈ 2. 辨证论治

❖ 肺癌切除，化疗术后

证候：乏力气短，口干，烦热，食少便溏或腹胀便秘，或干咳，眠差多梦，或胁痛。舌淡少苔，或舌红苔少或腻，脉沉细或细数。

治法：益气养阴。

方药：清燥救肺汤加六君子汤。

组成：党参 15g，甘草 10g，枇杷叶 7g，桑叶 10g，石膏（先煎）30g，阿胶（烊化）10g，杏仁 10g，麦冬 14g，胡麻仁 10g，白术 14g，茯苓 14g，陈皮 10g，半夏 9g。

用法：每剂加水适量，大火煎沸，小火煎煮 30min，煎两次共 400ml，过滤去渣，纳入阿胶，放水上微煎消解，每日分两次，每次 200ml，早晚温服。

加减：乏力加黄芪 30g、黄精 30g；纳差加鸡内金、焦三仙；眠差加酸枣仁、夜交藤；便秘加炒大黄。

❖肝癌切除，化疗术后

（1）肝肾阴虚证

证候：除与上述证候相同外，伴有耳鸣腰痛，潮热盗汗，遗精，或有出血倾向，如鼻或皮肤有出血点等。舌苔脉象同上。方用滋肾清肝饮，或知柏地黄汤加味。烦热重用前方，出血甚用后方。

治法：滋养肝肾。

方药一：滋肾清肝饮加味。

组成：熟地黄28g，山药14g，山茱萸14g，酸枣仁14g，茯苓10.5g，牡丹皮10.5g，泽泻10.5g，当归14g，生杭芍14g，焦栀子10.5g，黄芩10.5g，柴胡7g，杜仲14g。

用法：每剂加水适量，大火煎沸，小火煎煮30min，煎两次共400ml，每日分两次，每次200ml，早晚温服。2~4周为一疗程。

方药二：知柏地黄汤加味。

组成：生地黄28g，山药14g，山茱萸14g，茯苓14g，牡丹皮17.5g，泽泻10.5g，知母14g，黄柏10.5g，麦冬14g，阿胶（烊化）10.5g，焦栀子10.5g，黄芩10.5g。

煎服法：同上方。

（2）气血双亏证

主症：除一般临床症候如食差胁痛，腹胀乏力外，尚有面色㿠白少泽，气弱懒言，心慌心悸，失眠，怕冷怕热，倦怠嗜卧，形瘦体弱，妇女有月经不调，或经漏白带等症。舌质淡苔薄白，脉虚大或细弱。

治法：气血双补。

方药一：归脾汤加味。

组成：炙黄芪35g，当归10.5g，党参17.5g，白术10.5g，茯苓14g，远志10.5g，酸枣仁21g，龙眼肉10.5g，广木香3g，炙甘草10.5g，制香附14g，郁金14g。

用法：水煎400ml，分两次服，每日1剂，服2~4周。

加减：如有烦热者加焦栀子9g、牡丹皮9g。

方药二：十全大补汤。

组成：炙黄芪35g，肉桂10.5g，党参17g，白术10.5g，茯苓14g，当归10.5g，熟地黄14g，炙甘草10.5g，杭芍10.5g，川芎10.5g，生姜10.5g，大枣2枚。

用法：同上，每日1剂，服2~4周。

❖ 胃（肠）癌切除，化疗术后

（1）脾胃虚弱

证候：胃脘隐痛，喜暖喜按，遇寒加重，腹胀便溏，倦怠乏力，肢冷。舌淡边齿痕，苔薄白，脉沉细迟。

治法：健脾益胃。

方药：香砂六君子汤加味。

组成：广木香 6g，砂仁（后下）10g，陈皮 10g，半夏 10g，白术 14g，茯苓 14g，党参 15g，甘草 10g，制香附 10g，郁金 14g。

用法：每剂加水适量，大火煎沸，小火煎煮 25min 纳入砂仁，再煎煮 5min，过滤 200ml，煎两次共 400ml，每日分两次，每次 200ml，早晚温服。

加减：胃痛者加川楝子 14g、延胡索 14g 以行气止痛；反酸者加乌贼骨 35g、煅瓦楞子 35g 以制酸止痛；恶心者加竹茹 14g 以化痰利气，和胃止呕；便秘者加枳实 14g、厚朴 14g 以通腑行气。

（2）血瘀肠燥

证候：除一般临床表现外，胁痛固定不移，有针刺感，肝脾肿大，大便燥秘，色黑如羊屎状，两眦暗黑，肌肤甲错，或下肢有瘀血斑或血缕。舌苔脉象同上所见，舌质或有瘀血斑。

治法：活血化瘀。

方药一：血府逐瘀汤加味配服大黄䗪虫丸。

组成：生地黄 14g，当归 10.5g，赤芍 14g，川芎 10.5g，桃仁 14g，红花 14g，柴胡 7g，枳壳 10.5g，桔梗 10.5g，牛膝 10.5g，炙甘草 10.5g，青皮 10.5g，鳖甲 21g，制香附 14g，郁金 14g。

用法：同上，每日 1 剂，服 2~4 周。

方药二：大黄䗪虫丸。

用法：每次 1 粒，每日 1~2 次，早晚饭前温服，连服 1~3 个月为一疗程，服至肝脾肿大消失为止。

❖ 肾癌切除，化疗术后

（1）气阴两虚

证候：口渴，尿频，尿黄或血尿，伴全身乏力，腰膝酸软。舌苔白干或黄干，脉虚大。

治法：补气养阴。

方药：参麦地黄汤。

组成：党参 17.5g，麦冬 14g，五味子 7g，熟地黄 28g，山药 14g，山茱萸 14g，茯苓 10.5g，泽泻 10.5g，牡丹皮 10.5g。

用法：加水煎两次，共煎出约 400ml，每日分两次，早晚饭前温服。每日 1 剂，以小便恢复正常为度，一般需 3～6 剂。

加减：腰膝酸困者加杜仲 10g、牛膝 10g、枸杞子 10g 以补肾强腰膝；尿血者加侧柏炭 15g、大蓟 10g、小蓟 10g 以凉血止血。

（2）邪热伤正

证候：虚弱头昏，潮热自汗，气逆欲呕，食少乏力，睡眠不佳。此乃病后气液两伤，余热未尽。

治法：清热生津，益气和胃。

方药：竹叶石膏汤。

组成：竹叶 10.5g，生石膏（先煎）14～28g，姜半夏 10.5g，沙参 10.5g，麦冬 17.5g，炙甘草 10.5g，生大米 17.5g。

用法：先煎生石膏 30min，再纳诸药，加水煎两次，共煎出约 400ml，每日分两次早晚饭前温服。可连续服 1～3 剂。

加减：兼手足心发热者加生地黄 10.5g、牡丹皮 10.5g 养阴凉血；兼食滞者加神曲、山楂、炒麦芽，消食健胃；便秘结者加枳实 10.5g、生大黄 10.5g，导滞通便。

◈ 3. 调　摄

· 避风寒、适劳逸、调畅情志。

· 黄芪山药黑豆粥：黄芪 30g，山药 30g，黑豆 30g，黑米 100g。同入锅煮粥，待米烂粥熟后食用。

· 杯中保健：三七花、虫草花、白花蛇舌草，泡水饮。

附：白细胞减少症

◈ 1. 概　述

中医上多属于"虚劳""虚损"范畴，主要临床表现有神疲乏力、心慌气短、健忘、面色少华、纳呆食少等。其病机主要为机体元气受损、脏腑气血生化不足所致。因脾为"后天之本""气血生化之源"，肾为"先天之本"，主骨生髓，受五脏六腑之精而藏之，精血同源，故认为本证与脾肾的关系最为密切。

◈ 2. **心脾两虚证**

证候：头晕、全身乏力、心悸心慌或见低热、汗出，咽喉疼痛，眠差等症。舌淡红，苔白，脉沉细或细弱。

治法：健脾益气，补血安神。

方药：归脾汤加味。

组方：黄芪 30g，当归 10g，党参 15g，白术 14g，茯神 14g，酸枣仁 30g，远志10g，广木香6g，龙眼肉10g，生姜6g，大枣2枚，枳实10g，厚朴10g。

用法：每剂加水700ml，煎煮30min，共煎两次约400ml，每日分两次，每次200ml，早晚温服。

加减法：易外感加防风21g以固表御邪；下肢无力加黄精14g、枸杞14g以补肝强筋；腰酸痛加杜仲14g、川续断14g以补肾强骨；食少纳差加三仙以消食和胃；眠差加夜交藤21g、珍珠母21g以养血镇潜安神；心悸加龙齿21g、甘松14g镇心安神；心烦易怒加莲子心14g、栀子14g以清心除烦；咽痛者加马勃14g、玄参14g以清热利咽；若心烦口渴，汗出，体温逐渐上升，舌绛暮热者加石膏35g、生地黄14g、玄参14g、麦冬14g以清热凉血；小便黄量少者加焦栀子14g、黄芩14g、知母14g以清热。

◈ 3. 调　摄

·此病患者应定期随诊，若血象稳定无感染者一般不需服药。注意预防感冒，饮食上应忌食生冷油腻辛辣之物，以清淡营养为主。

·黑木耳红枣粥：黑木耳30g，红枣20g，粳米100g。同入锅煮粥，待米烂粥熟可调入红糖后食用。

附：缺铁性贫血

◈ 1. 概　述

缺铁性贫血，根据其临床症状主要属于中医里"虚劳""血证""血虚""虚损"等范畴，临床表现主要有头晕目眩、神疲乏力、失眠健忘、心悸怔忡、面色苍白或萎黄、唇舌色淡等。治疗时应注意先后天气血的补养，宜以补血养血为主。

◈ 2. 气血双亏证

证候：皮肤黏膜苍白，头昏耳鸣，心慌乏力，失眠多梦，记忆力减退，腹胀纳差，性欲减退，大便溏，小便量少甚或无尿，女子可见闭经或月经过多。舌淡苔薄白，脉细。

治法：气血双补。

方药：人参养荣汤加味。

组成：人参10g，黄芪30g，当归10g，白术14g，龙眼肉10g，陈皮10g，熟地黄10g，茯苓14g，白芍10g，远志10g，五味子6g，生姜6g，大枣2枚，阿胶（烊化）10g，佛手10g。

用法：人参另煎，煎出药汁约100ml，其余药加水适量，大火煎沸，小火煎煮20分钟，煎两次共300ml，过滤去渣兑入人参水，再入阿胶烊化，每日分两次，每次200ml，早晚温服。

加减：形寒肢冷加附子7g、肉桂14g以温肾通阳；易外感加防风28g以疏散风寒；下肢无力加黄精 21g、枸杞 14g 以补肝强筋；腰酸痛加杜仲 14g、川续断 14g 以补肾强骨；食少纳差加三仙各 10g 以消食和胃；眠差加夜交藤 30g、珍珠母 30g 养血镇潜安神；心悸加龙齿 30g、甘松 10g 以镇心安神；心烦易怒加莲子心 14g、栀子 14g 以清热除烦。

◈ 3. 调 摄

·早发现、早诊断是本病防治的关键。饮食应尽量以清淡营养食物为主，可多食含铁丰富类食物，如黑木耳、海带、龙眼肉、紫菜、猪肝、黄豆、鱼、蛋、奶、瘦肉等，对缺铁性贫血大有裨益。

·龙眼山药红枣粥：龙眼肉 6g，山药 50g，红枣 4 枚，大米 100g。加水适量，武火煮开，文火煮至米烂为度。

附：血小板减少症

◈ 1. 概 述

本病属中医学的"虚损""发斑"之范畴，临证时应以补虚益损为要，从虚劳论治，注意肺、脾、肾三脏的调补，遣方用药应辨证论治。

◈ 2. 辨证论治

❖ 肾精亏损，阴虚内热

证候：皮肤瘀斑瘀点，鼻衄，齿衄，肌肉酸痛，或见便血，尿血，女子可见月经量多。舌质红或红绛，苔少或无，脉细数。

治法：益肾填精，滋阴凉血。

方药：芪精地黄汤加味。

组成：黄芪 30～50g，黄精 30g，熟地黄 28g，山茱萸 14g，山药 14g，牡丹皮 10g，泽泻 10g，茯苓 10g，紫草炭 10g，白茅根 15g。

用法：每剂加水 700ml，大火煎沸，小火煎煮 30min，过滤 200ml 煎两次共400ml，每日分两次，每次 200ml，早晚温服。

加减：形寒肢冷加附子 7g、肉桂 14g 以温肾通阳；易外感加防风 28g 以疏散风寒；下肢无力加黄精 21g、枸杞子 14g 以补肝强筋；腰酸痛加杜仲 14g、川断 14g 以补肾强骨；食少纳差加三仙以消食和胃；眠差加夜交藤 21g、珍珠母 21g 养血镇潜安神；心悸加龙齿 2g、甘松 14g 以镇心安神；心烦易怒加莲子心 14g、栀子 14g 以清热除烦。

❖ 虚热动血

证候：血尿，少尿或尿闭，小便不利，或尿中有膜样组织，下腹急痛，恶心欲吐，斑疹透露。舌质红绛，或紫，甚至干涩无津，脉象细数。

治法：滋补肺肾，凉血解毒，降火利尿。

方药一：知柏地黄汤加味。

组成：生地黄 35g，山药 14g，山茱萸 14g，茯苓 35g，泽泻 35g，黄芩 10.5g，麦冬 28g，阿胶（烊化）10.5g，知母 28g，黄柏 10.5g，焦栀子 14g，牡丹皮 17.5g。

用法：以白茅根 140g 煎汤取水，次下诸药煎 3 次，并煎出 800ml，烊化阿胶，每日夜分 4 次温服。每日 1 剂，连服 3~6 天，以尿量正常，不见血迹为度。

加减：若有便秘加玄参 30g；若见舌苔黄干，舌质红绛，下腹胀痛，大便秘结而尿闭，此乃阳明燥热、阴亏热结所致，治宜增液通便，泻火救阴，用增液承气汤加焦栀子、黄连，每日服 1 剂，以大便通利为度，再转服知柏地黄汤，至多尿期改用参麦地黄汤；若见小便涩少，尿血，渴欲饮水，心烦不得卧，呕吐恶心者，此乃水热互结所致治宜滋阴清热，止血利水，方用猪苓汤加白茅根。若阳虚寒凝，水气结滞，小便涩少者，治宜助阳化气利水，方用五苓散（此症多见于有尿潴留者）。

方药二：猪苓汤加白茅根。

组成：猪苓 17.5g，茯苓 35g，泽泻 17.5g，滑石 35g，阿胶（烊化）10.5g，白茅根 70g。

用法：加水煎 3 次，共煎出 600ml，每日分 3 次温服。

方药三：五苓散。

组成：即上方去阿胶、滑石、白茅根，加桂枝 10.5g、白术 10.5g。

用法：同上。

◇ 3. 调　摄

·慢性病例出血不重或在缓解期不需特殊治疗，但应避免外伤，预防感染，有时轻微呼吸道感染即可引起严重复发。对出血严重或久治不愈者应进行特殊治疗。

·宜多吃含铁、高蛋白、高胶原蛋白食物；忌食寒凉、刺激性、活血化瘀的食物；

·花生党参汤：花生红衣 6g，红枣 10 枚，党参 10g。加水煮成汤后食用。

附：再生障碍性贫血

◇ 1. 概　述

再生障碍性贫血是一种物理、化学、生物或不明因素作用使骨髓造血干细胞和骨髓微环境严重受损，造成骨髓造血功能减低或衰竭的疾病，以全血细胞减少为主要表现的一组综合征，临床治疗颇为棘手。米伯让老先生通过自己多年的临床实践，对治疗再生障碍性贫血积累了一定的经验。米老提出：再生障碍性贫血的中医病名为"虚劳脱血病"；病机为阴亏火旺，脾不统血，迫血妄行；治法为滋阴制阳，凉血止血，清胃养阴。

◈ **2. 辨证论治**

证候：乏力，头晕，心慌，气短，手足心发热，口干，牙龈出血，鼻衄，月经过多，崩漏，肌衄，面色、皮肤苍白，舌质淡，苔薄黄，脉滑数、有力。

（1）有出血倾向者，常用甘露饮、犀角地黄汤、泻心汤、玉女煎。

治法：凉血止血，清胃养阴。

方药一：甘露饮。

组成：生地黄 14～24g，熟地黄 14～24g，天冬 14g，麦冬 14g，枇杷叶 10.5g，黄芩 10.5g，石斛 14g，枳实 14g，茵陈蒿 7g，甘草 10.5g。

用法：每剂加水煎两次，共量 400ml，每日分两次温服。

加减：肌衄者加生杭芍 17.5g，牡丹皮 17.5g，犀角（水牛角代）10.5g；鼻衄者加黄连 10.5g，焦栀子 14g，生大黄 10.5g。

方药二：犀角地黄汤。

组成：犀角（水牛角代替）10.5g，生地黄 24g，芍药 14g，牡丹皮 10g。

用法：先煎犀角（水牛角代替）30min，再纳入诸药，共煎两次约 400ml，每日分两次温服。

方药三：泻心汤。

组成：大黄 10g，黄连 10g，黄芩 10g。

用法：每剂加水煎两次，共量 400ml，每日分两次温服。

方药四：玉女煎。

组成：麦冬 14g，生地黄 14g，石膏（先煎）30g，知母 14g，牛膝 14g。

用法：先煎石膏 30min，后下诸药，加水煎两次，煎成药汁 400ml，每日分两次温服。

加减：鼻衄严重者加玄参 35g、甘草 10.5g。

（2）出血严重并发败血症者，用清瘟败毒饮。

治法：凉血解毒。

方药：清瘟败毒饮。

组成：犀角（水牛角代）10.5g，生地黄 35g，杭白芍 17.5g，生石膏 70g，知母 14g，焦栀子 14g，黄连 10.5g，黄芩 10.5g，黄柏 10.5g，连翘 17.5g，桔梗 10.5g，竹叶 10.5g。

用法：加水煎出 800ml，每日分 4 次温服。

（3）无出血倾向者，用六味地黄汤、归芍地黄汤、麦味地黄汤、知柏地黄汤、生脉地黄汤、滋肾清肝饮。

治法：滋阴制阳。

方药一：六味地黄汤。

组成：生地黄28g，山茱萸14g，山药14g，牡丹皮10.5g，茯苓10.5～35g，泽泻10.5～17.5g。

用法：每剂加水700ml，大火煎沸，小火煎煮30min，过滤200ml煎两次共400ml，每日分两次，每次200ml，早晚温服。

加减：阴虚阳亢者加知母、黄柏各10.5g以清虚热；血虚者加当归、杭白芍各14g以补血生血；气虚者加人参10.5g、麦冬21g以补气养阴；阴虚者加麦冬14g、五味子7g以清热敛汗；阳虚者加肉桂10.5～28g、附子10.5～28g以温肾通阳；阴虚肝热者加杭菊花14g、枸杞子10.5g以补肝清热；脾肾阳虚并水肿者加车前子35g、牛膝10.5g、肉桂10.5～28g、附子10.5～28g、茯苓35g、泽泻17.5g以温阳利水；肝肾两虚者用滋肾清肝饮。

方药二：归芍地黄汤。

组成：当归14g，杭芍14g，生地黄28g，山茱萸14g，山药14g，牡丹皮10.5g，茯苓10.5～35g，泽泻10.5～17.5g。

用法：上8味加水1600ml，浸30min，文武火煎30min，取汁200ml再加水煎取200ml，两次相合分早晚温服，每次200ml，每日1剂。

方药三：麦味地黄汤。

组成：麦冬14g，五味子9g，生地黄28g，山茱萸14g，山药14g，牡丹皮10.5g，茯苓10.5～35g，泽泻10.5～17.5g。

用法：同上。

方药四：知柏地黄汤。

组成：知母10.5g，黄柏10.5g，生地黄28g，山茱萸14g，山药14g，牡丹皮10.5g，茯苓10.5～35g，泽泻10.5～17.5g。

用法：同上。

方药五：生脉地黄汤。

组成：人参10.5g，麦冬21g，五味子7g，生地黄28g，山茱萸14g，山药14g，牡丹皮10.5g，茯苓10.5～35g，泽泻10.5～17.5g。

用法：同上。

方药六：滋肾清肝饮。

组成：生地黄28g，山茱萸14g，山药14g，牡丹皮10.5g，茯苓10.5～35g，泽泻10.5～17.5g，柴胡10.5g，黄芩10.5g，焦栀子14g，当归14g，酸枣仁14g，杭芍14g。

用法：同上。

（4）固脾益气止血用归脾汤、胶艾四物汤、独参汤加服三七粉。

治法：益气固脾止血。

方药一：归脾汤。

组成：党参 10.5g，白术 10.5g，黄芪 35，当归 10.5g，炙甘草 10.5g，茯神 14g，远志 10.5g，酸枣仁 21g，广木香 3.5g，龙眼肉 10.5g。

用法：每剂加水 700ml，大火煎沸，小火煎煮 30 分钟，过滤 200ml 煎两次共 400ml，每日分两次，每次 200ml，早晚温服。

方药二：胶艾四物汤。

组成：阿胶（烊化）14g，艾叶炭 10.5g，熟地黄 14g，川芎 10.5g，当归 10.5g，赤芍 3g。

用法：每剂加水适量，煎煮 30min，两次共 400ml，过滤去渣，将阿胶烊化，每日分两次，每次 200ml，早晚温服。

方药三：独参汤加三七粉。

组成：人参 35g，三七粉 10.5g。

用法：人参煎两次约 600ml，冲入三七粉，全天分 3 次温服。

◈ 3. 调　摄

同贫血。

（四）心　悸

◈ 1. 米烈汉对心悸的认识

心悸是以心中急剧跳动、惊慌不安，甚则不能自主为主要临床表现的一种病症。米烈汉认为内伤或外感均能引起心悸。内伤有素体虚弱，体虚久病，气血阴阳亏虚，以致心失所养，发为心悸者；有饮食劳倦，蕴热化火生痰，痰火扰心而致心悸者；有情志所伤，七情扰动，忤犯心神而致心悸者。外感有感受外邪，灼伤营阴，心失所养而发为心悸者，有风寒湿三气杂至，痹阻心脉，心之气血运行受阻，发为心悸者；还有药物中毒损害心气，甚则损伤心脉，发为心悸者。总以心失所养；或心脉不畅，扰动心神而发病。病位在心，与脾、肾、肝、肺有关。可由心之本脏自病引起，也可是他脏病及于心而成。多为虚实夹杂之证。虚证主要是气、血、阴、阳亏损，心神失养；实证主要有气滞、血瘀、痰浊、水饮扰动心神，心神不宁。

心悸的病位主要在心，表现为心神失养，心神动摇，悸动不安，同时与脾、肾、肺、肝四脏功能失调密切相关。心主血脉，脾主运化，脾不生血，心血失充，心神失养则动悸；脾失健运，痰湿内生，扰动心神，心神不安而发病。心主火、肾主水，肾阴不足，不能上制心火，或肾阳亏虚，寒水凌心，均可发为心悸。肺朝百脉，主治节，肺气亏虚，治节失度，心脉运行不畅则心悸不安。肝藏血、主疏泄，肝气郁滞，气滞血瘀，或气郁化火，致使心脉不畅，引发心悸；肝藏魂，心藏神，肝伤魂逸，心神受扰，亦可致心悸。心悸的病性主要有虚实两方面，多数患者以本虚标实为主。其本虚为气血不足，阴阳亏损；其标实是气滞、血瘀、痰浊、水饮，临床表现多为虚实夹杂之证。同时虚实之间可以相互夹杂或转化。虚者治以补气血，调阴阳，并以养心安神之品，使心神得养则安；实者，或行气化瘀，或化痰逐饮，或清热泻火，并配以重镇安神之品，使邪去正安，心神得宁。辨病情对心悸的临床辨证应结合引起心悸原发疾病的诊断，以提高辨证准确性，如功能性心律失常所引起的心悸，常表现为心率快速型心悸，多属心虚胆怯，心神动摇；冠心病心悸，多为气虚血瘀，或由痰瘀交阻而致；风心病引起的心悸，以心脉痹阻为主；病毒性心肌炎引起的心悸，多由邪毒外侵，内舍于心，常呈气阴两虚，瘀阻络脉证。

米烈汉治疗心悸主要方法有镇惊定志、养心安神，补血养心、益气安神，滋阴清火、养心安神，温补心阳、安神定悸，振奋心阳、化气利水，活血化瘀、理气通络，清热化痰、宁心安神等。同时要求患者积极配合治疗，保持情绪稳定乐观，饮食有节，养成良好有规律的生活习惯。临证治疗时米烈汉将以上治法广泛用于西医学的各种原因引起的心律失常，如心动过速、心动过缓、期前收缩、心房颤动或扑动、房室传导阻滞、病态窦房结综合征、预激综合征及心功能不全、神经官能症等，均有良好疗效。米烈汉还强调心悸是临床常见病症之一，也可作为临床多种病症的症状表现之一，如胸痹心痛、失眠、健忘、眩晕、水肿、喘证等出现心悸时，应主要针对原发病进行辨证治疗。

◈ 2. 心悸的临床表现及诊断标准

（1）临床表现

心悸的基本证候特点是发作性心慌不安，心跳剧烈，不能自主，或一过性、阵发性，或持续时间较长，或一日数次发作，或数日一次发作。常兼见胸闷气短，神疲乏力，头晕喘促，甚至不能平卧，以至出现晕厥。其脉象表现或数或迟，或乍疏乍数，并以结脉、代脉、促脉、涩脉为常见。

心悸失治、误治，可以出现变证。若心悸兼见浮肿尿少，形寒肢冷，坐卧不安，动则气喘，脉疾数微，此为心悸重症心肾阳虚、水饮凌心的特点。若心悸突发，喘促，不得卧，咯吐泡沫痰，或为粉红色痰涎，或夜间阵发咳嗽，尿少肢肿，脉数细微，此为心悸危症水饮凌心射肺之特点。若心悸突见面色苍白，大汗淋漓，四肢厥冷，喘促欲脱，神志淡漠，此为心阳欲脱之危证。若心悸脉象散乱，极疾或极迟，面色苍白，口唇发绀，突发意识丧失，肢体抽搐，短暂即恢复正常而无后遗症，或一厥不醒，为心悸危症晕厥之特点。

（2）诊断要点

·自觉心慌不安，心跳剧烈，神情紧张，不能自主，心搏或快速，或心跳过重，或忽跳忽止，呈阵发性或持续不止。

· 伴有胸闷不适，易激动、心烦，少寐多汗，颤动，乏力，头晕等。中老年发作频繁者，可伴有心胸疼痛，甚至喘促，肢冷汗出，或见晕厥。

· 常由情志刺激、惊恐、紧张、劳倦过度、饮酒饱食等原因诱发。

· 可见有脉象数、疾、促、结、代、沉、迟等变化。

· 心电图、血压、X线胸部摄片等检查有助于明确诊断。

◈ 3. 米烈汉治疗心悸经验

❖ 辨证论治

（1）心脾两虚

证候：心悸气短，少寐多梦，头晕目眩，健忘，面色无华，神疲乏力，纳呆食少，腹胀便溏，善惊易恐，坐卧不安，少寐多梦而易惊醒，恶闻声响，舌淡红，苔薄白，脉细弱，或细略数或细弦。

治法：补血养心，益气安神。

方药：归脾汤。

组成：黄芪35g，当归14g，党参18g，白术11g，茯神18g，炙甘草11g，酸枣仁14g，远志14g，龙眼肉14g，广木香7g，生姜7g，大枣4枚。

用法：以水800ml，武火煎至300ml，温服，每日两次，每次150ml。连用2~4周。

禁忌：禁辛辣、肥腻、臭恶等物。

（2）肝热扰心

证候：心悸失眠，虚烦不安，头目眩晕，咽干口燥。临床常用于治疗神经衰弱、心脏神经官能症、更年期综合征，舌红，脉弦细。

治法：养血安神，清热除烦。

方药：酸枣仁汤。

组成：炒酸枣仁30g，知母11g，茯苓14g，川芎11g，甘草7g。

用法：上5味，以水1600ml，煮酸枣仁得1200ml，纳诸药，煮取600ml，分温3服。

（3）虚火扰神

证候：心悸怔忡，虚烦失眠，思虑劳心则症状加重，口干，盗汗，伴有耳鸣，神疲健忘，腰酸或梦遗，手足心热，口舌生疮，大便干结。舌红苔薄黄或少苔，少津，脉细数。

治法：滋阴清热，养血安神。

方药：天王补心丹（汤）。

组成：人参11g，丹参11g，玄参11g，天冬14g，麦冬14g，当归11g，五味子 7g, 炒柏子仁 18g, 炒酸枣仁 18g, 生地黄 14g, 桔梗 11g, 远志 11g, 茯苓 14g, 朱砂 1g。

用法: 上为末, 炼蜜为丸, 如梧桐子大, 用朱砂为衣, 每服二三十丸 (6 ~ 9g), 临卧, 竹叶煎汤送下。亦可改为汤剂, 用量按原方比例酌减。

禁忌: 对脾胃虚弱、纳食欠佳、大便不实者, 不宜长期服用。

(4) 阴阳两亏, 心神失养

证候: 心悸气短, 动则尤甚, 神疲乏力, 胸闷, 心烦失眠, 五心烦热, 形体消瘦, 形寒肢冷, 面色苍白, 咳嗽, 虚烦不眠, 自汗盗汗, 咽干舌燥, 大便干结, 舌淡苔白, 或舌光少苔, 舌质干且瘦小; 脉结代, 或脉虚弱, 或沉细无力。

治法: 滋阴养血, 益气温阳, 复脉定悸。

方药: 复脉汤。

组成: 炙甘草 35g, 人参 11g, 麦冬 14g, 生地黄 35g, 阿胶 11g, 麻子仁 11g, 大枣 6 枚, 生姜 11g, 桂枝 11g。

用法: 上以水 2000ml, 加入清酒 700ml, 先煮 8 味, 取 600ml, 去滓, 烊化阿胶, 温服 200ml, 每日 3 服。

禁忌: 阴虚较重者宜减姜、桂、酒用量或不用。

(5) 气虚血瘀寒厥

证候: 发病较急, 头昏, 心慌, 气短, 胸疼有针刺刀割感, 心口难受或腹痛难忍, 恶心, 畏寒, 四肢厥冷, 出汗, 呕吐。神倦气怯, 面色苍白灰暗, 口唇手指发青, 舌苔白滑或腻, 舌质青紫或有瘀血点, 脉象沉细而微或见结、代、疾、涩、屋漏、雀啄等脉象。

治法: 通窍活血, 益气复脉, 回阳固脱。

方药: 加减通窍活血汤、人参四逆汤合剂。

组成: 麝香 1.2g (另包), 赤芍 35g, 川芎 10.5g, 桃仁 14g, 红花 14g, 生姜 17.5g, 大枣 4 枚, 葱白 4 根, 人参 17.5g, 干姜 35g, 制附片 35g, 炙甘草 35g, 当归 35g, 黄芪 35g, 桂枝 17.5g。

用法: 此方除麝香外, 共煎三次, 第一、二次加水 900ml, 第三次酌减加水量。三次共煎出 800ml, 分 4 次温服, 3 ~ 4h 一次。每次服时冲服麝香 0.3g。

服药后如症状改善, 可继服一剂。症状纠正后可改用人参养荣汤, 每日 1 剂, 服 2 周。如脉律不整, 可用炙甘草汤调治。

(6) 三阴寒厥暴脱

证候: 患者突感严重不适, 不仅上述寒厥症状显著加重, 恶寒倦卧, 四肢厥冷, 额出冷汗, 呼吸短促, 少尿或无尿, 口渴, 烦躁不安, 反复呕吐, 甚则吐黄水, 身冷寒战, 便意窘迫或有濒死感。儿童多有腹痛。精神萎靡, 面色苍白且暗灰，舌苔白腻或白滑，手足指甲及口唇发青，体温低或不升（发热者多有合并感染或心肌坏死后反应），脉象细微欲绝或扪不见。尚可见到迟、急、结、促、代、散、涩、屋漏、雀啄等脉象。血压多迅速下降，甚至测不出。

治法：回阳救逆，益气生脉。

方药：回阳救急汤加减。

组成：人参17.5g，白术35g，茯苓35g，姜半夏17.5g，炙甘草35g，干姜52.5g，肉桂17.5g，制附片35g，五味子10.5g，生姜17.5g，麦冬28g，红花10.5g，麝香1.2g（另包）。

用法：上方除麝香外，共捣碎末。煎服法同加减通窍活血、人参四逆汤合剂。

服用上方后，以手足温暖，脉见有力，血压回升正常稳定，即可停服本方。用人参养荣汤、香砂六君子汤、补中益气汤调理恢复。人参养荣汤、补中益气汤方见前述，香砂六君子汤方剂量及用法如下：党参17.5g，姜半夏10.5g，白术14g，茯苓14g，陈皮10.5g，炙甘草10.5g，生姜10.5g，大枣2枚，广木香3.5g，砂仁10.5g。加水煎两次，共煎出400ml，每日分两次，早晚饭前温服。

【主要加减】

头目眩晕重者，加当归、白芍、枸杞子；

咽干口燥甚者，加麦冬、生地黄；

寐而易惊者，加龙齿、珍珠母；

失眠重者，可酌加龙骨、磁石以重镇安神；

怔忡甚者，可酌加龙眼肉、夜交藤；

心阳不足、寒象突出者，加黄芪、人参、附子益气温阳；

下肢浮肿，形寒肢冷者，加附子、细辛、泽泻、猪苓、防己、大腹皮；

咳喘，不能平卧，浮肿，小便不利者，加附子、茯苓、白术、白芍、生姜；

胸满闷痛，苔浊腻者，加瓜蒌、薤白、半夏；

胸闷不适，心痛时作，痛如针刺者，加桃仁、红花、丹参、赤芍、延胡索、香附；

胸痛甚者，加乳香、没药、五灵脂、蒲黄、三七粉；

五心烦热、烦躁易怒、烦闷无汗者，加升麻、葛根、柴胡；

自汗恶风、时寒时热、周身酸楚者，加桂枝、白芍；

稍动自汗、反复感冒、气短畏寒者，加防风、黄芪、白术；

盗汗频频、五心烦热、尿黄便干者，加当归、生地黄、熟地黄、生黄芪；

盗汗时作、心悸少寐、夜梦纷扰者，加当归、炙黄芪、五味子；

全身虚浮、肌肤萎黄、气短心悸者，加黄芪、当归、茯苓；

虚烦躁扰、不寐心悸、手足心热者，加熟地黄、栀子；

烦闷气急、躁扰不宁、急躁易怒者，加黄连、黄芩、半夏；

心烦躁扰、秽语神狂、面唇青紫者，加三七、郁金；

常常健忘、失眠心烦、腰膝酸软者，加黄连、肉桂、阿胶。

❖ **急 救**

艾灸法　用于心悸重症厥脱。灸神阙、气海、关元穴各20壮。用约一钱币厚的鲜生姜片，在姜片上针扎7～8个小孔，放穴位上，再将艾绒搓成大拇指头大之艾炷，上尖下大平坐姜片上，燃着后待燃成灰烬再换，连续20壮。如无鲜生姜垫艾，可用食盐研末盖穴上一钱币厚做艾垫。亦可用附片、葱根作艾垫。灸至脉搏恢复，手足温暖，可暂停灸。

针刺法　顽固性呕吐可针刺足三里穴，配内关、中脘穴。昏迷不醒，可刺百会、人中、涌泉穴。

姜酒汤　生姜30g放入臼窝捣烂，少加开水再捣，用纱布包握取汁，加白酒30ml，煎沸待温顿服。如无生姜可用干姜末15g加入酒内煎沸，过滤顿服亦可。

硫黄散　硫黄35g，硝石17.5g，共研极细末，分为三份，每次取一份用白酒30ml同煎，候焰起即倒于杯中，用碗盖上待温灌服，15min服一次，连服3次。

正阳散　制附片35g，干姜7g，炙甘草7g，皂荚35g（去皮，炙酥黄，去子），麝香3g，共研极细末，装瓷瓶内勿使泄气。每服7g，开水调服，连服3次，隔15min服一次。

❖ **食 疗**

补血粥　红枣4枚，红豆10g，黑米20g，花生10g，大米20g。将其一起入锅加清水适量煮粥，煮熟后加红糖3g即成。此粥可在每日晚饭时食用。

❖ **调 摄**

增强体质是预防本病的关键，积极治疗胸痹、心痛、痰饮、肺胀、喘证及痹证等，对预防和治疗心悸发作具有积极意义。心悸患者应保持精神乐观，情绪稳定，坚持治疗，坚定信心，应避免惊恐刺激及忧思恼怒等。生活作息要有规律，饮食有节，宜进食营养丰富而易消化吸收的食物，宜低脂、低盐饮食，忌烟酒、浓茶。轻证可从事适当体力活动，重症心悸应卧床休息，平素做好急救准备。

米烈汉认为恶性心悸急性发作时，一定要顾护心阳，预防厥脱，宜采用以下方法：①安静休息，不要随意搬动，就地治疗，以防病情急剧恶化，失去抢救机会。②注意保温，室内必须生火炉或烧热炕。如无热炕，被内可放热水袋、热砖。温度要适宜，避免烫伤及烟熏。③宜用低盐或无盐富有营养的流质饮食，如小米稀饭加豆类或半流质饮食。恶心呕吐严重者，可暂禁食直至恶心消失后再进食。④调畅情志，避免生气、伤悲、忧惧。医务人员的态度要镇静、热情，处处体贴同情患者的痛苦，做到待患者如亲人。⑤注意勿受凉、外感风寒，避免合并感染。⑥做好保护性医疗，严密观察病情变化。如病情好转，应嘱患者不宜过早下床活动。饮食不宜过分禁食。注意防止食复、劳复的发生。

（五）痰饮喘咳

◈ 1. 米烈汉对痰饮喘咳的认识

痰饮喘咳指体内水液输布运化失常，停积胸中，致肺宣降失常发为喘促、咳嗽的疾病。临床见咳嗽痰多，甚至呼吸困难，张口抬肩，鼻翼煽动，甚至不能平卧。

米烈汉认为痰饮喘咳的基本病机是痰饮阻肺、气机升降出纳失常，本病主要在肺、肾，亦与肝、脾、心等脏有关。痰饮喘咳因外感六淫，内伤饮食、情志以及久病体虚导致痰饮内伤，停积胸中，气机升降出纳失常而发病。外感风寒，邪蕴于肺，凝聚水饮，壅阻肺气，肺气不得宣降，因而上逆作喘咳；内伤饮食，脾失健运，痰浊内生，上阻肺气，肃降失常，发为喘促；情志失调，郁火炼痰携肝气上逆于肺，肺气不得肃降，升多降少，气逆而喘；久病迁延，精气内夺，肺之气阴亏耗，不能下荫于肾，肾之真元伤损，凝聚水饮，上凌于肺，或根本不固，则气失摄纳，上出于肺，出多入少，逆气上奔为喘。其病主要在肺、肾，亦与肝、脾、心等脏有关。总之，喘有虚实两端，实喘在肺，为邪气致宣降不利，虚喘与肺和肾有关，为肺不主气和（或）肾不纳气。

米烈汉治痰饮喘咳讲究分清上下、虚实、寒热、急缓。辨上下即辨病位，凡外邪、痰浊、肝郁气逆所致喘咳，病位在上，为邪壅肺气，治以祛邪利肺为主；凡久病劳欲所致，病位在下，为肾不纳气，治以补肾健脾，纳气平喘、止咳为主。辨虚实、寒热即辨病性。实证为邪气壅肺，气失宣降，治予祛邪利气；虚证为精气不足，肺不主气，肾不纳气所致，治予培补摄纳。寒证有寒邪外感，有阳气内虚，凝聚水饮，阻遏肺气，治当以温药祛之；热证或热邪耗津，或内热炼液，化为热痰，上阻肺气，肃降失常，发为喘促，治当以凉药清化。急缓指病程而言，病程较短、发病急促多在上为实，治以祛散为主；病程迁延、久治不愈多在下为虚，治当补敛为主。多数虚证很难速效，应持之以恒地调治方可治愈。痰饮喘咳证病情错杂，在病情发展的不同阶段，虚实之间有所侧重，或互相转化，也每可下虚上实，虚实夹杂并见。对于虚实夹杂，下虚上实者，当分清主次，权衡标本，适当处理。

米烈汉认为痰饮喘咳与西医的喘息性支气管炎、慢性阻塞性肺病、肺部慢性感染、肺气肿、心源性哮喘以及癔症性喘息等疾病类似。针对这些病症也可针对脏腑病机，采用补肺、纳肾、温阳、益气、养阴、温宣、清肃、祛痰、降气、收敛、摄纳、固脱等法治疗。另外，痰饮喘咳多由其他疾病发展而来，积极治疗原发病是阻断病势发展、提高临床疗效的关键。

◈ 2. 痰饮喘咳临床表现及诊断标准

（1）临床表现

肺气上逆失于宣降或肾失摄纳所引起的喘病表现，如呼吸困难，甚至张口抬肩、鼻翼煽动、不能平卧等，为喘病的各种证候所共有，是喘病的证候特征。

呼吸困难为喘病的特征性证候，临床表现轻重不一。轻者仅见呼吸急迫，呼气吸气深长，一般尚能平卧。重者可见鼻翼煽动，张口抬肩，摇身撷肚，端坐呼吸，面唇发绀。急发者多表现呼吸深长费力，以呼出为快，胸满闷塞，甚则胸盈仰息，声高气涌，气喘与劳动及体位无关。缓发者多表现呼吸微弱而浅表无力，以深吸为快，声低息短，动则加重，气喘与劳动及体位明显相关。若病情危笃，喘促持续不已，可见肢冷汗出，体温、血压骤降，心悸心慌，面青唇紫等喘脱危象。

（2）诊断要点

·以喘促气逆，呼吸困难，甚至张口抬肩，鼻翼煽动，不能平卧，口唇发绀为特征。

·多有慢性咳嗽、哮病、肺痨、心悸等病史，每遇外感及劳累而诱发。

·两肺可闻及干、湿性啰音或哮鸣音。

·实验室检查支持引起呼吸困难、喘促的西医有关疾病的诊断，如肺部感染有血白细胞总数及中性粒细胞升高，或 X 线胸片有肺纹增多或有片状阴影等依据。

◈ 3. 米烈汉治疗痰饮喘咳经验

❖ 辨证论治

（1）寒饮闭肺

证候：喘息、咳嗽，痰多稀薄色白，恶寒，口不渴，呼吸气促，胸部胀闷，头身疼痛，鼻塞，无汗，或伴发热，无汗，或干呕，或头面四肢浮肿。舌苔薄白而滑，脉浮紧。

治法：温化寒饮、宣肺利气。

方药：小青龙汤。

组成：麻黄 11g，桂枝 11g，芍药 18g，细辛 11g，姜半夏 11g，五味子 7g，干姜 11g，炙甘草 11g。

用法：上 8 味，以水 2000ml，先煮麻黄，至 1600ml，去上沫，纳诸药，煮取 600ml，去滓，温服 200ml。

禁忌：因本方多温燥之品，故阴虚干咳无痰或痰热证者，不宜使用。

（2）痰浊阻肺

证候：喘而胸满闷窒，咳嗽痰多，口苦，甚则胸盈仰息，胸部胀痛，兼有呕恶纳呆，口黏不渴，痰多，或夹血色，伴胸中烦热，面红身热，或大便秘结。苔厚腻色白或苔黄或腻，脉滑，或滑数。

治法：清泄痰热，利肺降逆。

方药：柴陈汤。

组成：柴胡 14g，姜半夏 11g，党参 11g，黄芩 11g，桑白皮 14g，陈皮 11g，茯苓 14g，炙甘草 11g，生姜 11g，大枣 2 枚。

用法：上 9 味，以水 2400ml，煮取 1200ml，去滓，再煎，取 600ml，温服 200ml，每日 3 服。

禁忌：因柴胡升散，芩、夏性燥，故阴虚血少者忌用

（3）饮凌心肺

证候：喘咳气逆，倚息难以平卧，咳痰稀白，心悸，面目肢体浮肿，小便量少，怯寒肢冷，面唇青紫。舌胖黯，苔白滑，脉沉细。

治法：温阳利水，泻肺平喘。

方药：真武汤。

组成：茯苓 18g，芍药 18g，白术 18g，生姜 18g，炮附子 18g。

用法：以水 1600ml，先煎附子半小时，再纳入诸药，煮取 300ml，温服 100ml，每日 3 服。

禁忌：忌生冷、油腻，较少食盐。

（4）脾肺气虚

证候：：喘咳短气，稍动加重，极易感冒，自汗畏风，气怯声低，喉有鼾声，咳声低弱，痰吐稀薄，食少便溏，腹中气坠。舌质淡红，脉软弱。

治法：培土生金，补气化痰。

方药：六君子汤。

组成：党参 18g，姜半夏 14g，白术 14g，茯苓 14g，陈皮 14g，炙甘草 7g，大枣 2 枚，生姜 3 片。

用法：上 8 味，以水 1200ml，煮取 400ml，温服 200ml，每日两服，早晚餐后服用。

禁忌：忌生冷、油腻。

【主要加减】

呼吸气促，喉中痰鸣，咳嗽者，加苏子、前胡、杏仁、射干、款冬花；

息粗鼻煽，咳痰黏稠，形寒身热者，加麻黄、杏仁、生石膏、桑白皮、瓜蒌、葶苈子；

喘咳气涌，胸部胀痛，痰多黏稠色黄者，加桑白皮、黄芩、黄连、栀子；

喘不得卧，痰涌便秘者，加葶苈子、大黄；

咳嗽喘逆，痰多胸痞，食少难消者，加苏子、白芥子、莱菔子；

痰浊壅盛，气喘难平者，加皂荚、葶苈子；

喘促气逆，喉间痰鸣，面唇青紫者，加桃仁、红花、赤芍、水蛭；

怯寒肢冷，面唇青紫者，加桂枝、泽兰、益母草；

激愤诱发，发突喘促，息粗气憋者，加沉香、槟榔、乌药、木香、枳实；

咳呛痰少质黏，烦热口干，面色潮红者，加生脉散加沙参、玉竹、百合、贝母、瓜蒌；

小便常因咳甚而失禁者，加仙茅、仙灵脾、紫石英、沉香；

尿后余沥，形瘦神疲，面青肢冷，跗肿者，加蛤蚧、人参、虫草。

❖ **外 治**

涌泉纳气贴　用明矾 60g，食醋 50ml，研明矾成末，加醋调匀，睡前洗脚后，用纱布贴在脚心（双脚涌泉穴），晨起后取下。每日或隔日 1 次，坚持 1 个月以上，有很好的预防效果。

三伏痰饮贴　细辛、甘遂、白芥子、樟脑、延胡素各等份，研细末混合存放，每用 2g，酒精调糊状，外敷并用纱布贴于双肺俞穴及膻中穴。每年入伏后贴敷，每日或隔日 1 次，连用 1~3 个月，共持续 3 年。

❖ **食 疗**

冰糖橙子　橙子一个，洗净切片，加清水适量，再加冰糖 10g，隔水蒸 1.5h左右，蒸好后趁热吃。

蛋花萝卜汁　鸡蛋 1 个打碎，冲入 200ml 开水，胡萝卜 100g 搅碎取汁，蜂蜜、香油适量，一起导入蛋花汤中，搅匀热服。

❖ **调 摄**

慎风寒，戒烟酒，饮食宜清淡，忌食辛辣刺激及甜黏肥腻之品。平素宜调畅情志，因情志致喘者，尤须怡情悦志，避免不良刺激。加强体育锻炼，提高机体的抗病能力等有助于预防喘证的发生。喘证发生时，应卧床休息，或取半卧位休息，充分给氧。密切观察病情的变化，保持室内空气新鲜，避免理化因素刺激，做好防寒保暖，饮食应清淡而富营养，消除紧张情绪。

（六）胃 痛

◇ 1. 米烈汉对胃痛的认识

胃痛是以上腹胃脘部疼痛为主症的一种脾胃肠病证。米烈汉认为本病的基本病机有虚实两端：一为胃气阻滞，胃络瘀阻，不通则痛；一为气血不足，胃失所养，不荣则痛。实证病因主要有外感寒邪，饮食所伤，情志不遂；虚证病因主要有调摄不当、久思暗耗、饥饱无度等。外感寒邪包括吸入寒邪、食入寒物、寒凉直中，均致寒凝气滞，胃气失和，胃气阻滞，不通则痛。饮食所伤包括暴饮暴食，损伤脾胃；饮食停滞，胃气失和；五味过极，辛辣无度，或恣食肥甘厚味，或饮酒如浆、伤脾碍胃等，均致胃气阻滞，不通则痛。情志不遂致肝气郁滞，肝失疏泄，横逆犯胃，以致胃气阻滞，即可发为胃痛；肝郁日久，又可化火生热，邪热犯胃，导致肝胃郁热而痛；气滞血瘀，亦可导致胃痛。调摄不当，久思暗耗，饥饱无度等损伤脾胃，脾胃虚弱，中焦虚寒，致使胃失温养，发生胃痛。

米烈汉认为本病辨证核心重点是对轻重、虚实、病位的鉴别诊断。"辨轻重"主要将本病与真心痛鉴别。心、胃与膈肌上下相邻，胃痛可影响及心，表现为连胸疼痛，真心痛亦常涉及心下，出现胃痛的表现。一般而言，胃痛较真心痛预后相对较好、病势较轻。防止将胃痛与真心痛之间发生混淆，给患者带来不良预后。真心痛多发生于老年，其痛在胸膺部或左前胸，其位置相对较高，疼痛性质多为刺痛、绞痛，有时剧痛，且痛引肩背及手少阴循行部位，痛势较急，可由饱食、饮酒诱发，常伴有心悸、短气、汗出、脉结代等心脏病表现，心电图等心脏检查异常。胃痛多发生于青壮年，疼痛部位在上腹胃脘部，其位置相对较低，疼痛性质多为胀痛、隐痛，痛势一般不剧，其痛与饮食关系密切，常伴有吞酸、嗳气、恶心呕吐等胃肠病症状，纤维胃镜及病理组织学等胃的检查异常。"辨虚实"就是辨明胃痛病机的虚实，一般病初多由外邪、饮食、情志不遂所致，病因多单一，病机也单纯，常见寒邪客胃、饮食停滞、肝气犯胃、肝胃郁热、脾胃湿热等证候，表现为实证；久则常见由实转虚，如寒邪日久损伤脾阳，热邪日久耗伤胃阴，多见脾胃虚寒、胃阴不足等证候，则属虚证。因实致虚，或因虚致实，皆可形成虚实并见证，如胃热兼有阴虚，脾胃阳虚兼见内寒，以及兼夹瘀、食、气滞、痰饮等。"辨病位"包含辨相关脏腑、辨在气在血两方面。本病的病位在胃，与肝脾关系密切，也与胆肾有关。肝气犯胃所致的胃痛常攻撑上腹两侧胁肋部而痛；胆病的疼痛有时发生在心窝部附近，常伴恶心、口苦等胆病症状，B超等实验室检查多可查见肝胆疾病；肠道疾病导致腹痛常伴有腹胀、矢气、大便性状改变等腹疾症状。相关部位的X线检查、纤维胃镜或肠镜检查、B超检查等有助于鉴别诊断。辨在气在血，一般初痛在气，久痛在血。在气胃痛且胀，以胀为主，痛无定处，时痛时止，常由情志不舒引起，伴胸脘痞满，喜叹息，得嗳气或矢气则痛减者；在血则胃痛久延不愈，其痛如刺如锥，持续不解，痛有定处，痛而拒按，伴食后痛增，舌质紫暗，舌下脉络紫暗迂曲者。肝郁引起的胃痛往往因气滞血瘀而致病程迁延，恶变可能性大，故为防治重点。

米烈汉认为胃以通降为用，治疗以和降止痛为大法，旨在恢复胃腑和顺通降之性，从而达到止痛的目的。另外西医的急性胃炎、慢性胃炎、消化性溃疡、胃痉挛、胃下垂、胃黏膜脱垂症、胃神经官能症等疾病亦可采用和降止痛之法治疗。

◈ **2. 胃痛临床表现及诊断标准**

（1）临床表现

胃痛的部位在上腹部胃脘处，俗称心窝部。其疼痛的性质表现为胀痛、隐痛、刺痛、灼痛、闷痛、绞痛等，常因病因病机的不同而异，其中尤以胀痛、隐痛、刺痛常见。可有压痛，按之其痛或增或减，但无反跳痛。其痛有呈持续性者，也有时作时止者。其痛常因寒暖失宜、饮食失节、情志不舒、劳累等诱因而发作或加重。本病证常伴有食欲不振、恶心呕吐、吞酸嘈杂等症状。

（2）诊断要点

·上腹胃脘部疼痛及压痛。

·常伴有食欲不振、胃脘痞闷胀满、恶心呕吐、吞酸嘈杂等胃气失和的症状。

·发病常由饮食不节、情志不遂、劳累、受寒等诱因引起。

·上消化道 X 线钡餐透视、纤维胃镜及病理组织学等检查，查见胃、十二指肠黏膜炎症、溃疡等病变，有助于诊断。

◈ **3. 米烈汉治疗胃痛经验**

❖ **辨证论治**

（1）胃阳不足，湿阻气滞

证候：心口顶痛，不想吃饭，饭后胃胀，有时反酸，痞满呕吐、脘闷不舒、嘈杂不适、四肢倦怠。舌淡红，苔薄白，边有齿痕，脉缓滑。

治法：温中和胃、行气止痛。

方药：香砂养胃。

组成：广木香7g，砂仁7g，党参18g，姜半夏11g，白术14g，茯苓14g，陈皮7g，炙甘草7g。

用法：以水 2000ml 浸渍 30min，武火煮至 1400ml，纳砂仁，文火煮取 600ml，温服 200ml，每日 3 服。

禁忌：忌生冷油腻食物；胃痛症见胃部灼热、隐隐作痛、口干舌燥者不宜服用本药。

（2）脾胃虚寒

证候：脘腹冷痛、喜温喜按，呕吐泄泻，手足不温，大便稀溏，脘痞食少，畏寒，口不渴。舌淡苔白润，脉沉细或沉迟无力。

治法：温中健脾、驱寒止痛。

方药：附子理中汤。

组成：人参 14g，白术 14g，干姜 7g，附子 7g，炙甘草 7g。

用法：以水 1600ml，煮取 600ml，温服 200ml，每日 3 服。服汤后 30min，饮热粥 200ml，身稍热，勿揭衣被。

禁忌：忌不易消化食物，感冒发热患者不宜服用，有高血压、心脏病、肝病、糖尿病、肾病等慢性病严重者应在医师指导下服用。

（3）饮食停滞

证候：暴饮暴食后，胃脘疼痛，嗳腐吞酸，胀满不消，疼痛拒按，得食更甚，或呕吐不消化食物，其味腐臭，吐后痛减，不思饮食或厌食，大便不爽，得矢气及便后稍舒。舌苔厚腻，脉滑有力。

治法：消食导滞，和胃止痛。

方药：柴平三仙饮。

组成：柴胡 14g，姜半夏 11g，党参 14g，黄芩 11g，厚朴 11g，陈皮 11g，苍术 11g，炙甘草 7g，生姜 7g，大枣 2 枚，神曲 14g，山楂 14g，麦芽 14g。

用法：以水 2400ml，煮取 1200ml，去滓，浓煎取 600ml。温服 200ml，每日 3 服。

禁忌：忌不易消化食物

（4）肝胃郁热

证候：胃脘灼痛，泛酸嘈杂，痛势急迫，喜冷恶热，得凉则舒，心烦易怒，口干口苦。舌红少苔，脉弦数。

治法：疏肝理脾，泄热止痛。

方药：左金丸合丹栀逍遥散。

组成：黄连 12g（姜汁炒），吴茱萸 2g（盐水泡），当归 11g，杭芍 14g，柴胡 14g，茯苓 14g，白术 14g，甘草 7g，煨姜 7g，薄荷 3g（后下）。

用法：以水 1200ml 煮 20min，下薄荷煮 5min，取汁分 3 份，餐前温服 1 份，每日 3 服。

禁忌：饮食宜清淡，忌酒及辛辣、生冷、油腻食物，忌愤怒、忧郁，保持心情舒畅，脾胃虚寒者不适用。

【主要加减】

胃寒、泛酸者，加吴茱萸、人参、生姜；

胃痛暴作，拘急作痛，得热痛减者，加高良姜、香附、干姜、丁香、桂枝；

胃痛急剧，脘腹胀甚，大便秘结者，加枳实、厚朴、槟榔、大黄；

脘痛连胁，攻撑作痛，喜长叹息者，加柴胡、白芍、川芎、香附、川楝子、延胡索；

嗳气频作者，加半夏、旋覆花、沉香；

脘腹灼痛痞满，心烦便秘，面赤吐血者，加黄连、黄芩、生大黄；

胃脘灼痛，似饥而不欲食，口燥咽干者，加沙参、麦冬、生地黄、玉竹；

腰膝酸软，五更泄泻，形寒肢冷者，加附子、肉桂、巴戟天、仙茅、补骨脂；

胃脘痛如针刺刀割，痛有定处者，加五灵脂、蒲黄、丹参、檀香、砂仁；

寒热往来，口苦咽干、目眩胁满者，加柴胡、黄芩；

寒热起伏、汗出不清、胁胀呕恶者，加龙胆草、栀子、黄芩；

口舌黏腻，口淡乏味，不思饮食者，加藿香、苍术；

口舌滞腻，口气臭秽，口苦或甜者，加龙胆草、黄芩；

口腻痰黏，少饮口酸，体胖多鼾者，加黄连、半夏；

口气腥臭，咳吐臭痰，发热胸痛者，加桑白皮、地骨皮；

口气酸秽，干噫食臭，嗳气腐秽者，加生山楂、枳实；

口中胶臭，口舌糜烂，齿龈红肿者，加升麻、黄连；

口臭口咸，齿龈萎缩，齿根秽垢者，加黄柏、熟地黄；

牙齿胀痛，得热加重，得凉减轻者，加银花、连翘；

绵绵冷痛，喜温喜按，食后脘坠者，加黄芪、升麻、干姜；

隐隐灼痛，嘈杂如饥，干呕噎膈者，加麦冬、枸杞；

脘胁胀痛，攻冲时作，发无定处者，加柴胡、白芍、香附；

脘胁刺痛，夜间多发，部位固定者，加蒲黄、五灵脂；

遇凉急发，胃脘绞痛，得温痛减者，加附子、干姜、白术；

癥积胁癖者，常服大黄蟅虫丸。

❖**外 治**

浴足法 补气活血浴：见虚劳篇。

熨脐法 回阳玉龙散：见虚劳篇。

❖**食 疗**

莲子养胃粥 莲子30g，山药30g，薏苡仁30g，白扁豆30g，大枣20枚，粳米100g。同煮粥食之。

❖**调 摄**

对胃脘痛患者，要重视生活调摄，尤其是饮食与精神方面的调摄。饮食以少食多餐、营养丰富、清淡易消化为原则，不宜饮酒及过食生冷、辛辣食物，切忌粗硬饮食，暴饮暴食，或饥饱无常；应保持精神愉快，避免忧思恼怒及情绪紧张；注意劳逸结合，避免劳累，病情较重时，需适当休息，这样可减轻胃痛和减少胃痛发作，进而达到预防胃痛的目的。

（七）泄　泻

◈ 1. 米烈汉对腹痛泄泻的认识

泄泻是以大便次数增多、粪质稀薄，甚至泻出如水样为临床特征的一种脾胃肠病证，泄泻多伴有腹痛。米烈汉认为致腹痛泄泻的病因有外感、内伤之分，主要有感受外邪、饮食所伤、情志失调、脾胃虚弱、命门火衰等。外感之中湿邪最为重要，湿邪最易困阻脾土，致脾失健运，升降失调，水谷不化，清浊不分，混杂而下，形成泄泻，其他诸多外邪只有与湿邪相兼，方能致泻。内伤腹痛泄泻的病位在脾胃肠，脾主升清运化水湿，胃主降浊腐熟水谷，小肠泌别清浊，大肠传化糟粕。食积、志郁、虚损等内伤饮食均可导致脾胃肠功能、结构异常，气血壅滞或亏虚均可致腹痛，脾胃肠运化传输功能异常则致泄泻。本病与西医学的急慢性肠炎、肠结核、肠易激综合征、吸收不良综合征等相类。

米烈汉认为本病的基本病机是脾胃升降失司。大小肠传化失常，气机壅滞导致腹痛、清浊不分造成泄泻。辨证当辨明寒热、虚实、气血、缓急。腹痛拘急冷痛，疼痛暴作，痛无间断，腹部胀满，肠鸣切痛，遇冷痛剧，得热则痛减者，粪质清稀如水，或稀薄清冷，完谷不化，肠鸣，畏寒喜温，常因饮食生冷或冷风吹腹部而诱发者，多属寒证；腹痛灼热，时轻时重，腹胀便秘，得凉痛减者，粪便黄褐，臭味较重，泻下急迫，肛门灼热，常因进食辛辣燥热食物而诱发者，多属热证。痛势绵绵，喜揉喜按，时缓时急，痛而无形，饥则痛增，得食痛减者，小便利，口不渴，稍进油腻或饮食稍多即泻者，多属虚证；起病急，病程短，痛势急剧，痛时拒按，痛而有形，疼痛持续不减，得食则甚者，脘腹胀满，泻后痛减，泻下物臭秽者，多属实证。腹痛胀满，时轻时重，痛处不定，攻撑作痛，得嗳气矢气则胀痛减轻者，为气滞；腹部刺痛，痛无休止，痛处不移，痛处拒按，入夜尤甚者，为血瘀。病程短急性起病，腹痛泄泻较剧，伴随症状明显，因外邪入侵，饮食所伤而致者，属急性；发病缓慢，病程迁延，反复发作，腹痛绵绵，痛势不甚，多由内伤情志，脏腑虚弱，气血不足所致者，属慢性腹痛泄泻。慢性者宜进一步辨明病位，稍有饮食不慎或劳倦过度泄泻即作或复发，食后脘闷不舒，面色萎黄，倦怠乏力，多属病在脾；泄泻反复不愈，每因情志因素使泄泻发作或加重，腹痛肠鸣即泻，泻后痛减，矢气频作，胸胁胀闷者，多属病在肝；五更泄泻，完谷不化，小腹冷痛，腰酸肢冷者，多属病在肾。

米烈汉临证根据腹痛泄泻传化失常、升降失司、气机壅滞、清浊不分的病机特点，治疗以健运脾胃、调畅气机为原则。急性者以湿盛为主，重用祛湿，辅以健脾，再依寒湿、湿热的不同，分别采用温化寒湿与清化湿热之法。兼夹表邪、暑邪、食滞者，又应分别佐以疏表、清暑、消导之剂。慢性泄泻以脾虚为主，当予运脾补虚，辅以祛湿，并根据不同证候，分别施以益气健脾升提，温肾健脾，抑肝扶脾之法，久泻不止者，尚宜固涩。同时还应注意急性泄泻不可骤用补涩，以免闭留邪气；慢性泄泻不可分利太过，以防耗其津气；清热不可过用苦寒，以免损伤脾阳；补虚不可纯用甘温，以免助湿。若病情处于寒热虚实兼夹或互相转化时，当随证而施治。

◈ 2. 泄泻临床表现及诊断标准

（1）临床表现

泄泻以大便清稀为临床特征，或大便次数增多，粪质清稀；或便次不多，但粪质清稀，甚至如水状；或大便清薄，完谷不化，便中无脓血。泄泻之量或多或少，泄泻之势或缓或急。常兼有脘腹不适，腹胀腹痛肠鸣，食少纳呆，小便不利等症状。起病或缓或急，常有反复发作史。常由外感寒热湿邪、内伤饮食情志、劳倦、脏腑功能失调等诱发或加重。

（2）诊断要点

·具有大便次数增多，粪质稀薄，甚至泻出如水样的临床特征。其中以粪质清稀为必备条件。

·常兼有脘腹不适，腹胀、腹痛、肠鸣，食少纳呆，小便不利等症状。

·起病或缓或急，常有反复发作史。常因外感寒热湿邪、内伤饮食情志、劳倦、脏腑功能失调等诱发或加重。

·大便常规、大便细菌培养、结肠 X 线及内镜等检查有助于诊断和鉴别诊断。

·需除外其他病证中出现的泄泻症状。

◈ 3. 米烈汉治疗经验

❖ 辨证论治

（1）脾胃阳虚

证候：脘腹冷痛，呕吐泄泻，四肢厥冷，大便溏薄，平素腹痛绵绵，时作时止，痛时喜按，喜热恶冷，得温则舒，饥饿劳累后加重，得食或休息后减轻，神疲乏力，气短懒言，形寒肢冷，胃纳不佳，口淡不渴，小便清长，面色不华；遇寒可致腹痛急起，剧烈拘急，得温痛减，遇寒尤甚，恶寒身蜷，面色青白。舌质淡，苔薄白，脉沉紧或脉沉细。

治法：温中散寒。

方药：桂附理中汤。

组成：人参 14g，白术 14g，干姜 14g，肉桂 14g，附子 14g，炙甘草 14g。

用法：以水 1600ml，煮取 600ml，温服 200ml，每日 3 服。服汤后 30min，饮热粥 200ml，身稍热，勿揭衣被。

禁忌：忌不易消化食物，感冒发热患者不宜服用，有高血压、心脏病、肝病、糖尿病、肾病等慢性病严重者，孕妇、哺乳期妇女慎用。

（2）脾虚湿盛

证候：濡泄飧泄、脐周隐痛，因稍进油腻食物或饮食稍多，大便次数即明显增多而发生泄泻，伴有不消化食物，大便时泻时溏，迁延反复，饮食减少，食后脘闷不舒，面色萎黄，神疲倦怠，浮肿呕吐，小便不利，小腹按之作声。舌淡苔白，脉细弱或迟缓。

治法：祛湿和胃。

方药：胃苓汤。

组成：厚朴14g，陈皮11g，苍术14g，猪苓18g，茯苓18g，白术18g，泽泻18g，桂枝11g，炙甘草7g，生姜3片，大枣2枚，炒盐1g。

用法：以水1200ml，煮取600ml。食前温服200ml，每日3服。

禁忌：忌生冷及不易消化食物，伤津者慎用。

（3）寒湿犯中

证候：泄泻清稀，腹痛肠鸣，甚则如水样，脘闷食少，苔白腻，脉濡缓。若兼外感风寒，则恶寒发热头痛，肢体酸痛。苔薄白，脉浮。

治法：散寒化湿。

方药：藿香正气散。

组成：藿香14g，紫苏11g，白芷11g，大腹皮11g，茯苓14g，炒白术11g，陈皮11g，半夏曲11g，厚朴11g，桔梗11g，炙甘草11g，生姜3片，大枣3枚。

用法：上13味，以水1000ml，煎至300ml，温服，每日3次，每次100ml。有表证者，盖衣被，饮热粥取汗。

禁忌：本方重在化湿和胃，解表散寒之力较弱，故服后宜温覆以助解表。湿热霍乱之吐泻，则非本方所宜。

（4）脾肾阳虚

证候：黎明腹痛，肠鸣即泻，泻下完谷，泻后即安，小腹冷痛，形寒肢冷，腰膝酸软。舌淡苔白，脉细弱。

治法：温补脾肾。

方药：四神丸。

组成：补骨脂140g，五味子70g，肉豆蔻（去油）70g，吴茱萸35g，生姜140g，红枣50枚。

用法：上药共为细末，水泛为丸，每服10g，每日2次，白开水送服。

禁忌：忌食生冷、油腻。

（5）湿热积滞

证候：腹部胀痛，痞满拒按，便溏滞黏，得热痛增，遇冷则减，胸闷不舒，烦渴喜冷饮，或热结旁流，身热自汗，小便短赤。苔黄燥或黄腻，脉滑数。

治法：通腑泄热，行气导滞。

方药：大承气汤、小承气汤及调胃承气诸方。

【主要加减】

腹中雷鸣切痛，胸胁逆满，泻下清稀者，加高良姜、吴茱萸、附子、粳米；

腹冷喜温，手足不温，大便腥秽者，加人参、附子、干姜；

短气肛坠，时时欲便，解时快利者，加黄芪、党参、升麻、柴胡；

泻下急迫，臭秽黏滞，肛门灼热者，加黄芩、黄连、葛根、马齿苋、白头翁；

泻后痛减，嗳腐吞酸，粪便奇臭者，加山楂、麦芽、神曲、鸡内金；

郁怒诱发，攻窜作痛，泻后痛减者，加白芍、白术、防风、陈皮；

久泻不止者，加乌梅、五倍子、石榴皮。

❖ **外 治**

敷贴法　香附 30g，厚朴 30g，青皮 30g，橘皮 30g，艾叶 120g，研成细末。每次取 6g 白酒调糊，用胶布敷贴在关元穴，两日一换，连用 1 个月。

热熨法　吴茱萸 45g，干姜 45g，肉桂 45g，共同研成细末，加入适量的大葱，捣烂如泥，炒热装入布袋，反复热熨肚脐，每次 10 分钟，每日 3 次。

❖ **食 疗**

糯米山药莲子粥　糯米 100g，莲子 30g，大枣 10 枚，加水适量煮沸，然后用文火焖至成粥，再入山药粉 30g，搅拌，稍煮片刻即可食用。

黄芪粥　生黄芪 30g，浓煎后去渣取汁，再煮粳米 100g，煮熟后加入适量红糖及陈皮 1g，再煮沸食用。

❖ **调 摄**

腹痛泄泻预防与调摄的大要是节饮食、适寒温、调情志。平时要养成良好的卫生习惯，不饮生水，忌食腐馊变质饮食，少食生冷瓜果；居处冷暖适宜，尤其寒者要注意保温，并可结合食疗健脾益胃；虚者宜进食易消化食物；热者忌食肥甘厚味和醇酒辛辣；食积者注意节制饮食；气滞者要保持心情舒畅；急性泄泻者可暂禁食，以利于病情的恢复；重度泄泻者，应注意防止津液亏损，及时补充体液。

（八）水 肿

◈ **1. 米烈汉对水肿的认识**

水肿指体内水液潴留，泛滥肌肤，引起眼睑、头面、四肢、腹背甚至全身浮肿，严重者还可伴有胸水、腹水等。米烈汉认为外感风寒湿热之邪，水湿浸渍，疮毒浸淫，饮食劳倦，久病体虚等导致脾、肺、心、肾失调，三焦决渎失司，膀胱气化不利，体内水液潴留，泛滥肌肤，即可发为水肿。如病久入络，瘀血阻滞，三焦水道不利，往往使水肿顽固难愈。因调养失宜，情志不舒，易怒易悲，营养过差、精神极度疲劳、房室不节等因素而使机体精血过度耗损，以致精不能养气，气不能生精，精气失养而导致脾肾气衰，运化失权，水湿蓄聚不化而成臌胀。鼓胀的病变部位在肝、脾、肾，基本病机是肝脾肾三脏功能失调，气滞、血瘀、水停于腹中。病机特点为本虚标实。水肿与西医急慢性肾小球肾炎、肾病综合征、充血性心力衰竭、营养障碍、肝硬化腹水等疾病相类似。

米烈汉传承米伯让先生治疗水肿臌胀的思路和经验，强调精研四法，重用麻附，善补后天，活血祛瘀，缓攻补虚。四法指开鬼门、洁净府、实脾土、温肾阳。开鬼门者，即用汗法使病邪从肌表排出；洁净府者，即用通利法以消逐水气；实脾土者，即用培补脾胃法使脾土健旺，散精于肺，通调水道，下输膀胱；温肾阳者，即用温补肾阳法使水有所主而不妄行。鉴于水肿病有阳水与阴水之分，所以阳水证宜开鬼门、洁净府，阴水证宜实脾土、温肾阳。在临证中，急性肾炎浮肿多属阳水证，宜采用发汗逐水之主方。常用方以越脾汤、越脾加术汤、麻杏石甘汤、小青龙汤和五皮饮加减，方中均重用麻黄；慢性肾炎浮肿多属阴水证，宜采用实脾土、温肾阳之主方。常用方以胃苓汤、六君子汤、真武汤、济生肾气汤和甘草附子汤之类。凡诸水肿，皆佐利湿之五苓散。凡诸臌胀，皆用攻下之舟车神佑丸。米烈汉还借鉴古人"水气之为病，虽脾、肺、肾各有所主，但皆归于肾"之论点，采用治肿必先治水，治水必先治肾之法，方以金匮肾气汤类加减，但重用桂附二药，以补命门火而使肾气充实，此法在治疗慢性肾炎浮肿中收效较佳。重用麻附即重视麻黄与附子的灵活运用。在治疗急性肾炎中，均以麻黄为君药，用量多在 $14 \sim 28g$，小儿亦用至 $17.5g$；在治疗慢性肾炎中，均以附子为君药，用量多在 $28 \sim 70g$。善补后天指注重调补脾胃。他认为肾病其本在肾，但主要表现是以肺、脾、肾功能失调所致，凡肾病患者水肿消失后，恢复期均以六君子汤或补中益气汤加减，健脾养胃，升阳益气。因肾为先天之本，脾为后天之本，肾气虚则不能固摄精微，温煦脾土，导致脾失健运，化源不足，脾气不运则精微下注，脏腑失养，肾气亏虚。肾气愈虚则病久不愈，因此，治疗必须注重补脾土，益化源，才能使本病完全恢复，此乃先后天关系所定。另外，治疗中凡出现吐饭吐药者，一般先用枳朴六君子汤健脾和胃降，始终贯穿"保胃气"这一原则。对于病久入络，瘀血阻滞，水道不利，采用活血祛瘀治法但不可急速破血，当缓攻与补虚并用，达到祛邪安正的目的。

◈ **2. 水肿临床表现及诊断标准**

（1）临床表现

水肿初起多从眼睑开始，继则延及头面、四肢、腹背，甚者肿遍全身，也有的水肿先从下肢足胫开始，然后及于全身。轻者仅眼睑或足胫浮肿，重者全身皆肿，肿处皮肤绷急光亮，按之凹陷即起，或皮肤松弛，按之凹陷不易恢复，甚则按之如泥。如肿势严重，可伴有胸腹水而见腹部膨胀、胸闷心悸、气喘不能平卧、唇黑、缺盆平、脐突、背平等症。

（2）诊断要点

·水肿初起多从眼睑开始，继则延及头面、四肢、腹背，甚者肿遍全身，也有先从下肢足胫开始，然后及于全身者。轻者仅眼睑或足胫浮肿；重者全身皆肿，肿处按之凹陷，其凹陷或快或慢皆可恢复。如肿势严重，可伴有胸腹水而见腹部膨胀、胸闷心悸、气喘不能平卧等症。

·可有乳蛾、心悸、疮毒、紫癜、感受外邪及久病体虚的病史。

·尿常规、24h尿蛋白定量、血常规、红细胞沉降率、血浆白蛋白、血尿素氮、肌酐、体液免疫、心电图、心功能测定、肾脏B超等实验室检查，有助于诊断和鉴别诊断。

◈ **3. 米烈汉治疗水肿经验**

❖ **辨证论治**

（1）水湿浸渍

证候：全身水肿，按之没指，小便短少，身体困重，胸闷腹胀，纳呆，泛恶，起病较缓，病程较长。苔白腻，脉沉缓。

治法：健脾化湿，通阳利水。

方药：五苓汤合五皮饮。

组成：桑白皮18g，陈皮14g，生姜皮18g，茯苓皮18g，大腹皮18g，猪苓18g，白术18g，泽泻18g，桂枝11g。

用法：以水1200ml，煮取600ml。食前温服200ml，每日3服。

禁忌：阴虚证慎用本方。

（2）风水泛滥

证候：浮肿起于眼睑，继则四肢及全身皆肿，甚者眼睑浮肿，眼合不能开，来势迅速，多有恶寒发热、肢节酸痛、小便短少等症。偏于风热者，伴咽喉红肿疼痛，口渴，舌质红，脉浮滑数；偏于风寒者，兼恶寒无汗，头痛鼻塞，咳喘。舌苔薄白，脉浮滑或浮紧，或沉脉。

治法：疏风清热，宣肺行水。

方药：越婢汤。

组成：麻黄 10.5g，石膏 17.5g，炙甘草 10.5g，生姜 10.5g，大枣 4 枚。

用法：以水 1200ml，先煮麻黄，去上沫，纳诸药，煮取 600ml，温服 200ml，每日 3 次。

禁忌：阴虚证慎用本方。

（3）阳虚水泛

证候：身肿腰以下为甚，按之凹陷不起，面浮，心悸，气促，腰部冷痛酸重，尿量减少，四肢厥冷，怯寒神疲，面色㿠白或灰滞。舌质淡胖，苔白，脉沉细或沉迟无力。

治法：温肾助阳，化气行水。

方药：济生肾气丸合真武汤。

组成：熟地黄 28g，山药 14g，山茱萸 14g，牡丹皮 10.5g，茯苓 14g，泽泻 14g，肉桂 10.5g，附片 10.5g，车前子 35g，牛膝 10.5g，白术 14g，白芍 14g，生姜 11g。

用法：以水 1200ml，煮取 400ml。食前温服 200ml，每日两服。

（4）气滞湿阻

证候：腹部胀大，按之不坚，胁下胀满或疼痛，饮食减少，食后腹胀，嗳气后稍减，尿量减少。舌白腻，脉弦细。

治法：疏肝理气，健脾利水。

方药：柴胡疏肝散合胃苓汤。

组成：陈皮 14g，柴胡 21g，川芎 14g，香附 7g，枳壳 14g，芍药 14g，厚朴 14g，苍术 14g，猪苓 18g，茯苓 18g，白术 18g，泽泻 18g，桂枝 11g，炙甘草 7g，生姜 3 片，大枣 2 枚。

用法：以水 1200ml，煮取 600ml。食前温服 200ml，每日 3 服。

禁忌：忌生冷及不易消化食物，伤津者慎用。

（5）水势壅盛

证候：全身高度浮肿，气喘，心悸，腹水，小便不利，大便不通或干结，畏食。脉沉有力。

治法：攻逐水湿。

方药：舟车丸。

组成：甘遂 10g，芫花 10g，大戟 10g，大黄 20g，牵牛子 40g，木香 5g，青皮 5g，陈皮 5g，轻粉 1g，槟榔 5g。

用法：研末为丸，每服 3~6g，每日 1 次，清晨开水服下。

禁忌：水退过半，继用宜慎。

【主要加减】

神倦肢冷，小便短少色清者，加干姜、肉桂；

皮肤绷急光亮、烦热口渴，小便短赤者，加通草、防己、大小蓟、白茅根；

腹满不减，大便不通者，加莱菔子、枳实、椒目、葶苈子、大黄；

动久坐久下肢肿甚，倦怠无力，大便溏者，加人参、白术、黄芪；

若风寒偏盛者，越婢汤去石膏加苏叶、桂枝、防风；

心悸，唇绀，脉虚或结或代者，重用附子再加桂枝、炙甘草、丹参、泽兰；

喘促，呼多吸少，汗出，脉虚浮而数者，加人参、蛤蚧、五味子、山茱萸、牡蛎、龙骨；

腹大坚满，脘腹绷急，小便赤涩者，加用黄芩、黄连、半夏、知母、猪苓、厚朴、枳壳；

胁腹癥积，刺痛拒按，面色晦暗者，加大黄䗪虫丸长期服用。

❖ **外 治**

肾区热敷法：黄芪、丹参、红花、川芎、锁阳各60g，制成肾区热敷包，以双侧肾俞穴为中心（周围3cm为热敷区），进行肾区中药热敷治疗，每次热敷30min，每日1~2次，7~10天为一个疗程。

❖ **食 疗**

白茅根茶　白茅根30g，煎水代茶饮。适用于阳水。

玉须茅根饮　玉米须、白茅根各30g，共煎汤，加适量白糖分次服用。适用于阳水。

赤小豆鲤鱼汤　赤小豆60g，鲤鱼1条（去肠脏），生姜10g，共炖汤，不放盐，吃鱼饮汤。适用于阴水。

黄芪粥　炙黄芪30g，党参15g，加水泡30min后，煎煮取汁，用此汁液与粳米100g、赤小豆、花生、红枣各10g煮粥，待熟时加入少量白糖调味即可适用于体弱、心慌气短、自汗或慢性腹泻引起的气虚浮肿。

猪肝粥　猪肝100g，大米、绿豆各50g。先煮大米、绿豆成粥，再加猪肝煮熟食之。适用于体弱、血虚引起的各种浮肿。

赤豆陆鱼汤　赤小豆120g，鲫鱼1条，商陆3g。鲫鱼去鳞、肠肚等，洗净，与赤小豆、商陆同煮，至豆熟鱼烂成浓汤，不拘时，代茶饮。适用于水湿浸渍之水肿。

❖ **调 摄**

低盐饮食，忌食辛辣、烟酒等刺激性食物。注意摄生，不宜过度疲劳，尤应节制房室，以防斫伤真元，起居有时，预防外感，加强护理，避免褥疮。对臌胀应加强对慢性肝病的早期防治，宜"却盐味，厚衣衾，断妄想，禁愤怒"，注意营养，避免饮酒；病情较重时应多卧床休息；忌粗硬饮食，避免郁怒伤肝。

（九）眩　晕

◈ **1. 米烈汉对眩晕的认识**

眩指眼花，晕指头晕，二者常同时并见，故统称为眩晕，其轻者闭目可止，重者如坐车船，旋转不定，不能站立，或伴有恶心、呕吐、汗出、面色苍白等症。米烈汉认为本病多发在阳亢，或痰湿，或阴血亏虚体质的基础上，病因多由情志、饮食所伤，以及年龄增长或失血、劳倦导致虚损所致。其病位在清窍，由脑髓空虚、清窍失养及痰火、瘀血上犯清窍所致。本病与西医的高血压、低血压、低血糖、贫血、梅尼埃综合征、脑动脉硬化、椎－基底动脉供血不足、神经衰弱等相类。

米烈汉认为本病病位在清窍，但与肝、脾、肾功能失常关系密切，并易发于阳亢，或痰湿，或阴血亏虚体质之人。素体阳盛，加之恼怒过度，肝阳上亢，阳升风动，发为眩晕；或因长期忧郁恼怒，气郁化火，使肝阴暗耗，肝阳上亢，阳升风动，上扰清空，发为眩晕；饮食不节，损伤脾胃，脾胃虚弱，气血生化无源，清窍失养而作眩晕；或嗜食肥甘，饥饱劳倦，伤于脾胃，健运失司，以致水谷不化精微，聚湿生痰，痰湿中阻，浊阴不降，引起眩晕；年老肾亏，或久病伤肾，或房劳过度，导致肾精亏虚，不能生髓，而脑为髓之海，髓海不足，上下俱虚，而发生眩晕；外伤、手术头部外伤或手术后，气滞血瘀，痹阻清窍，发为眩晕。大病久病或失血之后，虚而不复，或劳倦过度，气血衰少，气血两虚，气虚则清阳不展，血虚则脑失所养，皆能发生眩晕。

米烈汉认为眩晕病以虚为本，以实为标。虚有血虚、阴虚、气虚、阳虚之分，治宜填精生髓、滋补肝肾、益气养血、调补脾肾等。实有肝火、胆热、瘀血、痰湿之异，治宜潜阳、泻火、化痰、逐瘀等法。

◈ **2. 眩晕的临床表现及诊断标准**

（1）临床表现

临床特征是头晕与目眩，轻者仅眼花，头重脚轻，或摇晃浮沉感，闭目即止；重则如坐车船，视物旋转，甚则欲仆；或兼目涩耳鸣，少寐健忘，腰膝酸软；或恶心呕吐、面色苍白、汗出肢冷等。发作间歇期长短不一，可为数月发作一次，亦有一月数次。常可有情志不舒的诱因，但也可突然起病，并可逐渐加重。眩晕若兼头胀而痛、心烦易怒、肢麻震颤者。应警惕发生中风。

（2）诊断要点

·头晕目眩，视物旋转，轻者闭目即止，重者如坐车船，甚则仆倒。

·可伴有恶心、呕吐，眼球震颤，耳鸣耳聋，汗出，面色苍白等。

·多慢性起病，反复发作，逐渐加重；也可见急性起病者。

·查血红蛋白、红细胞计数，测血压，做心电图、颈椎 X 线摄片、颅脑 CT、MRI 等项检查，有助于明确诊断。

·应注意排除颅内肿瘤、血液病等。

◈ 3. 米烈汉治疗经验

❖辨证论治

（1）肝火上炎

证候：头昏胀痛，烦热不安，头晕且痛，其势较剧，目赤，胸胁胀痛，烦躁易怒，寐少多梦，口苦便干，尿黄灼痛。舌红苔黄，脉弦数实。

治法：清肝泻火，清利湿热。

方药：加味龙胆泻肝汤。

组成：龙胆草10.5g，生地黄14g，柴胡10.5g，黄芩10.5g，栀子10.5g，车前子（另包）35g，泽泻10.5g，通草10.5g，当归10.5g，天麻14g，钩藤（后下）14g，甘草10.5g。

用法：水煎服，亦可制成丸剂，每服6~9g，每日两次，温开水送下。

禁忌：方中药多苦寒，易伤脾胃，故对脾胃虚寒和阴虚阳亢之证皆非所宜。

（2）气滞血虚

证候：头痛目眩，两胁作痛，口燥咽干，神疲食少，或月经不调，乳房胀痛。脉弦而虚。

治法：疏肝解郁，养血健脾。

方药：加味逍遥散。

组成：柴胡21g，当归14g，白芍14g，白术14g，茯苓14g，葛根14g，郁金14g，生姜7g，炙甘草10.5g。

用法：以水1200ml，煮取400ml。食后温服200ml，每日两服。

（3）气虚血亏

证候：头晕目眩，动则加剧，遇劳则发，面色㿠白，爪甲不荣，神疲乏力，心悸少寐，纳差食少，便溏，时时眩晕，气短乏力，纳差神疲，便溏下坠。舌淡苔薄白，脉细弱，脉象无力。

治法：补养气血，健运脾胃。

方药：补中益气汤。

组成：黄芪35g，当归14g，白术14g，陈皮14g，升麻3.5g，柴胡3.5g，党参14g，甘草14g。

用法：用水800ml，煎至200ml，取汁，空腹、晚餐前各温服100ml。

禁忌：阴虚发热及内热炽盛者忌用。

（4）肝阳上亢

证候：眩晕耳鸣，头痛且胀，遇劳、恼怒加重，肢麻震颤，失眠多梦，急躁易怒。舌红苔黄，脉弦。

治法：平肝潜阳，滋养肝肾。

方药：天麻钩藤饮。

组成：天麻20g，钩藤（后下）15g，生决明14g，山栀子10g，黄芩9g，川牛膝10g，杜仲14g，益母草30g，桑寄生14g，夜交藤30g，茯神9g。

用法：水煎，分2~3次服。

禁忌：忌食辛辣刺激、鱼腥、烟酒、浓茶。

（5）痰浊上蒙

证候：眩苦呕恶，眩晕，头重如蒙，视物旋转，胸闷作恶，呕吐痰涎，食少多寐。苔白腻，脉弦滑。

治法：燥湿祛痰，健脾和胃。

方药：柴胡温胆汤。

组成：柴胡14g，姜半夏10.5g，黄芩10.5g，党参10.5g，陈皮10.5g，茯苓14g，炙甘草10.5g，竹茹10.5g，枳实10.5g，生姜10.5g，大枣4枚。

用法：取水1000ml，煮取两次，去渣，共取400ml，每次200ml，每日两次。

（6）瘀血阻窍

证候：眩晕头痛，兼见健忘，失眠，心悸，精神不振，耳鸣耳聋，面唇紫暗，皮燥便干。舌瘀点或瘀斑，脉弦涩或细涩。

治法：活血化瘀，通窍活络。

方药：血府逐瘀汤加味。

组成：桃仁16g，红花12g，当归15g，生地黄24g，川芎10g，赤芍10g，牛膝12g，桔梗9g，柴胡14g，枳壳10g，天麻20g，葛根20g，甘草10g。

用法：取水1200ml，煮取两次，去渣，共取400ml，每次200ml，每日两次。

禁忌：孕妇忌用。服药期间忌烟酒、辛辣刺激性食物，忌茶水、绿豆汤。

【主要加减】

便秘者，加大黄、芒硝或当归龙荟丸；

眩晕剧烈，呕恶，手足麻木或肌肉困惕动者，加珍珠母、生龙骨、生牡蛎、羚羊角；

肢体麻木、颤震，欲发中风者，加全蝎、蜈蚣、地龙、僵蚕；

畏寒肢冷，感寒加重，痛剧吐酸者，加附子、桂枝、吴茱萸；

面色㿠白无华者，加熟地黄、阿胶、紫河车粉；

失眠、多梦、健忘者，加阿胶、鸡子黄、酸枣仁、柏子仁；

头痛伴有手足厥冷，下利清谷或身冷蜷卧，甚则昏厥者，用吴茱萸汤。

❖ 外　治

药枕法　夏枯草200g，荷叶200g，菊花200g，薄荷200g，红花100g，辛夷、冰片各50g。研为细末，装入布袋中，当枕芯用，连续1~2个月。适用于肝阳上亢所致的眩晕。

热敷法 伸筋草 50g，透骨草 50g，豨莶草 50g，络石藤 50g，海风藤 50g，鸡血藤 50g，白芷 20g，乳香 10g。捣碎和匀，分装布袋中，放入水中浸泡约 20min 后，放入蒸锅中加热 20min，取出降温至 50℃ 左右时，置于颈部热熨。每次 30min，凉了可再加热，每日 2 次，10 日为一个疗程。

亦可将上述药物加水煎煮，取浓缩液至 100ml 加食盐 1g，用 5cm×5cm 绒布两块，浸透药汁，置于双侧风池穴处，通以适当强度直流电作离子透入。

塞耳法 灵磁石 8g，冰片 2g，研为细末，分成两份，用纱布包裹，塞于双耳中，每日 1～2 次，每次 1h，连续 5～7 天。可平肝潜阳，适用于肾虚眩晕。

贴穴法 冰片粒，放在 0.5cm×0.5cm 的橡皮膏中心，贴于双耳穴上（神门、脑、皮质下、交感，双侧取穴，每次 2～3 个穴位），3 天一换，4 次为一疗程。适用于眩晕兼有失眠者。

敷百会法 蓖麻仁 10g，生半夏 10g，共捣成膏状，睡前外敷于百会穴，持续 1h。适用于痰湿眩晕。

敷涌泉法 吴茱萸 20g，肉桂 2g。共研细末，米醋调匀，捏成饼状，于睡前贴敷于双足心涌泉穴，次晨取下，连续 3～5 次。或取吴茱萸适量，研为细末，用米醋或凡士林适量调为膏糊状外敷双足心涌泉穴，每日一换，连续 10～15 天。可引热下行，适用于眩晕耳鸣，烦躁多梦，颜面潮红。

足浴法 夏枯草 30g，山栀子 10g，钩藤 10g，水煎取药液泡脚，每日 1～2 次，每次 15～30min，连续 5～7 天。适用于肝阳上亢型眩晕。

❖食 疗

枸杞蛋花汤 枸杞 15g，红枣 10 枚，加水煮 30min，将鸡蛋 2 个打破调入煮熟，早晚两次服用。适用于气血不足致头晕眼花。

补血鸡汤 鸡肉 250g，何首乌、当归、枸杞各 20g 加水共煮，食肉饮汤。适用于气血不足致头晕眼花。

菊花粳米粥 粳米 60g 与冰糖适量煮粥，快熟时加白菊花 15g，早晚餐服用，每日 1 次，连服 7 日。适用于高血压、肝火亢盛之眩晕。

芹菜拌苦瓜 芹菜 200g，苦瓜 200g，用沸水焯 30s，加食盐、香油适量，每日 1 剂，连服 7 日。适用于高血压等阴虚阳亢之眩晕。

车前玉米粥 车前子 15g（布包）煎水去渣，入玉米粒 60g 煮粥，每日 1 剂，经常吃。适用痰湿壅盛之眩晕。

❖调 摄

保持心情开朗愉悦，饮食有节，注意养生保护阴精，有助于预防本病。患者的病室应保持安静、舒适、避免噪音，光线柔和。保证充足的睡眠，注意劳逸结合。保持心情愉快，增强战胜疾病的信心。饮食以清淡易消化为宜，多吃蔬菜、水果，忌烟酒、油腻、辛辣之品，少食海腥发物，虚证眩晕者可配合食疗，加强营养。眩晕发作时应卧床休息，闭目养神，少作或不作旋转、弯腰等动作，以免诱发或加重病情。重症患者要密切注意血压、呼吸、神志、脉搏等情况，以便及时处理。

（十）风湿痹证

◈ 1. 米烈汉对风湿痹证的认识

风湿痹证指正气不足，风、寒、湿、热等外邪侵袭人体，痹阻经络，气血运行不畅所导致的以肌肉、筋骨、关节发生疼痛、麻木、重着、屈伸不利，甚至关节肿大灼热为主要临床表现的病症。因风湿为病较多，故名之曰风湿痹证，本病与西医的风湿性关节炎、类风湿关节炎、强直性脊柱炎、骨性关节炎、坐骨神经痛等疾病相类。

米烈汉认为风湿痹证的内在因素和病变的基础是正气不足，正虚腠理空疏，营卫不固，为感邪创造了条件，且正虚无力驱邪外出，病邪稽留而病势缠绵。痹病的外在因素是感受风寒湿热外邪，阻滞经络，痹阻气血，引起肌肉、筋骨、关节等部位酸痛、麻木、重着、肿胀、屈伸不利或关节肿大、变形。风、寒、湿、热之邪往往相互为虐成病。风为阳邪开发腠理，又具穿透之力，寒借此力内犯，风又借寒凝之积，使邪附病位，而成伤人致病之基。湿邪借风邪的疏泄之力、寒邪的收引之能，而入侵筋骨肌肉，风寒又借湿邪之性，黏滞、胶固于肢体而不去。风、热均为阳邪，风胜则化热，热胜则生风，狼狈相因，开泄腠理而湿入，又因湿而胶固不解。痹病日久不愈，气血津液运行不畅之病变日甚，血脉瘀阻，津液凝聚，痰瘀互结，闭阻经络，深入骨骱，出现皮肤瘀斑、关节肿胀畸形等症，甚至深入脏腑，出现脏腑痹的证候。初病属实，久病必耗伤正气而虚实夹杂，伴见气血亏虚、肝肾不足的证候。

米烈汉认为痹证的辨证应辨明寒热、虚实，治疗在补益脏腑、通达气血的同时还要注意筋骨并治。痹证寒热错杂居多，而又必有所偏，或偏于热，或偏于寒。偏寒者关节必冷痛而畏风寒，局部多发凉，热敷则痛减，关节拘挛，肿势多不显著，而痛却较剧；偏热者，其关节常有热感，扣之觉热，甚或局部皮肤嫩红，局部仍恶风寒，仍喜热敷。痹证虚实互见亦颇多，故辨治还须认清标本主次。标实指外邪与痰湿瘀血互结，本虚则以肝肾亏损，脾胃虚弱为主。攻邪可投通络散结、祛痰化湿、疏风散寒之品，固本则须注重益气养血、补肾滋肝、强筋健骨。临床上标本同治，或先治其标，或首固其本均有之，须根据具体病情酌裁。风邪胜则痛流走，寒邪胜则痛甚苦，湿邪胜则痛重着，其病久者每兼气血痰湿胶结，故疏散外邪同时，还要注意酌配祛痰通络、活血散瘀之品，方能使关节受损症状迅速缓解。因肝主筋，肾主骨，脾主四肢，又主肌肉，心主血脉，故痹证导致的肢体、关节等局部变形和损伤与此四脏所主的筋骨肉脉有密切关系。故治疗尤须要注重调理脏腑。常拟补肝肾、健脾胃、益气养血、荣筋壮骨法收效。痹在皮脉则受邪浅，一般易治；痹在筋骨则受邪深，则痛久难已。痹在筋骨病程较长，缠绵难愈。故须有方有守，审形认证，循法进退，缓图求功。另外，米烈汉特别强调痹证患者应适度活动病损关节，并加强全身锻炼，提高机体的防御能力、避免受邪，同时改善皮肉、筋骨、关节的功能，促进痹证的康复。

◈ **2. 风湿痹证临床表现及诊断标准**

（1）临床表现

肌肉、筋骨、关节疼痛为本病的主要证候特征。但疼痛的性质有酸痛、胀痛、隐痛、刺痛、冷痛、热痛或重着疼痛等各异。疼痛的部位，或以上肢为主或以下肢为甚，可对称发作亦可非对称发生，或累及单个关节或多关节同病，可为游走不定或为固定不移。或局部红肿灼热，或单纯肿胀疼痛，皮色不变。或喜热熨，或乐冷敷。多为慢性久病，病势缠绵，亦可急性起病，病程较短。病重者，关节屈伸不利，甚者关节僵硬、变形，生活困难。

（2）诊断要点

·发病特点：本病不分年龄、性别，但青壮年和体力劳动者、运动员及体育爱好者易于罹患。同时，发病的轻重与寒冷、潮湿、劳累及天气变化、节气等有关。

·临床表现：突然或缓慢地自觉肢体关节、肌肉疼痛，屈伸不利为本病的症状学特征。或游走不定，恶风寒；或痛剧，遇寒则甚，得热则缓；或重着而痛，手足笨重，活动不灵，肌肉麻木不仁；或肢体关节疼痛，痛处焮红灼热，筋脉拘急；或关节剧痛，肿大变形，也有绵绵而痛，麻木尤甚，伴心悸、乏力者。舌质红，苔多白滑，脉象多见沉紧、沉弦、沉缓或涩。

·辅助检查：实验室和X线等检查常有助于痹证诊断。

◈ **3. 米烈汉治疗风湿痹证经验**

❖ **辨证论治**

（1）肝肾亏虚

证候：骨节疼重，日久不愈，浑身疼痛，怯风怕冷，天气变化，肌肉消瘦，腰膝酸软，或畏寒肢冷，阳痿，遗精或骨蒸痨热，心烦口渴。舌淡，舌苔薄白或少津，脉沉细弱或细数。

治法：培补肝肾，舒筋止痛。

方药：独活寄生汤。

组成：独活 10.5g，桑寄生 10.5g，秦艽 10.5g，防风 10.5g，细辛 10.5g，杜仲 10.5g，牛膝 10.5g，肉桂 10.5g，熟地黄 10.5g，当归 10.5g，川芎 10.5g，芍药 10.5g，党参 10.5g，茯苓 10.5g，甘草 10.5g。

用法：加水 1200ml，煮取两次，去渣，共取 400ml，每次 200ml，每日两次。

（2）阳虚寒痹

证候：肢体关节剧烈冷痛，甚至关节不可屈伸，遇冷痛甚，得热则减，畏寒肢冷，面色㿠白，小便清长。舌淡，苔白，脉紧。

治法：温经散寒，祛风除湿。

方药：桂枝乌头汤。

组成：桂枝 10.5g，芍药 10.5g，炙甘草 10.5g，乌头 10.5g（先煎），生姜 10.5g，大枣 4 枚。

用法：取水 2000ml，煎乌头 1h，纳诸药，煮两次，去渣，共取 400ml，每次 200ml，每日两次。

（3）寒湿痹阻

证候：肢体关节疼痛重着、酸楚，或有肿胀，痛有定处，肌肤麻木，手足困重，活动不便。舌淡，苔白腻，脉濡缓。

治法：除湿通络，祛风散寒。

方药：五积散。

组成：厚朴 10.5g，陈皮 10.5g，苍术 14g，炙甘草 10.5g，当归 10.5g，芍药 10.5g，川芎 10.5g，麻黄 10.5g，半夏 10.5g，桔梗 10.5g，白芷 10.5g，干姜 10.5g，肉桂 10.5g，生姜 10.5g，枳壳 10.5g，茯苓 10.5g。

用法：加水 1200ml，煮取两次，去渣，共取 400ml，每次 200ml，每日两次。

（4）湿热痹阻

证候：关节疼痛，局部灼热红肿，得冷稍舒，痛不可触，发热、口渴、烦躁，大便黏腻，小便黄，或见外阴瘙痒。舌质红，苔黄腻或黄燥，脉滑数。

治法：清热通络，祛风除湿。

方药：白虎二妙汤。

组成：知母 14g，生石膏 17.5g，粳米 10.5g，炒黄柏 10.5g，炒苍术 10.5g，炙甘草 10.5g。

用法：加水 1600ml，煎生石膏 30min，纳诸药，煮取 400ml，每次 200ml，每日 2 次。

（5）寒热错杂

证候：或见关节肿痛，皮色不变，触之不热，畏寒喜暖；或见关节肿痛，触之微热，痛处得热痛减，遇寒痛增，或心烦口干，或咽喉疼痛，或肢体冷痛。舌淡或淡红，苔白或黄，脉或紧或数。

治法：祛风散寒，除湿通络，兼清热。

方药：桂枝芍药知母汤。

组成：桂枝 14g，芍药 10.5g，甘草 10.5g，麻黄 7g，生姜 10.5g，白术 17.5g，知母 14g，附子 10.5g，防风 14g。

用法：取水 1600ml，煎附子半小时，纳诸药，煮两次，去渣，共取 400ml，每次 200ml，每日两次。

（6）血虚热郁

证候：全身关节肿痛、发热，程度较热痹轻，面色苍白，神疲乏力，唇舌、爪甲色淡，头晕、心悸，发热，心烦，纳差，眠差，月经量少，或延迟。舌淡或淡红，苔薄或黄，脉虚弱。

治法：健脾补血，解郁退热。

方药：柴胡四物汤。

组成：柴胡 14g，姜半夏 10.5g，党参 10.5g，黄芩 10.5g，熟地黄 14g，当归 10.5g，赤芍 10.5g，川芎 10.5g，炙甘草 10.5g，生姜 10.5g，大枣 2 枚。

用法：加水 1200ml，煮取两次，去渣，共取 400ml，每次 200ml，每日两次。

【主要加减】

痛甚者，加延胡索；

风邪盛者，加秦艽、独活；

湿盛者，加苍术、薏苡仁；

热盛者，加黄芩、栀子；

寒盛者，加附子、细辛、干姜；

久病入络者，加全蝎、僵蚕、三七粉；

气虚者，加黄芪、党参；

大便不畅者，加炒大黄；

纳差者，加焦三仙；

眠差者，加酸枣仁、夜交藤、合欢皮；

腰膝酸软者，加杜仲、狗脊。

❖ 外 治

白芥子散 白芥子 35g，研细末，食醋调涂患处，布裹，每日一换。

回阳玉龙膏 炒草乌 35g，干姜 105g，赤芍 35g，白芷 35g，煨南星 35g，肉桂 17.5g，共研极细末，热酒调熬，每日一换。

锅巴盐热浴 对以踝关节及手指关节疼痛、活动障碍为主的患者，采取 1% 锅巴盐溶液热浴的方法。每晚 1 次，每次半小时，15 天为一个疗程，休息 5 天。

筋骨汤浴　透骨草 35g，伸筋草 35g。加水 3000ml，煎至 2500ml，每日洗两次，连洗 1～3 个月。

针刺疗法

①指关节疼痛，功能障碍者

主穴：合谷、内关、外关。

配穴：太渊、三间、大陵、中渚、神门、后溪、阿是穴。

②肘关节疼痛，功能障碍者

主穴：曲池、曲泽、尺泽。

配穴：合谷、手三里、少海、内关、外关、阿是穴。

③肩关节疼痛，功能障碍者

主穴：肩髃、肩髎、肩井。

配穴：商阳、曲池、合谷、阿是穴。

④髋关节疼痛，功能障碍者

主穴：环跳、秩边、髀关。

配穴：风市、阳陵泉、委中、足三里、丘墟、上次髎、阿是穴。

⑤膝关节疼痛，功能障碍者

主穴：膝眼、阳陵泉、阴陵泉、足三里、委中。

配穴：鹤顶、梁丘、绝骨、阿是。

⑥踝关节疼痛，功能障碍者

主穴：丘墟、商丘、解溪、昆仑。

配穴：行间、太溪、太冲、内庭、照海、申脉、绝骨、三阴交、足三里、阿是穴。

❖食　疗

多食红色及黑色食物　如大枣、枸杞子、黑豆、木耳、黑芝麻等，但需注意不可过食，避免热盛；多食羊肉等热性食物，禁食生冷、寒凉食物；

冬瓜薏苡仁红豆汤　冬瓜 50g，薏苡仁 50g，红豆 50g，熬成粥服，每日 1 次，连用 1 个月。

❖运　动

米烈汉强调痹证患者运动应注重全身运动与局部运动兼顾。患者应增强全身主动运动，以提高机体抗病能力；同时要对病患关节进行不增加该关节负担的被动运动，促使皮肉、经脉、筋骨的协调，祛除局部病邪。

米烈汉主任医师运用加味滋肾清肝饮经验拾粹

路 波 沈 璐 指导：米烈汉

米烈汉主任医师，业医近 40 年，学验俱丰。笔者有幸师从其门下，收益颇丰。今就老师常用的古方"滋肾清肝饮"临床运用经验简介如下。

"滋肾清肝饮"方出自清·高鼓峰《四明心法》，治胃脘痛、大便秘结、肝血虚。米烈汉老师用该方治疗糖尿病及其多种慢性并发症、更年期综合征、高血压、脂肪肝、甲亢、性功能减退、代谢紊乱综合征等有肝肾阴虚、虚火上炎、肝胆郁热病机者。老师临床运用该方定加黄芩。老师认为：阴血亏虚，相火妄动，火逆上冲，火伤及肺，水之上源为虚火耗散，则津失输布，五脏失润，进而加重全身阴精不足。故于该方中加黄芩清肺火以护肾阴。黄芩善清上焦之火，与栀子相伍可加强清心火之力；与柴胡相配有清疏肝胆之功。另外，黄芩性燥，能防滋补药产生的滞腻之弊。故该方加黄芩后滋而不腻，行而不燥，补消兼顾，为补益肝肾，清降虚火的妙方。

1 糖尿病肾病案

薛某，男，71 岁。

2003 年 7 月 13 日初诊。主诉：糖尿病 10 年，双下肢浮肿 6 个月。10 年前不明诱因出现多饮、多食，化验空腹血糖 11.2mmol/L。诊为"2 型糖尿病"，长期服用"达美康（格列齐特）""二甲双胍"等药物，血糖控制一般。6 个月前发现双下肢水肿，尿 Pro（＋＋～＋＋＋），BUN 6.6mmol/L，Cr 99mmol/L，诊为"糖尿病肾病Ⅳ期"。住西医医院给"诺和灵 30R 40U/d""瑞泰 5mg/d""凯时 10μg/d""怡开480mg/d"等药物治疗3个月，血糖空腹7～9mmol/L，餐后2h血糖8～11.5mmol/L，血压18.5～24/11.5～13.2kPa，尿Pro（＋＋～＋＋＋），24h尿蛋白定量2.23g，BUN 6.8mmol/L，Cr 117μmol/L。疗效不佳。延医至米老师处。症见：双下肢肿，肿至膝下，按之如泥，颜面晨起浮肿，身困乏力，腰膝酸软，五心烦热，双足干燥，眠差多梦，大便干燥，舌暗红、有裂纹，苔黄腻，舌下脉络迂曲，脉弦数。证属：肝肾阴虚、气虚血瘀。治用滋肾清肝饮加味：熟地黄24g，山茱萸、山药、茯苓、泽泻、牡丹皮、丹参各20g，酸枣仁30g，焦栀子、黄芩、柴胡各10g，当归、白芍各14g，黄芪50g。西药降糖、降压遵原治疗方案。服药后腰痛减轻，睡眠改善，嘱原方连服1个月。

8月16日复诊。精神大增，活动能力增强，双下肢肿减轻，活动后肿至踝上，休息则消，双睑晨起微肿。腰膝酸软、五心烦热、双足干燥等症明显减轻。食量、体重增加，睡眠改善，做梦减少，大便成形，每日1次。舌暗淡红、裂纹减少，苔薄黄，舌下脉络迂曲，脉弦缓。血糖空腹4.6～6.3mmol/L、餐后2h血糖5.9～7.5mmol/L，血压13.2～17/10～11.5kPa，尿Pro（＋），24h尿蛋白定量1.10g。治用上方加仙茅、仙灵脾各14g。连服3个月后，食量如常，胰岛素减量1/3，血糖空腹4.5～6.2mmol/L、餐后2h血糖6.0～7.8mmol/L。血压稳定，尿Pro（±），24h尿蛋白定量0.61g，BUN 6.4mmol/L，Cr 106.5μmol/L。坚持用药至今，尿Pro（－～＋）。自觉症状消失，病情得以控制。

按语 米老师认为，糖尿病基本病机为阴虚内燥，病变日久，损及肝肾之阴；同时阴损及阳，阳气不足，推动无力，水液停聚，泛滥肌肤，而成水肿；另一方面病久瘀血内生，"瘀血化水，亦发水肿"（《血证论》）。故糖尿病肾病的病机为肝肾阴虚、气虚血瘀。治用滋肾清肝饮加味。其中六味地黄滋补肾阴，四物汤养血调肝，阴虚得养，内燥得滋，对降糖有良好的辅助作用。又有丹栀逍遥疏肝散火，小柴胡清解少阳，肝火清，患者睡眠、血压得以改善，减小了肾小球压力，为延缓肾病创造了条件。重用黄芪，补气利水，并与后续之仙茅、仙灵脾温阳化气，于阴中求阳，使阳生水运。丹参加强四物汤活血之力，"去菀陈莝"，活血利水。因病程日久，病势沉重，药物取效后守方守法、长期治疗亦是本病治疗的关键。

2 代谢紊乱综合征案

刘某，男，50岁。

2003年10月20日初诊。主诉"眩晕2年，口干1年。"患者2年前不明诱因感眩晕，眠休差，性情急躁，未予重视。偶测血压为24/12.8kPa，诊为"高血压"。此后常服"复方降压胶囊"等药物，血压波动于17～20/11～12kPa。近

1年来，患者口干日渐明显，饮水增加，乏力，急躁易怒，身热心烦，口苦，眠差，大便干。患者平时喜食肥甘，喜酒。父亲有冠心病史。舌红、有裂纹、苔黄，脉弦数。体重指数为 $31kg/m^2$，血压 19/12kPa。HDL-ch 0.92mmol/L，LDL-ch 4.25mmol/L，TG 3.51mmol/L，CH 5.72mmol/L，UA 465.2μmol/L，空腹血糖 6.5mmol/L，餐后2h血糖 9.7mmol/L，空腹 INS 28.2μU/L，餐后2h INS 248.7μU/L。中医诊断：眩晕、消渴；西医诊断：代谢紊乱综合征。中医辨证为肝肾阴虚、虚阳上亢、痰瘀内阻。治疗用滋肾养肝、平肝潜阳、化痰祛瘀之法，方用滋肾清肝饮加味：熟地黄、山茱萸、茯苓、泽泻、牡丹皮各20g，酸枣仁30g，焦栀子、黄芩、柴胡、当归、白芍、天麻、半夏、钩藤各14g，生大黄10g，水蛭粉2g（冲服）。并嘱其减少主食量，每餐进食七成饱，加强活动。

7剂后，患者身热大减，口渴减轻，大便通。继用上方减去生大黄，连用1个月。眠休明显改善，性情较前平和，眩晕症消失。复查：体重指数为 $30kg/m^2$，血压 17/11.5kPa，HDL-ch 1.62mmol/L，LDL-ch 3.22mmol/L，TG 2.11mmol/L，CH 3.97mmol/L，UA 335.4μmol/L，空腹血糖5.5mmol/L，餐后血糖7.1mmol/L，空腹 INS 18.4μU/L，餐后2h INS 105.7μU/L。

按语 目前认为，胰岛素抵抗综合征是诱发心血管疾病的危险因素，而其中心环节即胰岛素抵抗。胰岛素抵抗及其继发的血糖、血脂代谢紊乱是形成冠心病、糖尿病及高血压的共同土壤，即所谓的"共同土壤"学说。老师认为，该病起因是长时间摄入超量营养，"肥者令人内热，甘者令人中满"（《素问·奇病论》）。大量的肥甘饮食，一方面损伤脾胃，脾胃运化失司，痰湿内生，积于皮下、肌肉、筋膜之间，使人肥胖；流行于血脉可成痰瘀，化验可见血脂升高；痰瘀阻脉，清阳不升，而致眩晕。另一方面，膏粱厚味，酿成内热，耗伤阴精，日久必及肝肾，肝阴不足，肝阳上亢，可导致或加重眩晕；肝肾阴虚，五脏内燥，可致消渴。就其临床规律来讲，一方面病症出现较早，但多不为患者重视，常不就医。另一方面病理损害与前者同时发生，但病症出现较晚，一旦出现常迫使患者就医。所以，临床常见证型为肝肾阴虚，虚阳上亢，或兼有痰瘀阻脉。用滋肾清肝饮加味治疗该病，方中六味地黄滋补肾阴，四物汤养血调肝，阴虚得养，内燥得滋；四物汤加水蛭活血祛瘀，可降血脂，改善高黏血症；丹栀逍遥疏肝散火，柴胡、黄芩清解少阳，肝火清，肝木疏，脾土运，痰湿得化，血脂得降；天麻、钩藤、半夏化痰息风，酸枣仁养心安神，使患者睡眠、血压得以改善。全方可能通过抑制过于兴奋的交感神经，增加肝糖原的合成，降低血脂，增加了胰岛素敏感性，改善胰岛素抵抗。

米烈汉主任医师治疗瘿病处方用药的规律性研究

董 璐 路 波 周学鹏 指导：米烈汉

米烈汉教授、主任医师，系我国著名中医内科专家米伯让教授学术继承人，是陕西省第三、四批全国老中医药专家学术经验继承工作指导老师，陕西省名中医，陕西省有突出贡献专家。从医四十余载，擅长中医内科、妇科疾病及疑难杂病的诊治。米师精研经典，继承家学，博览群书，医术精湛。余有幸随米师临证，抄方学习，受益匪浅。米师以消瘿汤、柴胡疏肝散及六味地黄丸加减治疗瘿病，临床疗效显著。为总结米师临证经验，指导后学，现将跟师学习期间米师治疗瘿病的中药饮片处方76张收集整理。按年龄、性别、药味数、最常用药物用量、用药频数、中药类别等基本情况进行统计分析，以希能探求米师治疗该病的用药及剂量特点和临证的特色经验。

瘿病是内分泌科门诊最常见的一种疾病，主要临床特征为颈前喉结两旁结块肿大，多见于年轻女性[1]。"瘿病"之名首见于《诸病源候论·瘿候》，相当于现代医学以甲状腺肿大为临床表现的疾患，如甲亢、甲减、甲状腺癌、甲状腺结节等。

1 资料与方法

1.1 资料来源 病患及中药处方均源于2011年10月至2012年6月就诊于陕西省中医医院名老中医门诊米烈汉主任医师的瘿病患者，经米师治疗3个月以上且瘿瘤缩小30%以上者入选。

1.2 处理方法 将收集到的单张处方按日期排序，按顺序将处方的基本信息如姓名、性别、年龄、诊断、每一味中药及剂量逐条录入计算机，再分析每张处方的基础方剂、药味总数，录入Excel表格，对每一味药进行分类、计算应用频次等，运用Excel程序进行系统的数据分析。

2 结果与分析

2.1 中药处方基本情况

2.1.1 性别分布 共计76人入选，其中男性9人，占11.8%，女性67人，占88.2%，与瘿病好发于女性的流行病学特点相符。

2.1.2 年龄分布 入选患者年龄最小为12岁，最大为73岁，平均年龄44岁。

病患年龄分布：12～29 岁 14 例，占比 18%；30～39 岁 18 例，占比 23.7%；40～49 岁 6 例，占比 7.9%；50～59 岁 26 例，占比 34%；60 岁以上 12 例，占比 15.8%。故本病无论老少，均可发病，且好发于青年或中年人。

2.2 用药统计

2.2.1 中药药味统计 76 张处方中共出现 120 味中药。出现频次前 15 味中药名称及常用量见表 1。

表 1 出现频次较高的 15 味药物及用量表

中药名称	处方数（张）	占处方总数比	剂量（g）	药典用量（g）
柴胡	59	77.6%	6、9、10、14	3～9
三棱	54	71.1%	6、9	3～10
陈皮	53	69.7%	10、14	3～9
香附	50	65.8%	10、14	6～9
黄芪	50	65.8%	15、30	9～30
川芎	49	64.5%	10、14	3～9
白芍	49	64.5%	6、9、10、14	5～15
莪术	49	64.5%	6、9	3～15
枳壳	48	63.2%	14、15、30	3～9
玫瑰花	44	57.9%	6	1.5～6
合欢花	43	56.6%	6	5～10
炙甘草	42	55.3%	6、10	1.5～9
牡蛎	41	53.9%	14、15、30	9～30
青皮	35	46.1%	6、9	3～9
郁金	35	46.1%	10、14	5～12

讨论： 总结发现在米师 76 张处方中出现频率最高的是柴胡，占处方总数比 77.6%。出现频率较高的 15 味药为柴胡、三棱、陈皮、香附、黄芪、川芎、白芍、莪术、枳壳、玫瑰花、合欢花、炙甘草、牡蛎、青皮、郁金，这些药物最常用剂量为 14g，次之为 10g。其余出现频率较高的 15 味中药有浙贝母、半夏、黄药子、白花蛇舌草、龙齿、车前子、麦冬、生地黄、黄芩、瓦楞子、浮小麦、当归、党参、熟地黄、苍术。

2.2.2 单张处方药味统计 见表 2。

表2 单张处方药味统计表

单处方 药味数	处方数 （张）	占处方 总数比	单处方药 味数	处方数 （张）	占处方 总数比
10	1	1.3%	17	9	11.8%
11	0	0	18	7	9.2%
12	1	1.3%	19	12	15.8%
13	2	2.6%	20	14	18.4%
14	2	2.6%	21	9	11.8%
15	5	6.6%	22	6	7.9%
16	7	9.2%	24	1	1.3%

讨论：单张处方最少用药10味，最大用药24味，平均每张处方用药18味，其中由20味中药组成的单张处方最多，共14张，占18.4%。米师门诊治疗瘿病单张处方常用中药20味。米师认为瘿病病因繁多，病机复杂，故需在基础方剂基础上根据患者具体病情，具体病证予以药味、药量，甚至剂型的加减化裁，以期达到合理用药，祛病扶正。从单张处方统计情况来看，米师药味用量颇具特色，多至24味少至10味，警示后学，临证一定要辨证施治、辨病施治。可以方方相套，药药相辅，方药结合，切不可单纯药味堆砌，随意加减。

2.2.3 中药分类统计情况 见表3。

表3 120种药物分类表

中药类别	药名及处方数（频数由高至低排列）	总计（种）
理气药	陈皮53、香附50、枳壳48、玫瑰花44、青皮35、佛手9、枳实2、木香2、檀香1、大腹皮1	10
补阴药	麦冬15、黄精11、女贞子11、石斛10、旱莲草9、玉竹9、枸杞子8、鳖甲4、沙参2	9
清热解毒药	白花蛇舌草25、野菊花8、山豆根3、连翘2、金银花2、鱼腥草2、紫花地丁1、蒲公英1	8
清热泻火药	知母4、栀子10、石膏7、天花粉5、夏枯草4、竹叶3	6
清热燥湿药	黄芩13、黄柏10、龙胆草8、黄连3、苦参2、白鲜皮2	6
补气药	黄芪50、炙甘草42、党参12、山药12、炒白术4、太子参6	6
补阳药	仙灵脾9、巴戟天7、益智仁4、仙茅3、杜仲2、续断1	6
补血药	白芍49、当归13、熟地黄12、何首乌7、龙眼肉2	5
活血止痛药	川芎49、郁金35、延胡索5、乳香2、没药2	5
清化热痰药	贝母33、黄药子31、瓦楞子13、瓜蒌3	4

讨论：所有 120 味中药按功效分类，共分为 33 类，其中理气类药频次最高有 10 种，陈皮出现 53 次、香附 50 次、枳壳 48 次、玫瑰花 44 次、青皮 35 次；其次为补阴类药有 9 种，使用频率较高的麦冬 15 次、黄精 11 次、女贞子 11 次、石斛 10 次、旱莲草 9 次、玉竹 9 次、枸杞子 8 次。米师治疗瘿病擅用疏肝理气类中药，说明本病的发生与情志因素有很大关系。中医有云：忧郁伤肝，思虑伤脾。长期忿郁恼怒或忧思哀虑，致肝气失于条达，气机不畅，气滞痰凝而壅结于颈前成瘿，故情志失调乃瘿病之一大成因[2]，疏肝理气类中药可疏肝气，健脾运，使气机调畅而消瘿散结，体现治疗瘿气当"顺气为先"之古训[3]。米师多用补阴药治疗瘿病，因为瘿病多为素体阴虚之人，痰气郁结日久化火，火热之邪耗伤阴精而致阴虚火旺，故用滋阴药以养肝阴抑肝阳、滋肾水济心火，中药多用麦冬、黄精、女贞子、石斛、旱莲草、玉竹、枸杞子、鳖甲、沙参等甘寒类药物以养阴增液[4]。

2.2.4 单处方基础方剂统计 研究处方按其基础方剂排序统计，前 10 类常用方剂详见表 4。

表 4 单张处方基础方剂统计表

基础方剂	全方组成及剂量	处方数（占处方总数比）
消瘿汤	柴胡 14g，陈皮 10g，川芎 14g，香附 14g，枳壳 14g，白芍 10g，炙甘草 10g，黄芪 15g，三棱 6g，莪术 6g，青皮 6g，半夏 9g，浙贝母 14g，牡蛎 14g，郁金 14g，玫瑰花 6g，合欢花 6g	32（42.1%）
柴胡疏肝散	柴胡 14g，陈皮 10～14g，川芎 10～14g，香附 14g，枳壳 14g，白芍 10～14g，炙甘草 6～10g	17（22.4%）
芪丹地黄汤或杞菊地黄汤	熟地黄 14g，山药 14g，茯苓 14g，山萸萸 14g，泽泻 14g，牡丹皮 10g，加黄芪 30g，丹参 30g 或枸杞子 10g，野菊花 10g	5（6.6%）
龙胆泻肝汤	龙胆草 10g，车前子 10g，川木通 9～10g，黄芩 10g，栀子 9～10g，当归 9～10g，生地黄 10～14g，泽泻 10g，柴胡 10g，炙甘草 6～10g	5（6.6%）
柴平饮	柴胡 10～14g，黄芩 10g，姜半夏 9～10g，党参 10～15g，炙甘草 10g，炒苍术 10～14g，厚朴 10g，陈皮 10g	5（6.6%）
甘露饮	麦冬 15g，天冬 15g～30g，生地黄 14～30g，熟地黄 10～14g，石斛 15g，枇杷叶 6g，茵陈 6g	4（5.3%）

续表

基础方剂	全方组成及剂量	处方数（占处方总数比）
生脉饮	五味子6g，党参15g，麦冬15g	3（3.9%）
二仙汤	仙灵脾12g，仙茅12g，黄柏12g，巴戟天9g，知母14g，当归14g	2（2.6%）
归脾汤	白术10g，炙甘草10g，茯神14g，党参10~15g，黄芪30g，龙眼肉6~9g，远志6~9g，当归10g，酸枣仁15~30g，木香6g	2（2.6%）
当归六黄汤	当归10g，黄芪15g，黄芩10g，黄连10g，黄柏10g，生地黄14g，熟地黄10g	1（1.3%）

　　讨论：在基础方剂统计中治疗瘿病最常用方剂为消瘿汤，计处方数32张，占处方总数比42.1%，其次为柴胡疏肝散，计17张，占处方总数比22.4%。米师认为痰气郁滞则易于化火，化火则更加伤阴，故瘿病病程缠绵、病机复杂[5]。故以消瘿汤、柴胡疏肝散疏肝行气，化痰散结。以六味地黄汤加味滋阴清热，以龙胆泻肝汤泻肝胆火热。

3　总　结

　　米师突破传统，多用海藻等富含碘类的化痰散结之法，另辟养血行气、润化痰瘀之径治疗瘿病取得良效[5]。究其原因，主要是今之瘿病非古之瘿病。古之瘿病多为"轻水所"之地方性甲状腺病[5]；而今之瘿瘤（甲状腺结节）罹患者气结之女性居多。女性之经、孕、产、乳等常致血虚，肝藏血不足则疏泄失常，进而致津液停止蕴结成痰，如加之性格内向或情绪波动等导致气结，则痰气交结阻于肝经。循肝经上行阻于女子胞则见子宫肌瘤，阻于乳房则见乳腺增生，阻于颈前则见瘿瘤（甲状腺结节[6]）。故米老师治疗该病侧重从肝论治，疏解气机，化痰散结，治疗以养血行气、润化痰瘀为基本治则，故治瘿补肝养血、疏肝理气类药物居多，最常用白芍、柴胡为伍，擅用方剂为消瘿汤或柴胡疏肝散[7]。瘿病血虚内燥、气结化热者居多，燥热过盛常损阴津；痰气郁结，日久化火，火热耗伤阴精而致阴虚火旺，尤以心、肝两脏为甚，故养肝之体，以助肝之疏泄，使气机条达，遏制诸郁之渐[8]。因该病多阴血不足，故对有形之瘿，米师多选用三棱、莪术、浙贝母、郁金等既达消瘿散结之效，又因药性和润以防燥烈伤阴。

参考文献

[1] 张伯臾. 中医内科学［M］. 上海：上海科学技术出版，1985.

[2] 杨华，米烈汉. 消瘿汤治疗甲亢 30 例 [C]. 中医药学会 2008 年中医老年医学年会学术论文集，2008.

[3] 路波，沈璐，米烈汉. 行气化瘿汤治疗散发性甲状腺肿 40 例 [J]. 陕西中医，2005，26 (11)：1166－1167.

[4] 胡方林，陈大舜. 古代文献治疗瘿病方剂的用药规律 [J]. 中医药学刊，2006，24 (7)：1270－1271.

[5] 米烈汉. 中国百年百名中医临床家——米伯让 [M]. 北京：中国中医药出版社，2001.

[6] 洪文旭. 米伯让辨证论治经验撷菁 [J]. 中医药学刊，2003，21 (2)：187－188.

[7] 米烈汉. 米伯让异病同治医案举隅 [J]. 中医药学刊，2005，23 (2)：222－223.

[8] 谢晓丽，米烈汉. 米烈汉临证验案选粹 [J]. 光明中医，2012，27 (1)：157－158.

米烈汉教授运用宗气为本思想治疗神经性皮炎经验浅析

魏文静　指导：路　波

神经性皮炎是一种以皮肤苔藓样变及剧烈瘙痒为特征的慢性皮肤病，又称慢性单纯性苔藓，是一种多发的、常见的慢性皮肤病[1]。现代医学对本病病因尚不十分清楚，但已显示与神经、精神因素有明显的关系。治疗一般以抗组胺药物缓解瘙痒为主，严重者给予镇静安眠药，外用以糖皮质激素类药物为主，一旦停药易反复发作。中医认为本病多由风湿热毒之邪郁滞肌肤引起，日久耗伤阴血，血虚生风化燥。故本病早期常以清热解毒、祛湿止痒为法治疗，终末期耗血伤阴时则以滋阴补血、祛风润燥为法治疗[2]。虽然对本病的治疗有一定效果，但本病病情复杂多变，较易反复，可谓疑难杂症。米烈汉主任医师系陕西省中医药研究院原院长米伯让研究员学术继承人，长安米氏学术流派主要传承人，国务院特殊津贴专家，陕西省有突出贡献专家，第三、四批全国老中医药专家学术经验继承工作指导老师，陕西省名中医，业医四十余年，对中医内外妇儿各科疾病都有涉猎，尤精于对疑难杂症的辨证论治。米老通过对本病的多年的临证，逐渐总结出以宗气为本思想论治本病的思路及心得体会，笔者随米老左右侍诊期年，现不揣愚鲁，特将该思想浅述于下，以飨读者，祈请方家教正。米烈汉主任医师认为，随着现代人生活水平的提高，腠理固密、肌肉丰厚，对外邪的抵抗能力已较古人增强，风湿热毒之邪已难轻易侵袭人体，反而由于现代人生活节奏快，工作压力大而致劳心者居多，过度劳心则耗气伤血，而致宗气不足，肺气虚弱，宗气由肺贯注心脉，心气推动无力；肺为娇脏，易生内燥，津伤血虚不能濡润脉道，脉道不利；则瘀血内生，肺主皮毛，故气血不能达于肌表，发为本病，故本病的病机关键可总结为宗气不足，肺燥津伤，瘀血内停。古人云：法随证立，方随法变，证变治亦变。故治疗本病不可偏用清热解毒、祛湿止痒之法，当以固护宗气、清肺润燥、凉血散瘀为法。现特摘选两例以宗气为本为指导思想治疗神经性皮炎并取得良好疗效的病案介绍于下。

案例一：患者段某，女，47岁。

2017年2月22日初诊。因全身皮肤瘙痒反复发作两月余，加重1周来就诊。患者2个月前无明显诱因出现全身皮肤瘙痒，夜间瘙痒剧烈，抓痕明显，皮肤干燥，皮损处微红。皮肤科诊断为神经性皮炎，予外用氟芬那酸丁酯软膏，口服中药汤剂丹栀消风汤加减，治疗效果不明显。近1周上述症状加重，特来我科就诊。症见：皮肤瘙痒，夜间加重，有抓痕，皮肤干燥起皮，眼眶青黑，口唇干燥，干咳连连，咳声低微，咳痰量少，偶有血丝，胸中憋闷，身困乏力，腹胀、便秘，大便数日一行，小便调，纳差，夜不能寐，舌质黯略干，舌下络脉迂曲，苔黄腻，脉沉细。诊断为神经性皮炎，证属宗气不足，肺燥津伤，瘀血内停。治以固护宗气，清肺润燥，凉血散瘀。方用清燥救肺汤加减：黄芪30g，柴胡12g，葛根15g，升麻10g，生地黄15g，熟地黄15g，当归15g，天冬15g，麦冬15g，石斛30g，天花粉30g，枇杷叶7g，黄芩10g，生甘草9g，白茅根30g，茵陈7g，白鲜皮14g，地肤子14g，枳壳10g，酸枣仁30g，珍珠母30g，水牛角30g。6剂，水煎服，嘱饮食清淡，勿食辛辣燥烈之品。

2017年3月5日次诊。服上药后，皮肤瘙痒较前明显减轻，仅有背部可见数道抓痕，皮肤渐润，口唇略干，咳嗽减轻，咳痰清稀，痰量适中，无血丝，胸中憋闷及身困乏力较前明显减轻，纳食正常，寐可，大便一日一行，质、量皆可，舌红略暗转润，舌下络脉迂曲减轻，苔薄微黄，脉沉。诸症俱减，药证合一，效不更方，原方去白茅根、珍珠母、茵陈，减水牛角为15g，以防渗利太过，耗伤宗气。继进6剂，诸症皆明显缓解。

按语 米老多以清燥救肺汤加减治疗本病。该方首见于清代医家喻嘉言的《医门法律》，是治火热伤肺、气阴两伤的主要方剂。此方药物组成为：桑叶（经霜者，得金气而柔润，不凋，取之为君，去枝梗，净叶，三钱），石膏（煅，禀清肃之气，极清肺热，二钱五分），甘草（和胃生金，一钱），人参（生胃之津，养肺之气，七分），胡麻仁（炒，研，一钱），真阿胶（八分），麦门冬（去心，一钱二分），杏仁（炮去皮、尖，炒黄，七分），枇杷叶（一片，刷去毛，蜜涂炙黄）[3]。此方有补气养阴、清肺润燥之功，临床多用于治疗内科肺系疾病中燥邪伤肺、气阴两伤之重症。米老在本方中酌加补益升提之品，意在补脾益肺，培补宗气。加用黄芪以补气而升清，葛根以生发脾胃清阳，柴胡以升少阳之气，升麻以升胃中之气，使诸气聚于胸中，推动气血运行；生、熟二地及当归滋阴补血，天、麦二冬及石斛、天花粉润燥生津与枇杷叶、黄芩、生甘草并用泻肺热而不燥，滋肺阴而不腻；白茅根、茵陈、白鲜皮、地肤子乃淡渗与苦燥并用，给燥热之邪以通路；并佐以凉血化瘀之水牛角、珍珠母。诸药共用，药证合一，故可收覆杯之效。

案例二：患者董某，男，58岁。

2017年2月11日初诊。因双下肢皮肤瘙痒反复发作3年，加重1个月就诊。患者3年前无明显诱因出现双下肢皮肤瘙痒，抓挠时加重，于我院皮肤科就诊，诊断为神经性皮炎。曾口服糖皮质激素类药物及中药熏洗等治疗后略有好转，停药后反复发作不愈，1个月前症状加重，服用上述药物治疗后效果不佳，特来我科就诊。现症见：双下肢皮肤瘙痒，抓挠时加重，抓痕明显，皮损高出皮肤，皮肤干燥，皮下散在淡紫色结节，结节瘙痒剧烈，自觉双下肢困重无力，失眠，纳差，觉饮食无味，口中黏腻，小便混浊，大便黏滞不爽，舌质黯，形胖大，苔黄厚腻，舌下有瘀斑，脉沉涩。诊断为神经性皮炎，证属湿热蕴结，中焦不运，气滞血瘀。治当先以清利湿热、健运中焦；后以行气活血、散瘀止痒为法。先予自拟野菊祛湿汤加减：野菊花30g，金银花15g，连翘15g，白鲜皮15g，淡竹叶10g，灯心草3g，蒲公英30g，车前子10g，地肤子15g，半边莲30g，半枝莲30g，萹蓄15g，炒薏苡仁15g，炒三仙各15g，黄芪20g，升麻10g。5剂，水煎服。

2017年2月20日次诊。患者自诉服药后，下肢皮肤瘙痒较前稍有减轻，仍觉痛苦不适，唯口中黏腻大减，饮食自倍，大便成形，小便转清，舌质黯淡，形略大，苔薄微黄，舌下有瘀斑，脉细涩。提示中焦湿热已消，脾胃运化之气健旺，但瘀血仍在，气为血帅，故以行气活血立论。上方去野菊花、蒲公英、萹蓄、车前子，减半枝莲、半边莲为15g，加黄芪为30g、升麻为15g，加党参20g，酒大黄10g，丹参30g，牡丹皮14g，酸枣仁30g，琥珀20g。7剂，水煎服。

服用上药后，患者瘙痒较前明显减轻，偶于情志不舒时反复。后以上方为基本方加减，随访未再复发。

按语 此案充分体现了米老重视宗气、固护宗气、以宗气为本的指导思想。本案中患者由于湿热较盛，阻滞中焦，中焦运化失常，水谷精微不能上输于肺，使宗气生成乏源，宗气不能推动气血运行，气滞则血凝，使得脉络不通，瘀血内生，又肺主皮毛，气血不能达于体表，故发瘙痒。米老谨察病机，先以清利湿热为要，使中焦得运，宗气乃生。方中炒薏苡仁一药乃米老点睛之笔，《本草纲目》[4]有云薏苡仁可"健脾益胃，补肺清热，祛风除湿"，米老此药，其功用有三：一可清利中焦湿热，二可健运中焦，三可祛风止痒，一药可抵三功。其后当以行气活血为法，但仍不忘以宗气为本，加用黄芪、升麻、党参使宗气化生源源不断；酒大黄、丹参、牡丹皮活血化瘀，通利脉络；酸枣仁、琥珀补血养肝，活血利湿。上药共用，药精而效专，共收拔刺血污之功。

宗气是指聚积在人体胸中的气，主要由水谷精微和自然界的清气化生，经脾胃消化吸收的水谷精微，上输于肺，与肺吸入的自然界清气相结合便为宗气。宗气形成后，聚集在胸中气海之处，并贯注于心肺之脉。其主要作用是推动血液运行，帮助呼吸运动，由此可见宗气对于人体的重要性。米老在论治本病的过程中，时刻以宗气为本，处处以培补宗气为要，遣方用药以不伤宗气为准，皆是米老宗气为本思想的具体体现，将宗气理论运用于临床诊疗，拓展和发展了宗气理论，值得后学者继承和发扬。

参考文献

［1］张学军. 皮肤性病学［M］. 北京：人民卫生出版社，2013.

［2］李曰庆. 中医外科学［M］. 北京：中国中医药出版社，2007.

［3］赖建志. 清燥救肺汤的理论与临床应用文献研究［D］. 北京中医药大学，2010.

［4］李时珍. 本草纲目［M］. 北京：中国古籍出版社，1997.

米烈汉教授治疗糖尿病的临床经验

申泽民　路　波

米烈汉，国家级名老中医，长期从事临床、教学、科研，治学严谨，理论精深，在长期临床实践中运用中医药治疗糖尿病积累了丰富经验，深刻认识到糖尿病与虚、瘀、毒的关系密切，治疗方法独特，效果显著。本人有幸跟师学习，聆听教诲，现将其经验总结如下：

1　强调病因病机

米老师认为糖尿病的病因总结为虚、瘀、毒。糖尿病的本是虚（气阴两虚），糖尿病的标是实（瘀毒互结），临床上三大病因贯彻始终。

1.1　虚　《内经》云："正气存内，邪不可干，邪之所凑，其气必虚。"虚，是指人体正气虚弱，生理机能不足，多与先天禀赋不足和后天调养失节有密切关系。糖尿病由于糖代谢功能紊乱，脏腑功能失调，阴阳失去平衡，劳倦内伤，全身脏腑功能虚弱。引起《素问·评热病论》说："邪之所凑，其气必虚。"米老师认为糖尿病气阴两虚为之根本，由于全身血糖升高，脏腑功能代谢紊乱，导致正气不足，久病不愈而致气虚；气属阳，日损及阴，导致阴虚，阴虚热盛，燥热耗气伤津,临床上则出现口干、失眠、烦躁易怒、大便干燥,舌红,苔黄厚腻,脉弦等症状;另一方面,阴阳互根互用,无阴则阳无以化,阴虚日久,可伤及阳气,即阴损及阳而为阳虚,导致阴阳两虚,临床出现乏力、怕冷、腰酸、多尿、舌红苔白等表现。

1.2 瘀 古代人有"久病必虚,虚久必瘀"的说法,气虚则鼓动无力,血运迟滞;血液稠黏,运行缓慢,从而导致血行不畅,"滞"日久凝而为瘀,成为血瘀。另一方面,由于阴虚热盛,燥热耗气伤津,津血同属阴,阴不足时不能养血,则血滋润功能减退,脉络失于濡养,则津液之蒸腾气化受阻,导致消渴。正如《素问"痹论篇"》言:"病久入深,荣卫之行涩,经络时疏,故不通。"[1]不通则痛,故临床上出现手脚麻木、四肢疼痛、舌紫暗、舌下脉络迂曲等症状;"瘀"阻滞贯穿于糖尿病的整个病变过程,往往使病情反复缠绵难愈长期在体内所蓄积的病理产物排泄不出,久而久之便会淤积成"毒"。

1.3 毒 米老师认为糖尿病所引发的酮症酸中毒、糖尿病足、糖尿病肾病、糖尿病心脑血管病等并发症,均可看成是中医的"毒邪"所致,临床检测升高的血糖、血脂、糖化血红蛋白等指标,均存在于血液中造成血行不畅、瘀滞,故亦均属于"毒"。在气虚、阴虚、血瘀疾病过程中形成的"毒"蓄积在体内,使生理和病理产物不能及时排出,蕴积于体内而化生,久而久之,代谢失调所导致机体阴阳失和,脏腑功能和气血运行紊乱引发各种并发病,瘀毒阻络日久可化为毒,直接影响着疾病的病理变化、预后和转归。

综上所述,糖尿病的致病因素是"虚""瘀""毒",临床三者并存互相联系,气阴两虚、瘀毒互结,相互影响,其病理过程既可先后出现也可同时出现,为气阴两虚,血行涩滞,瘀血内阻,日久成毒,损及内脏,从而产生诸多变证。

2 善于辨证论治

古代医学提出糖尿病证型分为"三消",其发病器官主要在肺、脾、肾三脏,即《景岳全书》谓:"上消者……古云其病在肺……中消者……其病在脾胃……下消者……其病在肾。"但随着后人的临床经验发现现代患者证型错综复杂,已不是简单的三消,米老师认为消渴病从现象上属于热,从性质上属于虚,气阴两虚,瘀毒互结证型最为常见。总结糖尿病病证为:

2.1 消渴燥热病 证属气阴两虚、热毒炽盛。症见:神疲乏力,精神差,颜面潮热,烦渴多饮,口干咽燥,多食善饥,溲赤便秘,舌红少津,苔黄腻,脉滑数或弦数。米老师认为此型为现代医学"糖尿病并胃肠功能紊乱病",基本病机是以阴虚为本,燥热为标,由于血糖升高,脏腑功能代谢紊乱,阴虚燥热,导致肺胃热盛,米老师抓住阴虚燥热的病机条件,在此基础上运用益气养阴、清热排毒法，方选芪石地黄汤加黄连、丹参、黄芩、石斛、麦冬、玉竹、天花粉等。

2.2 消渴血瘀病 证属气阴两虚、瘀毒阻络。症见：自汗，形体消瘦，口渴咽干，肢体疼痛，手脚麻木，舌质暗红或有瘀斑，脉细涩。米老师称此型为现代医学"糖尿病并周围神经病变""糖尿病并心脑血管病""糖尿病并视网膜病变""糖尿病足"等；由于体内血糖升高，脏腑功能代谢紊乱，病理产物淤积在体内，全身血液循环不畅，停滞在脑部，引发脑梗死，淤积在动脉，形成动脉粥样硬化，停滞在四肢末梢神经，运行不畅则引发四肢麻木、手脚冰凉、肢体疼痛等症状。米老师在此基础上运用益气养阴、化瘀排毒法，方选芪丹地黄汤加鬼箭羽、黄芩、黄连、石斛、玉竹、天花粉、鸡血藤、葛根等。

2.3 消渴肾虚病 证属气阴两虚、淤毒伤肾。症见：心烦易怒，头晕耳鸣，腰膝酸软，口干咽干，失眠多梦，小便频数，舌质红，少苔或无苔，脉沉细而数。米老师称此型即"糖尿病肾病"，属于糖尿病微血管病变，发生于糖尿病晚期，是糖尿病严重并发症。即《景岳全书》提出"五脏之伤，穷必及肾"。米老师在此基础上运用益气养阴、固肾排毒法，方选芪精地黄汤加何首乌、丹参、黄连、黄芩、石斛、玉竹、女贞子、旱莲草、杜仲、淫羊藿等。

综上所述，以上证型均以气阴两虚为根本，瘀毒互结为标，治则均以益气养阴为主，或清热，或祛瘀，或补肾，标本兼治；治疗上单补虚则诸毒难祛，仅逐瘀解毒则体虚不受，只有三者兼顾，益气养阴固本，清热解毒，活血祛瘀为辅助，才能直中病机，标本兼治。

3 典型病例

杜某，男，42岁，职工。以"发现高血糖9年，下肢浮肿伴手指麻木半月余"为主诉就诊。患者9年前测空腹血糖为8.9mmol/L，伴乏力、消瘦。之后在地方医院做葡萄糖耐量试验后确诊为2型糖尿病。曾间断服用消渴丸、降糖止渴胶囊、二甲双胍等降糖药，空腹血糖波动在15.6mmol/L左右，近半月来体重下降，口干多饮，视物不清，手指麻木，双下肢浮肿，大便不成形，多尿伴有泡沫。舌红，舌下脉络迂曲，苔黄厚腻。现不规律服用二甲双胍，查空腹血糖15.6mmol/L，诊为消渴，证属气阴两虚，肝肾阴虚，瘀毒互结。方用芪丹四物汤加减：黄连9g，天花粉15g，淫羊藿10g，天冬15g，石斛15g，生石膏30g，黄芩10g，苍术14g，鸡血藤15g，车前子15g，黄芪30g，丹参15g。6剂，水煎服，配合西医使用阿卡波糖片治疗。复诊时患者上述症状减轻，精神好转，体重增加，手指麻木减轻，双下肢浮肿减轻，大便成形，测空腹血糖8mmol/L，餐后2h血糖8~12mmol/L，因近日劳倦上身，出现腰困，改方用芪丹地黄汤加减：黄精15g，何首乌15g，鬼箭羽10g，黄芪30g，丹参15g。连服1个月后，自觉症状消失，血糖稳定，病情得以控制。

按语 米教授认为，消渴日久，血糖升高，则表体内有"毒"，日久损及阴气不足，可见神疲乏力；阴津不足，则见口干舌燥；肾气虚损，固摄无权，开阖失司，见尿频多尿；肾气不足，脾肾阳虚，失其蒸腾气化水液功能，导致水液潴留，泛溢肌肤，而成水肿；消渴病变日久，脾胃虚弱，大肠功能失司，导致大便稀溏交替出现；肝藏血，肾藏精，肝肾同源，精血互生，精血不能上承于目，目无所养，可导致视物模糊；瘀血痹阻四肢，经络不通，则陈者当去而不能去，新者当生而不能生，血愈虚而愈瘀，互为因果，交相为患，则见手指麻木；治用丹参四物汤加减，重用黄芪补气利水，丹参活血排毒，石斛、生石膏养阴生津；四物汤加鸡血藤、鬼箭羽"去菀陈莝"，活血利水，养血调肝，且对降糖有良好的辅助作用；阴虚得养，内燥得滋，精血方可上承于目，故全方滋补肝肾，益气活血，祛瘀排毒。此患者病程日久，病势严重，理应药物取效后守方守法，因近日劳倦伤身，出现腰困，且上方已活血祛瘀，瘀毒排出，此时已不宜活血化瘀药为主，因糖尿病始终以"虚""瘀""毒"三大因素贯彻始终，故此着重补益肝肾的同时，仍需以补益气血为主、活血化瘀为辅助，改方用芪丹地黄汤加味，重在补益肝肾，其中六味地黄滋补肝肾，继用鬼箭羽破血逐瘀，全方益气养阴、活血排毒、滋补肝肾，相互配合，灵活运用，可使正气固，瘀祛毒孤，病遂易解。

参考文献

[1] 朱明丹，杜武勋，柴山周乃，等. 糖尿病性冠心病从虚热瘀毒论治 [J]. 辽宁中医杂志，2007，(34) 11：1549 - 1550.

米烈汉用扶正通痹方治疗糖尿病周围神经病变经验

王红丽 指导：路 波

米烈汉教授强调肾虚血瘀是糖尿病周围神经病变的基本病机，运用益气滋阴、活血通络法，用扶正通痹方治疗糖尿病周围神经病变疗效甚佳[1]，介绍如下。

1 主要病机

糖尿病周围神经病变应属中医"消渴痹证"范畴。病久及肾，故消渴及消渴变症无不与肾虚关系密切。消渴以阴虚为本，燥热为标，消渴日久，燥热耗伤津液，阴伤气耗，阴损及阳，导致阴阳俱损。阴虚火旺，煎熬营血，血液黏稠则流行缓慢；气虚无力推动血液运行引起气虚血瘀，导致血行不畅，脉络瘀阻失荣；肾阳不足，温煦推动无力，必不能达于血管，血管无气，必停留而瘀。

2 治疗方法

治以益气滋阴，活血通络。方用扶正通痹方（黄芪 35g，丹参 30g，生地黄 28g，山茱萸 14g，山药 14g，泽泻 10g，牡丹皮 10g，茯苓 10g，鸡血藤 15g，肉桂 10g，石斛 15g，川牛膝 14g，三七 7g）。方中重用黄芪健脾益气，丹参活血祛瘀，共为君药。生地黄清热养阴、生津止渴，山茱萸补养肝肾涩精，共为臣药。山药补益脾阴固肾，泽泻利湿而泄肾浊，茯苓淡渗脾湿并助山药健运，牡丹皮清泄虚热并制山茱萸温涩，鸡血藤舒经活络、行血补血，共为佐药；肉桂温补肾阳、引火归元，牛膝补肝肾、活血祛瘀、引血下行，石斛养胃生津、滋阴除热，三七化瘀止血、活血止痛，共为使药。诸药合用，共奏益气滋阴、活血通络之功。口干多饮、多食酌加沙参、麦冬、石斛、石膏、知母等清燥滋阴，腰酸、尿频多加山茱萸、乌药、山药、枸杞子益肾滋肾，肢体发麻、半身不遂酌加僵蚕、地龙等搜剔风痰、疏通经络等。

3 典型病案

患者女，57 岁，于 2015 年 1 月 5 日就诊。3 年前无明显诱因出现口干喜饮，经检查确诊为 2 型糖尿病，给予胰岛素降糖治疗，血糖平稳，糖化血红蛋白 6.7%。1 个月前出现双下肢麻木疼痛、夜间明显，影响睡眠和日常生活，在当地诊所降糖治疗基础上给予扩血管、镇静止痛及维生素 B 族治疗 15 天，下肢麻木疼痛未见减轻。症见双下肢、足趾麻木疼痛，夜间明显，表情痛苦，形体消瘦，倦怠乏力，二便调。舌尖红，舌底脉络迂曲，苔薄，脉弦滑。空腹血糖 4.37mmol/L，肌电图检查提示下肢腓总神经不全受累。西医诊断为 2 型糖尿病合并周围神经病变。中医诊断为消渴病痹证（肾虚血瘀证）。治以益气滋阴，活血通络。方用芪丹地黄汤加味：黄芪 30g，丹参 30g，生地黄 24g，炒山药 15g，山茱萸 9g，牡丹皮 9g，泽泻 9g，茯苓 9g，肉桂 10g，石斛 15g，川牛膝 14g，鸡血藤 30g，三七粉 3g（冲）。每日 1 剂，水煎服。服药 7 剂后下肢、足趾麻木均减轻，舌淡红，脉细弦。空腹血糖 6.5mmol/L，餐后 2h 血糖 9.6mmol/L。守方加细辛 3g、当归 15g、白芍 30g。服 14 剂后下肢、足趾麻木均不明显，活动自如，略有乏力，舌淡暗，脉细弦。上方黄芪改为 50g，另加路路通 12g，继服以巩固疗效。

参考文献

[1] 申泽民，路波. 米烈汉教授治疗糖尿病的临床经验 [J]. 光明中医，2013，28（7）：1325－1326.

米烈汉主任医师治疗甲状腺功能减退症的经验浅析

吴瑞鑫　杭　程　李兆楠　指导：路　波

米烈汉主任医师系国务院特殊津贴专家，陕西省中医药研究院原院长米伯让研究员的学术继承人，陕西省有突出贡献专家，研究生导师，系第三、四批全国名老中医师带徒学术经验指导老师，业医四十余载，临诊辨治疑难顽症效如桴鼓[1]。笔者跟随米老师侍诊，有幸聆听教诲，受益匪浅。现将米老师临床运用中医辨证论治甲状腺功能减退症经验介绍如下。

甲状腺功能减退症（简称甲减），是甲状腺激素的合成、分泌或生物效应不足所致的一组内分泌疾病[2]，临床多表现出畏寒肢冷、疲乏、出汗减少、动作缓慢、精神萎靡、嗜睡、脱发、记忆力减退、食纳欠佳、肥胖、性功能减退、便秘、黏液性水肿等症状，严重者可出现心功能和肾功能衰竭、甲减危象等并发症。西医目前面对甲减患者主要采用甲状腺激素替代疗法，但却存在着疗程长、不良反应大等问题。

中医学最早在《黄帝内经》中将甲状腺肿物称为"瘿"，甲状腺功能减退症属中医学"瘿病""瘿肿""水肿""虚劳"等范畴。冯鑫[3]认为，"阳主化气，阴主成形""阳主动而阴主静"，故其病机多属阳虚阴盛。张发荣教授[4]认为肾阳虚是甲状腺功能减退症的基本病机，情绪波动是发病的重要因素。陈放中[5]认为，肝阳虚是甲减的重要病机，肝阳虚则相火不足，元阳难以充达周身，十二经脉失于温煦、鼓动，故使寒邪内生外袭，全身机能衰退。

1　临证辨治与用药特点

治疗甲减，米老师在临床应诊中时常强调从整体出发，全面辨证，充分掌握患者的阴阳、虚实，从而确立治则，选定主方。甲减患者以阳虚、气虚多见，常涉及心、肾、脾、肝等脏，故重在温阳补气，兼有气郁者应注重调肝解郁；痰湿者应注意运脾化湿；血瘀者应注重活血通络。米老师在临床中经辨证发现甲减阳虚日久，可能出现阳损及阴，肝肾不足，进而导致阴阳两虚、虚实夹杂、精气俱损等复杂情况，此时绝不可片面地辨证为阳伤而无阴损、纯虚而无实，否则临证必定会有不当，反而拖累病情，贻害无穷。

2 典型病例

雒某某，女，28 岁。

2014 年 7 月 22 日初诊。有"甲减病史"，时有手足肿胀，麻木，怕冷，耳鸣，舌质红，苔白，脉沉。中医诊断：瘿病，证属脾肾两虚。治宜温肾健脾，阴阳双补。方药：以芪精地黄汤加二仙为基础方。处方：黄芪 35g，黄精 30g，熟地黄 28g，山茱萸 14g，炒山药 14g，茯苓 14g，泽泻 10g，牡丹皮 14g，淫羊藿 14g，仙茅 14g，巴戟天 10g，车前子 30g，薏苡仁 15g，桂枝 10g，白茅根 30g，肉桂 10g。14 剂水煎温服。

2014 年 8 月 5 日二诊。患者服药后小腹胀满，尿频，月经量增多，颜色鲜红，怕冷，手足肿胀、麻木好转，舌淡苔黄厚，脉沉细。米师见机，确立原法不更，嘱其上方继服 14 剂。

2014 年 8 月 19 日三诊。服上方诸症明显好转，手足肿胀、麻木基本消失，怕冷减轻，纳增，眠安，二便调，舌红少苔，舌根苔薄黄，脉沉细。经米师诊断，效不更方，继服上方 14 剂，并耐心跟患者讲解病情发展情况，嘱其畅调情志，规律生活，遵医嘱服药。服药后让患者复查甲功。

2014 年 9 月 2 日四诊。患者经检验后带复查结果，各项指标均恢复正常，甲状腺 B 超示组织回声正常。患者未诉明显不适，纳寐可，二便调，舌红少苔，米师诊其脉象后表示其机体机能正处于好转，随后让其继续调补阴阳，经上法巩固治疗 3 月余，随访至今未再复发。

按语 《诸病源候论·瘿候》云："瘿者，由忧恚气结所生，亦曰饮沙水，沙随气入于脉，搏颈下而成之。初作与樱核相似，而当颈下也，皮宽不急，垂捶捶然是也。恚气结成瘿者，但垂核捶捶无脉也。饮沙水成瘿者，有核痛痛无根，浮动在皮中。"《养生方》云："诸山水黑土中出泉流者，不可久居，常食令人作瘿病，动气增患。"《外台秘要·瘿病方》："小品瘿病者，始作与樱核相似，其瘿病喜当颈下，当中央不偏两旁也。"《寿世保元·瘿瘤》："夫瘿瘤者，多因气血所伤，而作斯疾也。大抵人之气血，循环无滞，瘿瘤之患，如调摄失宜，血凝结皮肉之中，忽然肿起，状如梅子，久则滋长。瘿有五种，曰石、肉、筋、血、气也。"患者雒某某素体阳虚，表现出形寒怕冷，手足肿胀、麻木等症状。肾为先天之本，肾阳则为一身阳气的根本，对机体各个脏腑组织起着温煦、推动的作用。阳气不足时，气血津液的运行、输布和代谢会受到影响，则出现畏寒肢冷、神疲乏力、肢体肿胀、麻木等一系列代谢功能减退症状。脾失健运，气血生化无源，患者出现纳呆；清阳不升，则会见精神疲惫。脾肾阳虚日久可致阴损及阳，故阴阳两虚为甲减之基本病机。在用药上以补气温阳，寒热并投。其治疗机制在于方中淫羊藿、仙茅、巴戟天、肉桂温脾肾之阳，仙茅虽温而无发扬之气，长于闭精而短于动火。桂枝温经通脉、助阳化气，黄芪、黄精为一组对药，其配伍可调补精气血，薏苡仁、白茅根、车前子利湿消肿健脾，治疗四肢肿胀。另方中六味地黄丸用药大开大合，三阴并治，六种药物如此配伍组方，形成了"三补三泻"、相反相成之势，使得六味地黄丸治疗脾肾之阴不足之症，极为有效，并且补而不腻。以上诸药配伍，阴阳并用，经辨证求因，以达治病求本之目的。本案用药平实无华，却执简就繁，收效不凡，足可见其中的妙思奇功，不可不谓巧工良剂也！

参考文献

[1] 谢晓丽. 米烈汉教授临证验案选粹 [J]. 光明中医, 2012, 27 (1): 157 - 158.

[2] 陈灏珠, 林果为, 王吉耀, 等. 实用内科学 [M]. 北京: 人民卫生出版社, 2013.

[3] 冯鑫. 李赛美辨治内分泌疾病经验 [J]. 辽宁中医杂志, 2003, 30 (9): 699.

[4] 胡波. 张发荣治疗甲状腺功能减退症的临床经验 [J]. 江苏中医药, 2014, 46 (8): 13 - 14.

[5] 陈放中. 34 例原发性甲状腺机能减退症肝阳虚辨证分析 [J]. 湖北中医杂志, 2005, 27 (11): 23 - 24.

米烈汉治疗亚急性甲状腺炎经验

杭 程 路 波 米烈汉

亚急性甲状腺炎是临床上较常见的甲状腺疾病，女性患者数为男性的 4 倍多，常发生于 30~50 岁人群中[1]。本病多由甲状腺病毒感染引起，以短暂疼痛的破坏性甲状腺组织损伤伴全身炎症反应为特征。临床具有多种表现，典型症状有甲状腺不同程度肿大、疼痛、触痛明显及发热等。西医主要采取糖皮质激素治疗，症状缓解较快，但具有停药易复发、病程长等缺点。笔者通过临床观察，发现中医药治疗本病具有疗效好、毒副作用少、复发率低等特点。现将米烈汉教授治疗该病的经验介绍如下。

1 病因病机

亚急性甲状腺炎属中医学"瘿病"范畴，其发病原因多与外感六淫、内伤七情及体质等因素有关。隋朝巢元方在《诸病源候论·瘿候》中载"瘿者由忧恚气结所生"，明确指出情志失调是其主要病因[2]；《外科正宗·瘿瘤论》中载"夫人生瘿瘤之症，非阴阳正气结肿，乃五脏瘀血、浊气、痰滞而成"，提出瘿瘤的病机主要是瘀、气、痰壅结而成。明代《景岳全书·外科钤·论证》载"痈者，热壅于外，阳毒之气，其肿高，其色赤，其痛甚，其皮薄而泽"，颈部发热疼痛伴恶寒发热等症，与现代医学所说的亚急性甲状腺炎极为相似，说明古人对此病已有了一定认识。米教授认为足厥阴肝经沿喉两侧上行，情志失调易致肝气不疏，气机阻滞，气郁生痰，气血痰热互结于颈前而发瘿瘤[3]。肝藏血，主疏泄，女子以肝为先天，以血为用，经、带、胎、产、乳多与肝经气血运行关系密切，每遇情志异常，便易引起气郁痰结、气滞血瘀及肝郁化火等病理变化。由于长期抑郁、恼怒等不良情志刺激，肝气条达之性受抑，气机不畅，郁而化火，加之外感风热之邪易侵袭阳位，与体内之邪合而为病，气血痰瘀热结于咽喉，表现为发热、恶寒、咳嗽、汗出、咽干而痛、周身酸楚等一系列外感表现，以及咽痛、颈前结块、疼痛、拒按等一派热毒壅盛之象。

2 辨证论治

米教授在治疗该病时侧重从肝论治，临床治疗以疏肝散结、清热化痰、活血消瘿为法，自拟消瘿汤治疗[4]。消瘿汤由柴胡、枳壳、陈皮、制香附、川芎、浙贝母、生牡蛎、夏枯草、青皮、玫瑰花、合欢皮、三棱、莪术、白芍、甘草组成。本方以柴胡为君，取其条达之性以疏解肝郁，畅达肝气。合枳壳、陈皮增强柴胡行气之力；制香附、川芎善入血，理气的同时兼以活血消瘀；浙贝母、生牡蛎取其苦寒之性，化痰软坚散结以消痈。以上6味药分别从气、血、痰三方面论治，共奏疏肝活血化瘀之功，合为臣药。夏枯草清热泻火，散结消肿；青皮辛散温通，苦泄下行；玫瑰花、合欢皮调节情志，疏肝解郁；三棱、莪术破血逐瘀，软坚散结，共为佐药，解毒消肿的同时发散风热，达表祛邪。白芍、甘草合用，养血柔肝，缓急止痛并调和诸药，为使药。以上诸药合用，共奏疏肝散结、清热化痰、活血消瘿之功。

3 典型病案

刘某，女，45岁，以"颈部疼痛17d"为主诉于2014年6月3日来诊。17d前患者因感冒出现颈部疼痛，就诊于当地某医院，甲状腺B超示：甲状腺左叶大，右叶及峡部大小正常，质不均，图像所见左叶低回声区，考虑亚急性甲状腺炎。左侧颈部大血管旁数个肿大淋巴结，考虑反应性增生，右侧颈部大血管旁未见明显肿大淋巴结。甲状腺功能示 FT_3 7.38pmol/L，FT_4 22.13pmol/L，TSH 0.35μU/ml，Anti-TG 130ng/ml。诊断为亚急性甲状腺炎，未予治疗。现症：颈部疼痛，压痛，自服芬必得后缓解，下午疼痛较重，头部见风疼痛，咽部如有物阻，咳之不出，咽之不下，大便不成形，每天1次，小便调，纳差，不欲饮食，寐可。舌质红，苔黄厚，脉沉细。中医诊断：瘿病；辨证为肝郁血瘀；治以疏肝化瘀；方拟消瘿汤。处方：柴胡14g，枳壳14g，陈皮10g，制香附14g，川芎10g，浙贝母12g，生牡蛎15g，夏枯草9g，青皮6g，玫瑰花6g，合欢花6g，三棱6g，莪术6g，白芍14g，甘草6g，蒲公英15g，紫花地丁15g。14剂，每天1剂，水煎服。

二诊：服上药后甲状腺较前缩小，自觉颈部疼痛较前减轻，右侧出现疼痛，咽痛咽干，声音嘶哑，大便黏腻，小便量少色黄，纳尚可，寐可。舌质红、苔薄白，脉滑数。处方：上方加生石膏、甘松各10g。12剂，每天1剂，水煎服。

三诊：服药后左侧颈痛好转，右侧颈痛仍明显。复查甲状腺功能示 FT$_3$ 7.01pmol/L，FT$_4$ 20.5pmol/L，T$_3$ 13.67pmol/L，T$_4$ 203.50pmol/L，TSH < 0.01μU/ml，Anti-TG 250ng/ml。自觉近期双目眵多，大便黏腻不爽，每天1次，小便色黄，纳可，寐尚可。舌质红，苔白腻，脉数。处方：柴胡14g，枳壳14g，陈皮10g，制香附14g，川芎10g，浙贝母12g，生牡蛎15g，夏枯草9g，青皮6g，玫瑰花6g，合欢花6g，三棱6g，莪术6g，白芍14g，甘草6g，金银花30g，连翘30g，白茅根30g，赤小豆9g，白术10g。10剂，每天1剂，水煎服。

四诊：颈部疼痛消失。甲状腺B超：右叶符合亚急性甲状腺炎改变，颈双侧可见淋巴结回声。右侧稍肿大，双目干涩，咽部异物感，纳可，寐可，二便调。舌红，苔白，脉细。处方：柴胡14g，枳壳14g，陈皮10g，制香附14g，川芎10g，浙贝母12g，生牡蛎15g，夏枯草9g，青皮6g，玫瑰花6g，合欢花6g，三棱6g，莪术6g，白芍14g，甘草6g，金银花15g，连翘15g，马勃10g，玄参14g，肉桂6g。6剂，每天1剂，水煎服。

五诊：服上药后诸症明显好转，现咳黄痰，纳可，二便调，便秘，双膝瘫软，月经紊乱，白带量多，色淡黄，寐可，舌红，舌体胖，苔薄黄，脉沉弦。复查甲状腺功能示 TSH 0.03μU/ml。B超（－）。处方：茯苓14g，清半夏10g，柴胡14g，枳壳14g，陈皮10g，制香附14g，川芎10g，浙贝母12g，生牡蛎15g，夏枯草9g，青皮6g，玫瑰花6g，合欢花6g，三棱6g，莪术6g，白芍14g，甘草6g，白茅根30g，鱼腥草30g，苍术14g，黄柏14g，枳实14g，竹茹6g。6剂，每天1剂，水煎服。

六诊：颈部已无疼痛，复查甲状腺功能指标及B超均无异常，已愈。

按语 米教授认为本病因肝失疏泄，气机郁滞而致痰凝血瘀，郁久化火，痰热瘀血相搏，结于颈部而致。患者表现为颈部疼痛，压痛，下午为甚，舌质红，苔黄厚，脉沉细，均为肝郁血热而致瘀之象，辨证为肝郁气滞，痰热瘀血相搏之证。米教授治疗本病时善抓病机，以自拟消瘿汤为主方，同时加减变化对症施治，疏肝散结、清热化痰、活血消瘿，疗效颇佳。

参考文献

［1］许天蕴. 亚急性甲状腺炎诊治［J］. 上海医药, 2015, 36（7）：23 – 26.

［2］程汉桥. 中医辨治亚急性甲状腺炎的体会［J］. 光明中医, 2015, 30（1）：145 – 146.

［3］杨明丽. 米烈汉主任医师治疗甲状腺功能亢进症临床辨证用药特点［J］. 陕西医学杂志, 2010, 31（9）：1199.

［4］田萌, 米烈汉. 疏肝消瘿饮治疗结节性甲状腺肿 37 例［J］. 陕西中医, 2013, 34（1）：38 – 39.

平补缓泻治疗肾性贫血 27 例

路 波 王 东 胡筱娟 许建秦 指导：乔富渠

笔者采用平补缓泻法，以加味八珍汤为主方治疗肾性贫血 27 例，效果显著，现报道如下。

1 资料与方法

1.1 临床资料 本组 27 例（均为我科住院患者），男 11 例，女 16 例；年龄 37 ~64 岁。氮质血症期 17 例，尿毒症早期 8 例，尿毒症期 2 例。原发病为慢性肾小球肾炎 17 例，慢性肾盂肾炎 6 例，糖尿病肾病 3 例，高血压肾病 1 例。所有病例均符合肾性贫血诊断标准；辨证为气血双亏，浊邪内停为主证。

1.2 治疗方法 加味八珍汤：党参、茯苓各 20g，白术、当归、川芎、熟地黄各 10g，白芍、炙甘草各 6g，生大黄 3 ~5g。每日 1 剂，水煎分两次服。大便干则加大生大黄用量至每日排出糊状大便 2 ~3 次为度；恶心呕吐，苔白者加生姜、苏叶、半夏；苔黄腻者加黄连、生姜、苏叶；阳虚甚者加杜仲、淫羊藿、紫河车；阴虚重者加枸杞子、山茱萸；瘀血甚者加丹参、红花。同时酌情辅以纠酸、抗感染、降压、利尿等治疗，但均未接受输血及促红素治疗。疗程为 2 个月。

1.3 观察方法 评价症状变化参考：肾气虚评分方法，采用症状积分分值判定：①重度：主动说出或显著持续为 3 分；②中度：时轻时重或间断出现为 2 分；③轻度：症状较轻或偶尔出现为 1 分；④无症状为 0 分。治疗前后测 Hb、RBC、BUN、Cr。治疗前后数据对比均采用 t 检验。

1.4 疗效标准 显效：症状改善率 70% 以上，Hb、RBC 升高 30% 以上，BUN、Cr 下降 30% 以上；有效：症状改善率 50% ~70%，RBC、Hb 升高 15% ~30%，BUN、Cr 下降 20% ~30%；无效：症状改善率 50% 以下，Hb、RBC 上升 15% 以下，BUN、Cr 下降 20% 以下。

2 治疗结果

显效 10 例，有效 11 例，无效 6 例。总有效率为 77.5%，治疗前后症状积分变化情况见表 1。除畏寒外其他症状均有显著改善，其中身困乏力、失眠、心悸三症有非常显著的改善。实验室检查指标变化见表 2。表中治疗前后肾功变化不明显（$P > 0.05$），Hb、RBC 显著升高。本组 Hb 增至 40g/L 以上者占 59.1%。

表 1　治疗前后症状积分变化情况（$n = 27$）

	乏力	畏寒	失眠	心悸	纳差	呕恶	精神抑郁
治疗前	2.86 ± 0.29	2.01 ± 0.68	2.83 ± 0.11	2.55 ± 0.43	2.23 ± 0.71	2.12 ± 0.65	1.93 ± 0.81
治疗后	1.01 ± 0.87	1.51 ± 0.77	0.98 ± 0.93	1.31 ± 0.42	0.93 ± 0.73	0.83 ± 0.93	0.62 ± 0.49
P	< 0.01	> 0.1	< 0.01	< 0.01	< 0.05	< 0.05	< 0.05

表 2　治疗前后 Hb、RBC、BUN、Cr 变化情记（$n = 27$）

	Hb（g/L）	RBC（$\times 10^{12}$/L）	BUN（mmol/L）	Cr（μmol/L）
治疗前	61.7 ± 15.2	2.01 ± 0.32	22.63 ± 5.98	493.71 ± 173.8
治疗后	108.7 ± 12.9	3.26 ± 0.49	17.18 ± 7.18	386.86 ± 37.54
P	< 0.05	< 0.05	> 0.05	> 0.05

3 讨 论

笔者认为肾性贫血患者多属本虚标实。脾虚阳衰是慢性肾衰的基本病机，它可因生化乏源、温化失常致气血双亏为肾性贫血之本；又因运化失常内生湿浊、瘀血为本病之标。所以该病表现为虚实错杂、寒热并见。治疗中用大剂滋补会碍脾肾、助邪气；用重剂峻泻则损脾胃、伤气津。所以，我们立平补气血、缓泻浊邪的基本治法，以加味八珍汤治疗肾性贫血。方中四君子补脾气、助元气，重用茯苓健脾利湿；四物滋阴血、化瘀血，轻用熟地黄、白芍以防滋腻碍脾；生大黄通腑降浊、破瘀。全方补泻共济，寒温并用，补不助邪，泻不伤正，平和轻灵，贵在调和。使五脏六腑协调，气血得生，浊瘀得除，故症状、体征及 RBC、Hb 明显好转，BUN、Cr 有下降趋势。说明加味八珍汤的平补缓泻作用可纠正肾性贫血，改善慢性肾衰症状，提高患者生活质量。

运脾化浊冲剂治疗非酒精性脂肪肝疗效观察

路 波 杨栓柱

笔者于 2007 年 7 月至 2008 年 7 月,采用运脾化浊冲剂治疗非酒精性脂肪肝 55 例,设西药对照组,并观察了两组治疗前后症状、体征、血清检测指标变化情况,取得较好疗效,现报道如下。

1 资料与方法

1.1 临床资料 共收 115 例患者,因服药依从性差退出者 4 例,其他原因失访者 2 例,入选病例 109 例,均为本院病例,随机分为治疗组(运脾化浊冲剂组)和对照组(二甲双胍组),治疗组 55 例,男 30 例,女 25 例,年龄40～58 岁,平均44.7($±5.9$)岁。对照组54 例,男29 例,女25 例,年龄 40～59 岁,平均43.9($±5.6$)岁。纳入标准:①年龄 40～60 岁,性别不限。②非酒精性脂肪肝病(NAFLD)符合中华医学会肝病学分会非酒精性脂肪肝酒精性肝病学组 2006 年 2 月制定的诊断标准[1]。③胃热脾困证型参照《中药新药临床研究指导原则》胃热证、湿热蕴脾证制定并分级量化症状[2]。胃热脾困证主症:脘腹胀闷,口渴,消谷善饥,肢体困重,舌红,苔黄。次症:身热不扬,头身困重,倦怠乏力,大便黏滞,大便秘结,小便黄赤。主症 3 项(舌象必备),或主症 2 项(舌象必备)加次症 2 项,即可诊断。按轻、中、重程度,主症计2、4、6 分,次症计1、2、3 分。④入选前 2 周未服用过或已停用减肥、降酶、保肝、降脂药物和具有类似作用的保健品。排除标准[3]:垂体、甲状腺、肾上腺疾病患者;已用药物治疗的糖尿病、高血压、高脂血症患者;除外病毒性肝炎、药物性肝病、全胃肠外营养、肝豆状核变性等可导致非酒精性脂肪肝的特定疾病;结缔组织病,抑郁症患者,严重肝、肾功能不全患者,患心脏疾病、癌症及其他严重疾病患者;孕妇、哺乳期妇女或准备受孕的育龄妇女;研究医师认为有任何不适合纳入者。两组病例在年龄、性别、病情程度上差异无统计学意义($P > 0.05$),具有可比性。

1.2 治疗方法 两组均给予健康教育、控制饮食、加强运动等生活方式重塑的干预方法。两组均以 90d 为一个疗程。治疗组采用运脾化浊冲剂(免煎颗粒,为深圳三九现代中药有限公司提供):薤白、黄芩、党参、薏苡仁、决明子、丹参、郁金、白芍、川芎各10g，清半夏6g，黄连、三七各3g，各1包的中药颗粒。用开水200ml调匀冲服，每天2次，早晚餐前服。对照组给予盐酸二甲双胍片（诺华制药有限公司产品）250mg，每天2次，早晚餐前200ml温水送服。

1.3 观察指标 所有入选者均于入选前及治疗终结时采取血标本，行腹部CT扫描，专人检测各项观察指标。观察项目：症状、体征指标；生化指标：血脂〔总胆固醇（TC）、甘油三酯（TG）、高密度脂蛋白胆固醇（HDL-C）、低密度脂蛋白胆固醇（LDL-C）〕，ALT；肝脏CT值；不良反应。

1.4 统计学方法 计量资料用均数±标准差（$\bar{x} \pm s$）表示，组间比较及治疗前后对照用t检验，以$P < 0.05$为差异有统计学意义。

2 治疗结果

治疗组治疗前后对症状的影响见表1。

表1 两组治疗前后症状积分对比表（$\bar{x} \pm s$ 分）

观察指标	对照组（$n=54$）			治疗组（$n=55$）		
	例数	治疗前	治疗后	例数	治疗前	治疗后
脘腹胀闷	41	3.82±1.15	2.42±1.23	39	3.75±1.76	1.78±1.06◇▲
口渴	35	4.39±1.13	2.59±1.51	31	4.11±1.27	2.06±1.13◇
消谷善饥	24	3.14±1.42	2.48±1.67	27	2.95±0.75	1.25±1.75▲
肢体困重	21	2.22±1.21	1.76±1.19	26	2.16±0.11	0.76±1.32◇△
身热不扬	23	3.90±1.11	2.41±1.21	25	3.81±0.12	1.65±1.37▲△
头身困重	33	2.71±1.51	1.99±1.48	38	2.69±0.48	0.79±1.26◇△
倦怠乏力	21	2.59±1.34	2.09±1.37	38	2.51±0.42	1.01±1.25◇
大便黏滞	29	2.11±1.37	1.79±1.42	38	2.17±0.27	0.65±1.53◇
便秘	35	2.66±1.89	2.01±1.12	32	2.72±0.49	0.98±1.45◇
尿赤	31	2.75±1.67	2.06±1.53	38	2.77±0.48	0.67±1.25◇

注：与本组治疗前比较，◇$P<0.05$，◆$P<0.01$；与对照组治疗后比较，△$P<0.05$，▲$P<0.01$（下同）

两组治疗前后对各项理化指标的影响见表2。

表2　两组治疗前后理化指标对比表（$\bar{x} \pm s$）

观察指标	对照组（$n=54$）		治疗组（$n=55$）	
	治疗前	治疗后	治疗前	治疗后
TC（mmol/L）	6.22±1.06	5.69±1.18	6.16±1.34	4.64±1.22◇△
TG（mmol/L）	2.31±1.07	1.74±1.16	2.29±1.12	1.15±1.02◇
HDL-C（mmol/L）	0.90±0.42	1.18±1.43	0.89±0.38	1.55±1.33◇△
LDL-C（mmol/L）	3.72±0.33	3.36±1.20	3.84±0.51	2.15±1.21◇
ALT（U/L）	55.87±1.71	41.41±1.63	58.87±2.03	35.65±1.88◇△
肝脏CT值（Hu）	32.54±7.51	40.99±6.73	33.42±9.11	46.54±7.65◇△
BMI（kg/m²）	28.13±6.32	26.13±5.14	28.33±7.66	26.03±6.76◇

　　与对照组比较，运脾化浊冲剂可明显改善患者脘腹胀闷、消谷善饥、肢体困重、身热不扬、头身困重等症状，可降低TC、升高HDL-C、降低ALT、升高肝脏CT值。

　　不良反应：治疗组出现轻度腹泻（未停药，数天后自愈）4例（7.2%），轻度腹胀3例（5.4%）；对照组出现轻度腹泻3例（5.5%），轻度腹胀6例（11.1%）。均以消化道症状为主，但两组间差异无统计学意义。

3　讨　论

　　随着人们生活水平的提高，生活习惯和饮食结构的变化，非酒精性脂肪肝的发病率逐年上升，现已成为仅次于病毒性肝炎的第二大肝病，被公认为隐匿性肝硬化的常见原因；同时非酒精性脂肪肝也是代谢综合征、2型糖尿病的前驱病变。根据其病因病机及临床表现，非酒精性脂肪肝属中医学中"痰证""湿阻""胀满""积证""胁痛"等范畴[4]。起病与饮食密切相关。《内经》曰："肥者令人内热，甘者令人中满。"饮食不节，数食肥甘，劳损脾胃；或多静少动，四体不勤，逸滞脾气，均致脾失健运、痰湿内生，蕴成湿热、熏蒸胃胆，热扰气机、肝郁失疏、气滞血瘀，木乘脾土、肝脾失和。终至痰湿瘀结，升降失常，积久成病。积食气滞、化热伤津，血浓生瘀；或安逸过度、气行缓滞、滞血成瘀；或肥甘脾损、生湿成痰，痰留血脉，均能成为脉络瘀阻病因。主要病机为痰湿瘀结，积滞化热，升降失常，故立辛开苦降之法，以辛开肝脾郁滞，苦降胆胃湿火，组方制成开降冲剂。方中以半夏、薤白辛散开发，和胃散结；黄芩、黄连苦寒泻降，清热和胃；佐以党参、薏苡仁甘温益气，补脾胃、助运化以复升降之机；川芎、三七活血，调气先安未病之地。诸药相合，寒热并用，辛开苦降，补消兼施,可使寒热得除,升降有序,肝脾调和,痰瘀渐消。现代中药研究表明,黄芩、黄连有抗炎症、稳定内皮功能作用[5-6];薤白、半夏可降低血脂、血浆内皮素水平,起到抗心肌缺血的作用[7];党参多糖能改善小鼠的胰岛素抵抗[8];薏苡仁提取物有脂肪酸合成酶体外抑制作用[9]。本研究显示,运脾化浊冲剂有明显改善非酒精性脂肪肝的作用,与该组方能改善症状、减轻体重、调节血脂的作用,其升高肝脏 CT 值可能与减少肝脏脂肪积聚有关,且安全、有效,服用方便。

参考文献

[1] 中华医学会肝病学分会非酒精性脂肪肝酒精性肝病学组. 非酒精性脂肪性肝病诊疗指南 [J]. 中华肝脏病杂志, 2006, 14 (3): 161–163.

[2] 中华人民共和国卫生部. 中药新药临床研究指导原则 (第二辑) [S]. 1995.

[3] 路波,杨明丽,沈璐,等. 开降冲剂治疗代谢综合征临床疗效观察 [J]. 中国中医药信息杂志, 2010, 17 (7): 20–21.

[4] 梁国英,谢晶日. 保肝消脂颗粒治疗非酒精性脂肪肝的临床研究 [J]. 中医药信息, 2011, 28 (2): 46–48.

[5] 王利津,徐强. 黄连解毒汤的抗炎作用机理研究 [J]. 中国中药杂志, 2000, 25 (8): 493–496.

[6] 左彦方,郭毅,姜昕,等. 小檗碱对兔动脉粥样硬化及其血脂的影响 [J]. 中国脑血管病杂志, 2006, 3 (5): 204–207.

[7] 李创鹏,杨慧珊,刘培中,等. 加味栝蒌薤白汤对冠心病气滞血瘀证 C 反应蛋白、内皮素、血液流变学的影响 [J]. 中国中医药信息杂志, 2004, 11 (12): 1041–1042.

[8] 傅盼盼,洪铁,杨振. 党参多糖对糖尿病小鼠胰岛素抵抗的改善作用 [J]. 时珍国医国药, 2008, 19 (10): 2414–2416.

[9] 高晶,于飞,曾勇. 薏苡仁提取物对脂肪酸合成酶体外抑制作用的实验研究 [J]. 中国药理通讯, 2007, 24 (3): 16.

免热苦竹胶囊治疗 2 型糖尿病的临床观察

路 波 成冬生 沈 璐 杨明丽 田文红 李 群 胡筱娟

为验证单味苦竹叶制剂对糖尿病的影响,笔者于 2004 年 10 月至 2005 年 9 月采用免热苦竹胶囊治疗糖尿病 40 例,现报道如下。

1 资料与方法

1.1 临床资料 本次观察 40 例,均符合 WHO 1999 年制定的糖尿病标准及消渴病阴虚热盛型辨证标准[1],其中男性 28 例,女性 12 例;年龄 45～55 (50.7 ±

5.32) 岁；病史 0 ~ 4（1.3 ±2.1）个月；所有病例均排除严重高血糖（空腹 >13mmol/L，餐后 2h 血糖 >20mmol/L），严重的糖尿病并发症，肝、肾损害，消化道疾病，心、脑血管疾病等。

1.2 治疗方法 将患者依就诊顺序随机分为 A、B 组。其中 A 组先用免热苦竹胶囊每服 2 粒，每天 3 次，餐前服用，配合饮食加运动治疗 2 周后，再单纯用饮食加运动治疗 3 周；B 组反之。免热苦竹胶囊由厦门今润丰华医药科学公司采用"压力交变法"免加热提取工艺制备。即给浸泡药材的溶媒施加交替变化的压力，破坏细胞壁，溶出细胞内成分，分离除去固相杂质，再用低温干燥空气热平衡法干燥，得到苦竹叶提取物，分装为 0.2g 胶囊，每粒相当生药 4g。

1.2.1 饮食治疗 参照患者生活习惯、工作强度等因素，个体化按每日每公斤理想体重给予热量 25 ~ 35kcal，实验中不再调整。热能构成为糖类占 55%，蛋白 20%，脂类占 25%，按 1/5、2/5、2/5 比例分三餐给予。

1.2.2 运动治疗 每餐后 1h 快步走 20min，以运动后心率较安静时心率增加 40 ~ 45/min 为度。治疗前和治疗中每周最后 1 天用"MediSenseOptidm"血糖仪测定空腹与餐后 2h 毛细血管全血血糖，记录患者症状的变化。

1.3 统计学处理 对试验获得的计量资料进行配对 t 检验。对计数资料进行 χ^2 检验。

1.4 疗效标准 参照中药新药治疗糖尿病临床研究指导原则[1]制定。

2 治疗结果

空腹血糖变化：服药 2 周后，A 组患者血糖水平较 B 组显著下降（$P <0.05$）。5 周末 A 组较自身 2 周末血糖水平未明显上升（$P >0.05$）；B 组较 A 组患者血糖水平显著下降（$P <0.05$），较自身 3 周末下降，但无显著性差异（$P >0.05$）。详见表 1。

表 1 两组 5 周空腹血糖变化比较（$\bar{x} \pm s$, mmol/L）

组别	n	治疗前	1 周末	2 周末	3 周末	4 周末	5 周末
A 组	20	9.28 ±0.91	7.25 ±1.13	6.49 ±0.92	6.68 ±0.98	7.50 ±1.16	8.35 ±0.99
B 组	20	9.29 ±0.92	8.78 ±1.12	8.33 ±0.95	7.69 ±1.13	7.18 ±0.92	6.21 ±1.04

餐后 2h 血糖变化：A 组患者 2 周末血糖水平较 B 组下降明显（$P <0.05$），5 周末较自身 2 周末血糖水平未明显上升（$P >0.05$）；B 组 5 周末较 A 组下降，但无显著性差异（$P >0.05$）；较自身 3 周末下降，但无显著性差异（$P >0.05$）。详见表 2。

表2 两组5周餐后2h血糖变化比较 ($\bar{x} \pm s$, mmol/L)

组别	n	治疗前	1周末	2周末	3周末	4周末	5周末
A组	20	13.57±1.97	11.53±2.36	9.11±2.92	9.28±2.11	10.25±1.65	10.24±2.13
B组	20	13.71±2.01	12.79±2.31	11.23±2.65	10.92±2.43	10.28±1.72	9.18±1.94

A组2周末较对照组大便干燥、口渴喜饮、心烦、多汗、失眠等症状明显改善（$P < 0.05$），详见表3。

表3 两组2周后主观症状变化

组别	大便干燥 (n=37)			口渴喜饮 (n=24)			心烦 (n=21)			失眠 (n=29)			多汗 (n=18)		
	消失	无效	改善	消失	无效	改善	消失	无效	改善	消失	无效	改善	消失	无效	改善
A组	0	8	10	0	8	4	1	6	4	0	10	6	4	6	0
B组	16	2	1	4	8	0	2	8	0	6	7	0	4	4	0

3 讨 论

流行病学研究发现多食少动是2型糖尿病的重要发病因素。中医分析认为，多食无节，脾胃运化不及，精微失于传化，导致气、津积滞；肢体少动，不利脾运，则加重气、津积滞。气积化热，津积成痰，终致内热烁阴，阴虚内燥而发为消渴。胃肠燥热症见大便干燥、口渴喜饮，热扰心神则心烦、失眠，热迫汗出可见多汗，凡此均为阴虚热盛之证。故归纳2型糖尿病的起病机理为饮食无节、劳逸失当，积热内生，内热烁阴。病机关键是内热，故我们用清热养阴的苦竹叶治疗该病。

我们初步研究发现苦竹叶含有黄酮类、萜类、多糖、生物碱、酚酸和挥发油、微量元素、氨基酸等成分[2]。动物实验发现苦竹叶提取物可降低实验动物血糖。免热苦竹胶囊克服了生药给药量大、有效成分含量低、不便服用的缺点，较好地保存生药的药性，从而使其药效大增。本次临床观察证明该胶囊有一定的降糖作用，另对大便干燥、口渴喜饮、心烦、多汗、失眠等阴虚热盛症状有较好的改善作用，故对2型糖尿病有较好的治疗、保健作用，具有良好的开发价值，值得进一步研究。

参考文献

[1] 郑筱萸. 中药新药临床研究指导原则（试行）[M]. 北京：中国医药科技出版社，2002.

[2] 路波，陈萍，成冬生. 苦竹叶微量元素与氨基酸的分析研究 [J]. 陕西中医，2005，26 (3)：269–270.

苦竹叶微量元素与氨基酸的分析研究

路 波 陈 萍 成冬生 邓昌沪

苦竹叶为禾本科植物苦竹（Pleioblast amarus Keng f.）的嫩叶，分布于浙江、江苏、江西等长江流域及西南各地，具有清热、明目、利窍、解毒、杀虫等功效。临床主要治疗消渴、烦热不眠、目痛、口疮、失音、汤火伤。初步研究发现含有黄酮类、萜类、生物碱、酚酸和挥发油等成分，其应用开发有广阔的前景，目前对它的现代化学研究和药学研究基础并不深入，未见有关苦竹叶微量元素、氨基酸含量的研究，为此我们首次进行了研究，现报道如下。

1 仪器与材料

1.1 仪器 Perkin-Elmer 2380 型（珀金－埃尔默公司）原子吸分光光度仪，WL-5001 型微波炉（上海飞跃），FW-200 型高速万能粉碎机（北京中信伟业科技公司），日本 Hitchi 835-50 型氨基酸分析仪。

1.2 试剂 分析纯双氧水，优级纯硝酸。

1.3 样品 苦竹叶采集于浙江省临安市青山湖。本品经我单位生药组鉴定为禾本科植物苦竹（Pleioblast amarus Keng f.）的嫩叶，又名伞柄竹。

2 实验方法与结果

2.1 微量元素样品的制备与测定[1] 取一定量苦竹叶，用自来水冲洗干净，再用无离子水冲洗，晾干，于 80℃ 烘至恒重。粉碎，过 100 目筛。精密称取 1.000g 置聚四氟乙烯消解罐内，加入双氧水、硝酸混合溶液（2∶1）10ml，置微波炉内，消解 5min，取出消解罐。冷却 10min，吸取消解液于容量瓶中定溶，摇匀。根据各元素的测定条件和要求，进行测定。见表 1。

表 1 苦竹叶中 9 种元素含量（μg/g）

品名	铁(Fe)	钾(K)	镁(Mg)	铜(Cu)	钙(Ca)	锰(Mn)	锌(Zn)	硒(Se)	铬(Cr)
苦竹叶	699.7	8200	259.1	13.9	195.1	4.24	14.5	0.327	5.78

2.2 建立 TE 特征图谱 将上述测得数据进行比较，由于各元素的含量相差悬

殊，故把它们同时缩小或扩大相同倍数再作图，对结果无影响，应用时再回归到原倍数。将测得结果做如下处理：钾值缩小 5 倍，铁、镁、铜不变，其余放大 10 倍。以元素名称为横坐标，绘制出 TE 图，见图 1。

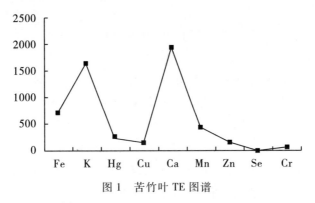

图 1　苦竹叶 TE 图谱

2.3　氨基酸样品的制备[2]　精密称取苦竹叶样品粉末 10g，置水解管内，加入 6mol/L 盐酸 10ml，冷冻，抽真空封口，于 110℃隔氧水解 24h，取出，稀释过滤赶酸，测定时用 pH 2.2 枸橼酸缓冲液稀释分析。

表 2　苦竹叶中氨基酸分析结果

检测氨基酸	g/100g	检测氨基酸	g/100g	检测氨基酸	g/100g
天冬氨酸	1.069	丙氨酸	0.804	酪氨酸	0.348
苏氨酸	0.519	胱氨酸	0.254	苯丙氨酸	0.710
丝氨酸	0.50	缬氨酸	0.357	赖氨酸	0.642
谷氨酸	1.404	蛋氨酸	0.048	组氨酸	0.261
脯氨酸	0.790	异亮氨酸	0.472	精氨酸	0.628
甘氨酸	0.597	亮氨酸	0.945		

酸水解法分离总氨基酸结果见表 2，表 2 显示蛋白质的水解产物中共含有 17 种常见的氨基酸，其总量为 10.35%；其中谷氨酸含量最高，约占总氨基酸的 13.56%，共测出 7 种人体必需氨基酸。这 7 种氨基酸约占总氨基酸的 42.32%。

3　讨　论

苦竹叶为一味传统中药，历史上早有记载，临床用苦竹叶治疗糖尿病具有一定的作用，这可能与其含有的微量元素（铬、锌、锰、硒）有关，试验证实苦竹叶含有铁（Fe）、钾（K）、镁（Mg）、铜（Cu）、钙（Ca）、锰（Mn）、锌

（Zn）、硒（Se）、铬（Cr）9 种微量元素。文献研究[3-4]显示糖尿病与微量元素的关系：Cr 是胰岛素发挥作用的辅助因子，在糖代谢中起着重要作用；Zn 协助葡萄糖在细胞膜上的运转，且能促进胰岛素的结晶化，缺乏引起糖尿病；Mn 通过影响胰岛素的代谢而影响糖代谢，直接影响葡萄糖的生成；Se 能防止过氧化作用的损害，对抗汞、镉、砷的毒性，治疗心脏病、克山病、癌症、糖尿病、视网膜病变、顽固性皮肤、顽固性皮肤病等均有一定疗效。

在苦竹叶的元素分析中，也检出了 1.45mg/kg 铅（Pb）和 0.083mg/kg 汞（Hg），即 Pb < 2ppm，Hg < 1ppm，其含量极低。

微量元素含量与采收期及其生长的地理环境、地质环境、土壤背景、气候条件等有密切的关系，应继续对不同品种和采集时间的苦竹叶进行微量元素考察，通过 TE 特征图寻找品种的真伪及道地性，为增强药效，减少毒性，增加用药的安全性，选用合理的药用部位有重要意义。

参考文献

［1］王洪存，孙树英. 泰山赤灵芝中微量元素的测定［J］. 中药材，1992，15（3）：35-36.

［2］陈体强，李开本，何修金，等. 灵芝浸膏粉微量元素与氨基酸测试分析简报［J］. 中国中药杂志，1994，19（2）：97-98.

［3］庞志功，汪宝琪，曹治权. 中药微量元素存在状态与活性关系的探讨［J］. 西北药学杂志，1994，9（5）：233-235.

［4］高衍裔，葛志荣. 治疗糖尿病的常用中药微量元素含量测定及其临床意义［J］. 中西医结合杂志，1991，11（11）：687-688.

开降冲剂治疗代谢综合征临床疗效观察

路　波　杨明丽　沈　璐　田文红　李　群　肖　阳　何　静　胡海兵

笔者根据代谢综合征（MS）的临床表现及其预后，结合中医辨证理论，遴选药物，研制成"开降冲剂"，并于 2008 年 1 月至 2009 年 1 月对该冲剂进行了临床观察，验证了开降冲剂治疗 MS 的疗效和安全性。

1　资料与方法

1.1　一般资料　共 138 例患者入选该研究，按就诊顺序的数字随机分为开降冲剂组（治疗组）和二甲双胍组（对照组）。因服药依从性差退出者 7 例，各种原因（迁出、经费不足等）失访者 5 例，其中治疗组 7 例，对照组 5 例。共有 126

例患者完成试验。治疗组 65 例，男 39 例，女 26 例；年龄 41 ~ 59 岁，平均 45.7（±5.8）岁。对照组 61 例，男 36 例，女 25 例；年龄 41 ~ 59 岁，平均 45.6（±5.7）岁。两组病例在年龄、性别、病情程度上差异无统计学意义（$P < 0.05$），具有可比性。

1.2 纳入标准 ①年龄 40 ~ 60 岁，性别不限。②符合中华医学会糖尿病学分会 2004 年制定的 MS 诊断标准[1]；非酒精性脂肪肝病（NAFLD）符合中华医学会肝病学分会脂肪肝酒精性肝病学组 2006 年 2 月制定的诊断标准[2]。③胃热脾困证型参照《中药新药临床研究指导原则》胃热证、湿热蕴脾证制定并分级量化症状[3]。胃热脾困证主症：脘腹胀闷，口渴，消谷善饥，肢体困重，舌红，苔黄；次症：身热不扬，头身困重，倦怠乏力，大便黏滞，大便秘结，小便黄赤。主症 3 项（舌象必备），或主症 2 项（舌象必备）加次症 2 项，即可诊断。按轻、中、重程度，主症计 2、4、6 分，次症计 1、2、3 分。④入选前 2 周未服用过或已停用降糖、减肥、降酶、保肝、降脂药物和具有类似作用的保健品。

1.3 排除标准 垂体、甲状腺、肾上腺疾病患者；已用药物治疗的糖尿病、高血压、高脂血症患者；除外病毒性肝炎、药物性肝病、全胃肠外营养、肝豆状核变性等可导致脂肪肝的特定疾病；结缔组织病，抑郁症，严重肝、肾功能不全，患心脏疾病、癌症及其他严重疾病患者；孕妇、哺乳期妇女或准备受孕的育龄妇女；研究医生认为有任何不适合纳入者。

1.4 治疗方法 两组均给予健康教育、控制饮食、加强运动等生活方式重塑的干预方法。两组均以 90d 为一个疗程。治疗组予开降冲剂（清半夏 6g，薤白 10g，黄连 3g，黄芩 10g，党参 10g，薏苡仁 10g，川芎 10g，三七 3g。各 1 包，为深圳市三九现代中药有限公司提供的中药免煎颗粒），用开水 200ml 调匀冲服，每天 2 次，早晚餐前服。对照组给予二甲双胍肠溶片（诺华制药有限公司出品）250mg，每天 2 次，早晚餐前 200ml 温水送服。

1.5 观察指标 标本采集：所有入选者于入选前及治疗终结时采取血液标本，血清丙氨酸氨基转移酶（ALT）升高者行腹部 CT 扫描，专人检测各项观察指标。观察项目：①症状、体征指标。②生化指标：空腹血糖（FBG），餐后 2h 血糖（P2BG），血脂［总胆固醇（TC）、三酰甘油（TG）、高密度脂蛋白胆固醇（HDL-C）、低密度脂蛋白胆固醇（LDL-C）］，ALT，血浆尿素氮（BUN）和血浆肌酐（Cr）。③腹部 CT：肝脏 CT 值，肝/脾 CT，脐水平腹部横断扫描内脏脂肪面积。④不良反应。

1.6 统计学方法 计量资料用均数 ± 标准差（$\bar{x} \pm s$）表示，组间比较及治疗前后对照采用 t 检验，以 $P < 0.05$ 为差异有统计学意义。

2 结　果

2.1 开降冲剂对症状、体征的影响（表1、表2）

表1　MS患者症状积分治疗前后两组比较（$\bar{x} \pm s$，分）

症状	对照组			治疗组		
	例数	治疗前	治疗后	例数	治疗前	治疗后
脘腹胀闷	42	4.31 ± 1.26	3.71 ± 1.28	46	4.33 ± 1.27	2.51 ± 1.28 * * △△
口渴	31	2.98 ± 1.31	0.91 ± 1.61	33	3.02 ± 1.75	1.29 ± 1.71 *
消谷善饥	25	3.57 ± 1.23	2.76 ± 1.71	24	3.74 ± 1.26	1.99 ± 1.71 * * △
肢体困重	31	3.76 ± 2.32	2.25 ± 1.49	30	3.57 ± 2.23	1.13 ± 1.58 * * △
身热不扬	28	2.23 ± 1.61	2.06 ± 1.92	29	2.17 ± 1.61	0.87 ± 1.43 * * △
头身困重	15	2.01 ± 1.91	1.54 ± 1.82	17	1.89 ± 1.71	0.87 ± 1.91 * △
倦怠乏力	19	1.75 ± 1.41	0.78 ± 1.39	22	1.78 ± 1.24	0.89 ± 1.42 *
大便黏滞	28	1.91 ± 1.81	0.85 ± 1.55	30	1.85 ± 1.58	0.65 ± 1.57 *
便秘	32	2.52 ± 1.82	1.54 ± 1.64	35	2.35 ± 1.61	0.35 ± 1.72 *
尿赤	39	1.51 ± 1.31	0.82 ± 1.28	41	1.48 ± 1.24	0.42 ± 1.22 *

注：与本组治疗前比较，$*P < 0.05$，$* * P < 0.01$；与对照组治疗后比较，$△P < 0.05$，$△△P < 0.01$（下同）

表2　MS患者血压、体重等指标治疗前后两组比较（$\bar{x} \pm s$）

指标	对照组		治疗组	
	治疗前	治疗后	治疗前	治疗后
收缩压（mmHg）	139.59 ± 20.82	134.18 ± 23.57	138.72 ± 21.24	132.51 ± 22.27
舒张压（mmHg）	88.72 ± 19.83	88.72 ± 19.83	88.72 ± 19.83	88.72 ± 19.83
体重（kg）	75.48 ± 10.75	71.57 ± 12.07	75.98 ± 10.37	69.64 ± 11.35 * △
体指数（kg/m²）	28.86 ± 6.51	26.45 ± 7.41	28.73 ± 6.23	26.32 ± 6.12 *
腹围（cm）	90.62 ± 19.92	86.65 ± 20.92	89.73 ± 18.92	83.59 ± 19.67 *

2.2 开降冲剂对生化指标的影响（表3）

表3 MS患者生化指标治疗前后两组比较（$\bar{x} \pm s$）

项目	对照组		治疗组	
	治疗前	治疗后	治疗前	治疗后
FBG（mmol/L）	6.42±0.41	6.32±0.31	6.61±0.43	6.50±0.32
P2BG（mmol/L）	9.12±0.31	7.38±0.25	9.26±0.32	8.27±0.31*△
TC（mmol/L）	6.91±0.55	6.10±0.42	6.79±0.55	5.91±0.48*△
TG（mmol/L）	2.03±0.29	1.76±0.31	2.07±0.30	1.79±0.32*
HDL-C（mmol/L）	0.88±0.29	1.18±0.32	0.91±0.32	1.38±0.31*△
LDL-C（mmol/L）	4.19±0.26	3.92±0.22	4.22±0.25	3.78±0.31*
ALT（U/L）	59.14±12.01	48.32±11.98	56.79±11.55	38.72±10.23**△

2.3 开降冲剂对肝脏CT值、肝/脾CT、经脐水平腹部横断扫描内脏脂肪面积的影响（表4）

表4 两组MS患者治疗前后肝脏CT值、肝/脾CT、内脏脂肪面积比较（$\bar{x} \pm s$）

组别	时间	例数	肝脏CT值（Hu）	肝/脾CT	内脏脂肪面积（cm²）
治疗组	治疗前	32	34.75±11.35	0.69±0.27	90.21±3.91
	治疗后	32	48.25±12.34	0.93±0.28	85.37±4.72
对照组	治疗前	28	35.75±10.97	0.69±0.28	90.53±4.03
	治疗后	28	40.31±11.35	0.75±0.26	87.76±4.46

2.4 不良反应

治疗组出现轻度腹泻（未停药，数天后自愈）5例（7.7%），轻度腹胀4例（6.2%）；对照组出现轻度腹泻3例（4.9%），轻度腹胀8例（13.1%）。均以消化道症状为主，但两组间差异无统计学意义。

3 讨 论

MS是心血管病的多种代谢危险因素在个体内集结的状态。肥胖尤其内脏型肥胖是MS的重要组件。内脏型肥胖相关的脂肪细胞因子最终能导致心血管病[4]。NAFLD是脂肪在内脏器官沉积的标志，与MS密切相关，美国临床内分泌医师学会（AACE）将NAFLD作为MS的主要条件[5]。多项长期临床研究发现动脉粥样硬化是NAFLD最重要的转归[6-7]。

　　中医认为，该病属"肥胖""消渴"等范畴。起病与饮食密切相关。《内经》曰："肥者令人内热，甘者令人中满。"饮食不节，数食肥甘，劳损脾胃；或多静少动，四体不勤，逸滞脾气，均致脾失健运、痰湿内生，蕴成湿热，熏蒸胃胆，热扰气机，肝郁失疏，气滞血瘀，木乘脾土，肝脾失和。终至痰湿瘀结，升降失常，积久成病。积食气滞，化热伤津，血浓生瘀；或安逸过度，气行缓滞，滞血成瘀；或肥甘脾损，生湿成痰，痰留血脉，均能成为脉络瘀阻病因。

　　MS 主要病机为痰湿瘀结，积滞化热，升降失常，故我们立辛开苦降法，组方制成开降冲剂，以辛开肝脾郁滞，苦降胆胃湿火。方中以半夏、薤白辛散开发，和胃散结；黄芩、黄连苦寒泻降，清热和胃；佐以党参、薏苡仁甘温益气，补脾胃、助运化以复升降之机；川芎、三七活血，调气先安未病之地。诸药相合，寒热并用，辛开苦降，补消兼施，可使寒热得除，升降有序，肝脾调和，痰瘀渐消。现代中药研究表明，黄芩、黄连有抗炎症、稳定内皮功能作用[8-9]；薤白、半夏可降低血脂、血浆内皮素水平，起到抗心肌缺血的作用[10]；党参多糖能改善小鼠的胰岛素抵抗[11]；薏苡仁提取物有脂肪酸合成酶体外抑制作用[12]。本研究显示，虽然二甲双胍降低血糖效力优于开降冲剂，但对 MS 症状积分、体重、体重指数、腹围、肝脏 CT 值，肝/脾 CT 改善不如开降冲剂，这可能与其作用单一，不具备中药的综合作用有关。开降冲剂有明显改善 MS 的作用，与其改善症状、减轻体重、调节血脂、减轻内脏脂肪积聚有关，且安全、有效，服用方便。

参考文献

［1］中华医学会糖尿病学分会代谢综合征研究协作组. 中华医学会糖尿病学分会关于代谢综合征的建议[J].中华糖尿病杂志，2004，12（3）：156-161.

［2］中华医学会肝病学分会脂肪肝酒精性肝病学组. 非酒精性脂肪性肝病诊疗指南[J].中华肝脏病杂志，2006，14（3）：161-163.

［3］中华人民共和国卫生部. 中药新药临床研究指导原则（第二辑）［S］. 1995.

［4］Fasshauer M，Paschke R. Regulation of adipocytokines and insulin resistance [J].Diabetologia，2003，46（12）：1594-1603.

［5］Bloomgarden ZT. Definitions of the insulin resistance syndrome：the 1st World Congress on the Insulin Resistance Syndrome [J].Diabetes Care，2004，27：824-830.

［6］Adams LA，Lymp JF，Sauver ST，et al. The natural history of nonalcoholic fatty liver disease：a population-based cohort study [J].Gastroenterology，2005，129（1）：113-121.

［7］Matteoni CA，Younossi ZM，Gramlich T，et al. Nonalcoholic fatty liver disease：a spectrum of clinical and pathological severity [J].Gastroenterology，1999，116（6）：413-419.

［8］王利津，徐强. 黄连解毒汤的抗炎作用机理研究[J].中国中药杂志，2000，25（8）：493-496.

［9］左彦方，郭毅，姜昕，等. 小檗碱对兔动脉粥样硬化及其血脂的影响[J].中国脑血管病杂志，2006，3（5）：204-207.

[10] 李创鹏. 加味栝蒌薤白汤对冠心病气滞血瘀证 C 反应蛋白、内皮素、血液流变学的影响 [J].中国中医药信息杂志，2004，11（12）：1041 - 1042.

[11] 傅盼盼，洪铁，杨振. 党参多糖对糖尿病小鼠胰岛素抵抗的改善作用[J].时珍国医国药，2008，19（10）：2414 - 2416.

[12] 高晶，于飞，曾勇. 薏苡仁提取物对脂肪酸合成酶体外抑制作用的实验研究[J].中国药理通讯，2007，24（3）：16.

黄芪注射液配合降糖药治疗 2 型糖尿病 48 例

路　波　张秀梅　耿少民

1999 年 12 月至 2001 年 12 月，笔者采用黄芪注射液治疗 2 型糖尿病，疗效满意。现报道如下。

1 资料与方法

1.1 临床资料 48 例患者均符合 WHO（1997 年）糖尿病诊断标准。均口服降糖药治疗，血糖均达标（空腹 3.5 ~ 6.0mmol/L，餐后 2h 3.5 ~ 8.0mmol/L，糖化血红蛋白 6% ~ 8%）并维持半年以上。但其血流变指标至少有 2 项以上异常。其中男性 23 例，女性 25 例；年龄 40 ~ 50 岁 26 例，50 ~ 60 岁 17 例，60 ~ 65 岁 5 例；糖尿病史最长 19 年，最短 1 年，平均 9.43（ ± 5.72）年。服用格列齐特 16 例，格列本脲 10 例，格列喹酮 7 例，糖适平 6 例，迪沙片 4 例，二甲双胍 32 例，拜糖平 24 例。伴发糖尿病肾病 18 例，糖尿病神经病变 36 例，糖尿病视网膜病变 17 例，冠心病 11 例，高血压 17 例。空腹血糖平均 4.31（ ± 0.82）mmol/L，餐后 2h 血糖平均 6.12（ ± 1.1）mmol/L，糖化血红蛋白平均为 6.3%（ ± 1.9%）。

1.2 治疗方法 黄芪注射液 30ml 加入 250ml 生理盐水，静脉滴注，每日 1 次。疗程 1 个月。所有患者均继续服原用的降糖药，剂量不变，将血糖控制在空腹 3.5 ~ 6.0mmol/L，餐后 2h 3.5 ~ 8.0mmol/L，糖化血红蛋白 6% ~ 8%。治疗前和治疗后 3d 用全自动血流变分析仪（FASCO 9700 型）测定相关内容。

1.3 疗效标准 临床治愈：所有异常观察指标均正常；显效：60% 以上异常观察指标转为正常；有效：30% 以上异常观察指标转为正常；无效：30% 以下异常观察指标转为正常或有 1 项以上观察指标由正常恶化为异常。

2 治疗结果

黄芪注射液配降糖药治疗 2 型糖尿病伴血流变异常结果见附表。从附表可知，黄芪注射液对 2 型糖尿病伴发的血流变异常有良好的疗效，血流变各项指标均有改善，其中全血黏度、血浆黏度、红细胞聚集指数、血栓湿重、血栓干重均有非常显著的差异。经治疗，48 例患者临床痊愈 9 例，显效 20 例，有效 17 例，无效 2 例。治疗中血糖、糖化血红蛋白变化均保持在达标的范围内。

附表　黄芪注射液配降糖药治疗 2 型糖尿病伴血流变异常结果比较

项目	全血黏度 （mPa·s）	血浆黏度 （mPa·s）	红细胞聚集指数 （Agrbc）	纤维蛋白原 （g/L）	血栓长度 （mm）	血栓湿重 （mg）	血栓干重 （mg）
治疗前	4.98 ± 0.45	1.98 ± 0.14	11.32 ± 1.73	3.07 ± 0.96	25.76 ± 7.82	65.33 ± 10.21	22.86 ± 4.96
治疗后	$4.01 \pm 0.39^{**}$	$1.61 \pm 0.17^{**}$	$10.51 \pm 1.68^{*}$	2.78 ± 0.87	$22.51 \pm 6.94^{*}$	$55.60 \pm 9.84^{**}$	$16.91 \pm 4.35^{**}$

$* P < 0.05 **；P < 0.01$

3　讨　论

中医认为消渴病的基本病机为内燥阴伤，阴虚日久，气失濡养，则致气虚，气虚失运，推动无力，则血运不畅而成瘀血；瘀血为病，变证丛生。瘀血阻于肾，肾气化不利而生水肿；阻于肢体脉络，致气血不通而见四肢麻痛；阻于胸腔，心阳不振而见胸痹；阻于目络，目不得血而视物不清，甚至失明等等。临床上采用黄芪注射液（相当于黄芪生药 60g）静脉注射。黄芪能补气升阳，扶正固本，祛邪通脉，推动血液运行。

行气化瘿汤治疗散发性甲状腺肿 40 例

路　波　沈　璐　指导：米烈汉

笔者 2003 年 6 月至 2005 年 2 月，观察米烈汉老师用验方"行气化瘿汤"治疗散发性甲状腺肿 40 例，同时与笔者用海藻玉壶汤治疗的患者进行比较研究，现总结如下。

1　资料与方法

1.1　临床资料　本组 66 例均为我院门诊和住院患者。求治于老师的患者均用行气化瘿汤，共 40 例（治疗组）；学生独立诊治的患者用海藻玉壶汤，共 26 例（对照组）。治疗组女性 35 例，男性 5 例；年龄 24 ~ 52 岁，平均 34.2 （±9.7）

岁；平均病程 3.5（±5.6）年；甲状腺肿大Ⅲ度 28 例，Ⅳ度 10 例，Ⅴ度 2 例；有结节者 21 例，B 超测量甲状腺平均直径 5.35（±2.82）cm。对照组女性 23 例，男性 3 例；年龄 24～53 岁，平均 34.5（±9.8）岁；平均病程 3.4（±5.5）年；甲状腺肿大Ⅲ度 18 例，Ⅳ度 6 例，Ⅴ度 2 例；有结节者 13 例，甲状腺平均直径 5.31（±2.91）cm。两组患者性别、年龄、病程、病情经统计学处理无显著性差异，具有可比性（$P > 0.05$）。

1.2 诊断标准　甲状腺肿大，甲状腺功能正常，细针穿刺细胞病理特征符合单纯性甲状腺肿。用 B 超测量甲状腺直径，并参考地方性甲状腺肿大程度标准[1]分为 5 度，中医诊断标准参考《中医症状鉴别诊断学·颈粗》[2]制定，证属气滞痰结。

1.3 治疗方法　治疗组给予行气化瘿汤：柴胡、枳壳、川芎、陈皮、广木香、青皮、夏枯草各 14g，白芍 18g，浙贝母、全瓜蒌、煅牡蛎各 20g，炙甘草 6g。对照组给予海藻玉壶汤（《外科正宗》）：海藻、昆布、海带各 10g，陈皮、青皮、当归、半夏、独活各 14g，连翘、浙贝母各 20g，炙甘草 6g。两组处方均固定，并用中药煎煮机煎煮为每袋 200ml，每次 1 袋，早晚餐后服用。每周服药 6d，连用 12 周。

1.4 疗效标准　临床痊愈：甲状腺不可扪及，并发症候消失；显效：甲状腺直径减少 4cm 以上，并发症候明显减轻；有效：甲状腺直径减少 2～4cm，并发症候有所改善；无效：甲状腺直径减少 2cm 以下，症候无变化。

2 治疗结果

治疗组临床痊愈 8 例，显效 20 例，有效 7 例，无效 5 例；对照组临床痊愈 0 例，显效 11 例，有效 12 例，无效 3 例。治疗组治愈率、显效率明现高于对照组（$P < 0.05$）。治疗后甲状腺直径，在治疗组为 3.19（±2.23）cm，对照组为 4.81（±2.43）cm，两组对照有显著性差异（$P < 0.05$）。

3 讨 论

本病属中医"瘿瘤"范畴。以往治疗多用海藻、昆布、海带等富含碘类的化痰散结之品。老师发现该病多见于性格内向或情绪波动较大的女性。认为城市中食用加碘盐的人，患瘿瘤多与水土无关，而与情志有密切关系。老师积多年治疗瘿瘤的经验，立行气活血、润化痰结之法，总结出"行气化瘿汤"，治疗散发性甲状腺肿。方中柴胡、枳壳、陈皮、制香附、广木香、青皮疏肝行气，调理气机；川芎、白芍药性轻灵，活在上瘀血；瓜蒌、浙贝母为化痰润药，润化痰结；牡蛎软坚消瘿；夏枯草清肝火，并佐制全方以防药性香燥；炙甘草调和诸药。全方用药强调润化，尤其讲究化痰药宜润不宜燥。

通过对比研究发现，本方较海藻玉壶汤行气活血力强，而含碘的软坚消瘿药少，但疗效优于后者。说明散发性甲状腺肿与缺碘关系不大，通过行气活血、润化痰结可取得更好的疗效。

参考文献

[1] 戴自英. 实用内科学［M］. 9 版. 北京：人民卫生出版社，1993.

[2] 赵金铎. 中医症状鉴别诊断学［M］. 北京：人民卫生出版社，1985.

芪丹桃红四物汤配合中药浴足治疗糖尿病周围神经病变临床观察

杨栓柱　指导：路　波

糖尿病周围神经病变（DPN）是糖尿病所致神经病变中最常见的一种，发病率达 30% ~90%[1]，严重影响患者的生活质量，是糖尿病致残的主要因素之一。其主要临床特征为四肢远端感觉、运动障碍，表现为肢体麻木、挛急疼痛，肌肉无力和萎缩，腱反射减弱或消失等。按其临床表现分为远端对称性多发性神经病变、局灶性单神经病变、非对称性多发局灶性神经病变、多发神经根病变。DPN 属中医"消渴痹症"范畴[2]，导师路波主任医师采用中医药内服外治法治疗 DPN，效果显著，现报道如下。

1　资料与方法

1.1　一般资料　80 例均为 2010 年 7 月至 2011 年 3 月陕西省中医医院内分泌科住院及门诊患者，按就诊先后顺序采用随机数字表法随机分为治疗组和对照组，各 40 例。治疗组男 22 例，女 18 例；年龄 41 ~77 岁，平均 59.7 岁；糖尿病史 4 ~11 年，周围神经病变病程 1.5 个月至 8 年，平均 2.43（±2.2）年。对照组男 19 例，女 21 例；年龄 44 ~76 岁，平均 61.4 岁；糖尿病史 5 ~13 年，周围神经病变病程 3.7 个月至 6 年，平均 3.31（±3.7）年。两组性别、年龄、病程等一般资料差异无统计学意义（$P > 0.05$），具有可比性。

1.2　诊断标准　明确的糖尿病病史；在诊断糖尿病时或之后出现神经病变。临床症状和体征与 DPN 的表现相符。以下 5 项检查中如果有 2 项或 2 项以上异常则诊断为 DPN：温度觉异常；尼龙丝检查，足部感觉减退或消失；振动觉异常；踝反射消失；神经传导速度有 2 项或 2 项以上减慢。

1.3　排除标准　排除其他病变如颈腰椎病变（神经根压迫、椎管狭窄、颈腰椎退行性病变），脑梗死、格林－巴雷综合征，严重动静脉血管病变（静脉栓塞、淋巴管炎）等，及化疗药物引起的神经毒性作用以及肾功能不全引起的代谢毒物对神经的损伤。

1.4 治疗方法 两组均采用基础治疗，包括糖尿病教育、合理饮食、适当运动，及胰岛素和（或）口服降糖药等控制血糖，使血糖控制在正常范围。

对照组口服芪丹桃红四物汤（黄芪 30g，丹参 30g，桃仁 14g，红花 14g，当归 14g，川芎 14g，生地 14g，白芍 14g），其间可随证加减。每日 1 剂，水煎分两次口服。7d 为一个疗程，共服 3 个疗程。治疗组在对照组基础上外用通络止痛散 1 号（附子、桂枝、鸡血藤、络石藤、透骨草、伸筋草等分粉碎，每用 50g），每日 1 包，放入脚盆内，加开水 2 000ml，待水温降至 40℃时，将双足浸于药液中泡洗，每次 15min，每日 1 次。7d 为一个疗程，连续使用 3 个疗程。

1.5 疗效判定标准 临床痊愈：肢体麻、凉、痛、痿的症状及体征消失或基本消失，证候积分减少≥90%。显效：肢体麻、凉、痛、痿的症状及体征明显改善，证候积分减少≥70%。有效：肢体麻、凉、痛、痿的症状及体征均有好转，证候积分减少≥30%。无效：肢体麻、凉、痛、痿的症状及体征均无明显改善，甚或加重，证候积分减少不足 30%。证候积分计算公式为：［（治疗前积分 - 治疗后积分）/治疗前积分］×100%。

证候积分标准[2]见表 1。

2 结 果

见表 2 ～ 表 3。

表 1 临床症状积分

症状	轻（2 分）	中（4 分）	重（6 分）
四肢疼痛	偶尔疼痛，每日 2 次以下，每次 10min 以内	经常疼痛，每日 4 次以下，每次 30min 以内	持续疼痛，每日 4 次以上，每次 30min 以上，甚者不能缓解
四肢发凉	偶尔发凉，近衣被即可缓解	经常发凉，近衣被 30～60min 可缓解	持续发凉，近衣被 60min 以上不能缓解
肢软无力	行走无力，上 2 层楼即感下肢发软	行走无力，上 1 层楼即感下肢发软	行走无力，平地步行即感下肢发软
感觉减退	肢体感觉迟钝，10g 尼龙丝试验阴性	肢体感觉迟钝，10g 尼龙丝试验阳性	肢体感觉迟钝，针刺试验才有感觉
肢软麻木	偶尔麻木，每日 2 次以下，每次 10min 以内	经常麻木，每日 4 次以下，每次 30min 以内	持续麻木，每日 4 次以上，每次 30min 以上，甚者不能缓解
肌肉萎缩	行走无力，平地步行即感下肢发软	肌肉轻度萎缩	肌肉中度萎缩

表2 两组临床疗效比较（例）

组别	例数	痊愈	显效	有效	无效	总有效率
治疗组	40	28	5	4	3	92.5%$^\triangle$
对照组	40	18	7	5	10	75.0%

与对照组比较，$\triangle P < 0.05$

表3 两组治疗前后症状积分变化（分，$\bar{x} \pm s$）

观察指标	治疗组（$n = 40$）		对照组（$n = 40$）	
	治疗前	治疗后	治疗前	治疗后
四肢疼痛	3.75 ± 1.76	1.78 ± 1.06$^{*\triangle}$	3.82 ± 0.15	2.42 ± 0.23
四肢发凉	4.11 ± 1.27	2.06 ± 1.13$^{*\triangle}$	4.39 ± 1.13	2.59 ± 1.51
肢软无力	2.95 ± 0.75	1.95 ± 0.75$^{*\triangle}$	3.14 ± 0.42	1.98 ± 0.67*
感觉减退	2.16 ± 0.11	0.76 ± 0.32$^{*\triangle}$	2.22 ± 0.21	1.76 ± 0.19
肢软麻木	3.81 ± 0.12	1.65 ± 0.37$^{*\triangle}$	3.90 ± 0.11	2.41 ± 0.21
肌肉萎缩	0.88 ± 0.06	0.79 ± 0.26	0.71 ± 0.21	0.69 ± 0.08
空腹血糖	8.72 ± 3.29	7.98 ± 2.45	8.66 ± 2.80	8.01 ± 3.12

与本组治疗前相比较，$* P < 0.05$；与对照组治疗后相比较，$\triangle P < 0.05$

3 讨 论

　　导师路波主任医师采用内服外治法治疗 DPN，治则以益气养血、活血化瘀、温经通络为主。内服方中重用黄芪、丹参益气养血；当归补血养肝；熟地黄滋阴补血；白芍养血柔筋止痛；川芎活血行气畅通气血，气行则血行，血行则瘀消。中药浴足属外治法，用附子、桂枝温经活络，散寒止痛；鸡血藤、络石藤活血通络；透骨草、伸筋草通经活络止痛。诸药合用共奏温阳散寒、活血止痛、通经活络之功。在水浴温热作用下，中药能更好地发挥疏通脉络的作用，改善血液循环，刺激神经功能恢复，从而达到化瘀通络、活血止痛的作用。

参考文献

［1］中华中医药学会. 糖尿病中医防治指南 ［M］. 北京：中国中医药出版社，2007：25.

［2］庞国明，闫镛，朱璞，等. 糖尿病周围神经病变中医诊疗规范初稿 ［J］. 中华中医药杂志，2010，25（2）：260 - 264.

糖尿病肾病患者舌下络脉观察分析

杨栓柱　路　波　孙玲莉

舌下络脉即舌系带两侧纵行的大络脉及其周围可见的分支。舌下络脉诊法是舌诊的重要组成部分，是对传统舌诊的补充，观察舌下络脉的变化，对于中医诊病辨证有着极为重要的价值。有学者研究发现[1]，舌下络脉的变化与糖尿病血管病变密切相关并有一定规律可循，舌下络脉变化可作为糖尿病血管病变的前期诊断指标之一。糖尿病肾病（DN）是糖尿病微血管并发症之一，又称糖尿病性肾小球硬化症，为糖尿病特有的肾脏并发症。中医认为，DN 多伴有"血瘀"，观察舌下络脉对 DN 防治有积极意义。

1　资料与方法

1.1　临床资料　选择 2010 年 7 月至 2011 年 5 月陕西省中医医院内分泌科门诊及住院 DN 患者 115 例，男性 59 例，女性 56 例；年龄最大 87 岁，最小 39 岁，平均 64.23（±10.12）岁；病程最长 30 年，最短 6 年，平均 14.17（±6.16）岁；舌底积分最大 20 分，最小 0 分，平均 10.56±4.63 分；FPG 最大 20.3mmol/L，最小 4.6mmol/L，平均 8.413（±3.08）mmol/L；HbA_{1c} 最大 15.0%，最小 4.9%，平均 8.21%（±2.43%）；BMI 最大 $31.4kg/m^2$，最小 $19.4kg/m^2$，平均 25.21（±3.11）kg/m^2；收缩压最高 200mmHg，最低 95mmHg，平均 123.86（±14.62）mmHg；舒张压最高 110mmHg，最低 60mmHg，平均 80.35（±7.97）mmHg；DN Ⅲ期 34 例，Ⅳ期 50 例，Ⅴ期 31 例；全部病例符合糖尿病诊断标准及糖尿病肾病诊断标准。

1.2　研究方法　数码相机采用奥林巴斯 FE5030，照片尺寸统一为 3264×2448 像素，分辨率为 72×72dpi，相机镜头与拍摄物体间距离 20cm。患者取端坐位，在固定辅助光源下张口，舌体自然舒展，慢慢翘起舌尖轻抵上门齿，或将舌体向上腭方向翘起约 45°，以充分暴露舌腹面。注意保持舌体松弛，避免过度卷舌造成舌体紧缩，以免影响舌下络脉的形态和血液回流。患者张口卷舌的同时，用数码相机在微距状态下拍摄患者舌底照片 1~2 张。将所拍摄的舌底照片输入计算机，在 PhotoShop CS5 软件下测量舌下脉络宽度和长度，观察舌底颜色，主干分支，主干充盈度及曲张程度，观察舌下细络及舌下瘀斑瘀点。

舌下络脉积分方法根据舌下络脉的表现形式，进行综合量化积分，其定量分级标准参照《中医量化诊断》，并采用 6 分（重度）、4 分（中度）、2 分（轻度）、0 分（无）进行记录。具体指标如下[2]：①颜色紫暗（无、微紫、舌紫、紫暗）；②主干分支（无、单支干、双支干、多支干或树杈样分支）；③主干充盈度（主干无充盈或隐现于舌下，呈线状并不粗张；主干下端略隆起，上端平坦；整条主干饱满隆起，轻度弯曲；主干明显隆起，呈圆柱状，伴明显弯曲）；④曲张程度（无；舌下静脉轻度隆起，外观呈条索状；舌下静脉明显突出，外观粗细不均，走向弯曲；外观呈结节状或瘤状）；⑤舌下细络（无或在两条伞襞线内有细小血管者；小血管延伸至伞襞线以外者；小血管增粗、迂曲延伸至伞襞线以外者）；⑥舌下斑点（舌下无瘀点、瘀斑者；有 3 个以下散在瘀点者；有较多瘀点或散在瘀斑者；有密集瘀点或较多瘀斑者）；⑦长度宽径（主干直径在2.7mm 以下，长度不超过舌系带止点；主干饱满，直径不超过 2.7mm，长度不超过舌系带止点与舌尖 1/2；直径增粗超过 2.7mm，长度超过舌系带止点与舌尖3/5；直径增粗超过 2.7mm，长度超过舌系带止点与舌尖 3/5 或将及舌尖）。

1.3 统计学方法 采用 SPSS19.0 软件统计，一般资料采用 t 检验；相关性采用 Pearson 分析。

2 研究结果

115 例 2 型 DN 患者，DN Ⅲ 期 34 例，平均 6.43（±3.11）分，Ⅳ期 50 例，平均 9.92（±4.32）分，Ⅴ期 31 例，平均 14.22（±5.65）分，各临床分期分别采用 t 检验，均有显著性差异，病程分期越重，舌底积分越高。舌底积分与相关指标 Pearson 分析，积分与年龄、FPG、HbA_{1c} 在 0.01 水平（双侧）上显著相关，与病程在 0.05 水平（双侧）上显著相关，与 BMI、收缩压、舒张压无显著相关性。详见表 1 和表 2。

表 1 舌底积分与 DN 临床分期的关系

	n	0~6 分	6~12 分	12~18 分	>18 分	平均积分
Ⅲ期	34	13	10	8	3	6.43 ± 3.11
Ⅳ期	50	12	19	15	4	9.92 ± 4.32▲
Ⅴ期	31	5	7	10	9	14.22 ± 5.65△◇

注：▲经 t 检验：Ⅳ期与Ⅲ期比较 $P < 0.05$；△Ⅴ期与Ⅲ期比较 $P < 0.05$；◇Ⅴ期与Ⅳ期比较 $P < 0.05$

表 2　舌底积分与相关指标 Pearson 分析

	年龄	病程	FPG	HbA$_{1c}$	BMI	收缩压	舒张压	舌底积分
Pearson 相关性	0.317♦	0.216▲	0.433♦	0.563♦	-0.171	0.174	0.142
显著性（双侧）	0.001	0.020	0.000	0.000	0.068	0.062	0.131

注：◆在 0.01 水平（双侧）上显著相关。▲在 0.05 水平（双侧）上显著相关

3　讨　论

　　传统中医诊断的信息来源主要是望、闻、问、切，又称"四诊"。作为望诊的重要内容，对舌的诊断是获取患者健康状况信息的一种重要途径。舌诊，是中医望诊中的重要内容，是一种重要的诊察手段。传统的舌诊都是依靠医生的目视观察进行判断分析，并用语言文字描述，主观依赖性强，缺乏客观化、定量化的依据。受条件的限制，长期以来中医难以精确记录和保存舌象资料，这给临床、教学、科研带来很多不便，也不利于学术交流和中医舌诊的发展。中医舌诊的客观化、定量化和标准化，对于中医辨证规范化及中医舌诊的进一步发展，具有重要的理论价值和实际意义。随着信息技术、数码图像技术的发展，采用图像处理和数据挖掘技术，对舌象进行分析和病情诊断，是发展中医舌诊的一条必由之路。

　　祝谌予教授于早在 1977 年对 30 例糖尿病患者观察发现[3-4]，几乎全部病例均有舌紫暗或舌暗淡，或有瘀点、瘀斑，舌下静脉青紫或曲张，并首次提出糖尿病夹瘀血证，开始应用活血化瘀法治疗糖尿病，为中医诊治糖尿病提供了一条新的思路和方法。现代医学研究[5]发现糖尿病的危害主要来自于大血管和（或）微血管并发症，血管损害使生理上供血丰富的器官如心、肾、脑等器官更容易发生血供障碍。舌是人体供血较丰富的器官，所以，以全身血管损害为特征的糖尿病血管病变也会反映于舌上。其外，舌只外被黏膜，较其他器官更易观察。糖尿病肾病是糖尿病微血管并发症之一，又称糖尿病性肾小球硬化症，为糖尿病特有的肾脏并发症。中医认为，DN 多伴有"血瘀"，观察舌下络脉对 DN 防治有积极意义。观察发现，如病初可见舌底静脉变粗变暗，病久则见舌底出现瘀斑成片，甚至看到严重的静脉迂曲。实证常见脉络充盈，或迂曲，甚则成片，为痰或瘀血内阻；虚证则为脉络塌陷，细短，多为气血阴阳不足。舌下络脉色红，提示病情轻或为寒证；络脉色紫，提示病情较重或热重；若出现瘀点或瘀斑，随着年龄及病程的增长，会出现络脉的闭塞，在舌则表现为瘀点或瘀斑。舌下络脉积分与 DN 临床病程进展成正相关，积分越高，病情越重。观察舌下络脉的变化，对 DN 的中医辨证、治疗效果及判断病情转归有重要参考价值。

参考文献

［1］杨亚平，钱峻，王媛，等．糖尿病血管病变的舌下络脉观察及特点分析［J］．南京中医药大学学报，2008，24（6）：370－372．

［2］符小玉，孙克伟．肝纤维化分期与舌下络脉积分的关系［J］．中西医结合肝病杂志2008，1（1）：12－14．

［3］祝谌予．用活血化瘀疗法为主治疗糖尿病病例报告［J］．新医药学杂志，1978，5：8－9．

［4］祝谌予．降糖活血方治疗糖尿病［J］．中西医结合杂志，1988，1（1）：8－10．

［5］潘长玉．Joslin糖尿病学［M］．北京：人民卫生出版社，2007．

路波从厥阴辨治消渴病经验举隅

张冠杰　指导：路　波

糖尿病属于中医消渴病范畴。传统中医认为，此病多属阴虚燥热，病位在肺、胃、肾，在辨证上亦以三焦辨证为主，传变顺序是上焦、中焦、下焦，治疗方法以益气养阴或者活血化瘀为主，然而运用于临床，治疗效果往往差强人意。路波主任医师在长期的临床实践中，突破传统三消分治的理论，提出了消渴病"四经传变，紧抓厥阴"这一观点，将盐酸二甲双胍片与自拟减味乌梅丸联合应用于糖尿病的临床治疗，取得了良好的疗效。笔者有幸从师学习，现将老师中西医结合治疗消渴病的经验介绍如下。

1　消渴病与厥阴关系探源

糖尿病常常表现为"三多一少"，属于消渴病范畴，自《黄帝内经》以来，历代医家认识多立足于肺燥、胃热、肾虚，其治法也多以益气养阴为主，后来又提出瘀血理论，在治法上参用活血化瘀，这些理论在当今糖尿病的治疗中仍发挥着积极作用。在古籍中多次提及消渴病与厥阴经关系密切，《黄帝内经·灵枢》中就有"肝脆则善病消瘅"的论述，最早提出了糖尿病与厥阴肝的关系。《金匮要略》也曾明确提出"厥阴之为病，消渴"。尤在泾在《金匮要略心典》中解释云：夫厥阴风木之气，能生阳火而烁阴津，津虚火实，脏燥无液，求救于水，则为消渴。清代黄元御在《四圣心源·消渴根源》中明确提出："消渴者，足厥阴之病也。"现代生理学研究发现肝脏是糖原的主要合成场所，对于血糖的调控具有极其重要的作用。张彦丽[1]认为，肝气郁结，肝血亏虚是消渴发病的内在因素，肝失疏泄是消渴发病的病理机制，肝郁肝虚、湿热内生、痰瘀交阻是消渴变证发生的根源。

2 消渴病传变规律

2.1 病因病机 宋·陈无择总结前人经验，提出"三因学说"，认为疾病病因包括：内所因，外所因，不内外因。消渴病属于内伤杂病，在病因方面属于内所因，由于多食肥甘厚味，肥甘厚味可产生内热，过食甜食可使中焦困顿，精气上溢不及，日久成为消渴。脾胃同居中焦，互为表里，一升一降共奏运化之功，脾胃虚弱，运化不及，精微不能充养四肢百骸，充养肌肤，而形体日见消瘦，甚则肢体痿废不用，此时常常表现为多饥善食。肝主疏泄，调畅气机，肝病全身气机逆乱，郁而化火，火邪内淫，可耗气伤津，故成消渴诸症。肾为水火之脏，内寓元阴元阳，真阴亏损，肾水不足，龙雷之火上腾，上灼津液，遂成消渴诸症。

2.2 消渴病的"四经传变" 消渴病属于内伤杂病，其传变规律与伤寒的六经传变大不相同。消渴病首先起于阳明胃经，胃火炽盛，耗液伤津，况胃为燥土，邪宜燥化，累及津液，从而表现为口渴引饮，病位在肌肉、胃肠，病性属实[2]，此时的患者大多处于血糖正常或轻度升高阶段，可能已经存在高胰岛素血症和胰岛素分泌模式的改变。太阴脾与阳明胃互为表里，阳明受邪，胃火炽盛，灼伤阴津，太阴受损，运化不健，太阴脾为湿土，受邪易生痰饮，阻滞中焦，津液不得上承于口，从而表现为口渴不欲饮、乏力倦怠等，病位在脾胃，病性一般来说属虚[2]，此时患者大多已经出现血糖升高，即我们常说的糖耐量异常阶段。脾土亏虚，木壅土滞，影响木气之条达，邪传于厥阴，厥阴乃风木之脏，内寄相火，邪宜从风化，扰动相火，从而表现为头晕、目眩、耳鸣等，病位主要在肝，常有抑郁症，或合并肝病，或合并周围神经病变，或有更年期综合征者[2]，此时患者除了有血糖升高的表现外，同时还可能伴有眼底病变、高血压、动脉粥样硬化等。厥阴肝与少阴肾同居下焦，肾水为肝木之母，厥阴肝病则子盗母气，传于少阴，少阴乃命门之所，真阴真阳所聚，邪犯少阴，半生半死也，病在心肾，常合并心、肾功能不全，或合并中风后遗症，此时患者已经出现糖尿病冠心病，糖尿病肾病等终点事件，预后较差。

2.3 消渴病论治的关键 消渴病的四经传变与伤寒论的六经传变不同，其具体规律是阳明→太阴→厥阴→少阴。糖尿病具有起病隐匿、病机复杂等特点，属于消渴病范畴，亦遵循四经传变规律，病在阳明、太阴阶段属于糖尿病前期阶段，即血糖正常的高胰岛素期或糖耐量异常期，临床中这一时期极其容易被人们忽视；直到病邪传到厥阴肝，此时已经出现较为严重的并发症，如糖尿病视网膜病变、糖尿病高血压等疾病时就诊。厥阴为阴阳之枢[3]，治疗得法则从阴出阳，由厥阴→太阴→阳明向愈传变；如治不得法，则由厥阴→少阴向坏传变。少阴是糖尿病较为严重时期，这一时期属于糖尿病肾病，甚至尿毒症时期，由此可见，厥阴是糖尿病转归的关键所在。

3 中西医结合治疗

3.1 二甲双胍 二甲双胍是治疗糖尿病的首选用药，具有增加胰岛素敏感性的作用，其作用的主要靶器官是肝。中医的肝是一个系统概念，除了指与西医相同的肝以外，还包括胆、肝的经脉等，中医肝的生理、病理涵盖面大于西医的肝，所以可以认为二甲双胍归于厥阴肝经，从这一点看，目前临床在治疗糖尿病的理念与余师厥阴论治不谋而合。

3.2 减味乌梅丸 在目前的临床观察中，大多糖尿病患者就诊时，疾病阶段大都处在厥阴，虽有主入厥阴的乌梅丸，但是应用于临床，疗效不尽如人意，针对这一具体情况，余师在长期的临床实践中，自拟减味乌梅丸应用于糖尿病的临床治疗，血糖达标率得到明显提高。其具体组成是乌梅敛阴补肝，从其性而欲入其肝，以助厥阴春生之气为君药；当归养血补肝，疏木达郁为臣；黄芩、黄连清泄中上焦虚火，生津止渴，干姜温中健脾，寒热并用为佐；本方在乌梅丸的基础上酌减入肾经之品，能够更好切中糖尿病厥阴期的疾病特点，从而进一步优化糖尿病的治疗。

3.3 二甲双胍联合减味乌梅丸的治疗优势 在 2 型糖尿病的治疗中，解决胰岛素抵抗是治疗本病的关键的切入点，其中减轻肝脏胰岛素抵抗越来越被人们所重视，李士颖等[4]认为从肝脏入手解决胰岛素抵抗，可能在以后 2 型糖尿病的治疗中占有重要地位。于淼[5]认为胰岛素抵抗的发生、发展与肝的关系密切，以肝脏为切入点是解决胰岛素抵抗的基本法则之一。二甲双胍主要作用的靶器官是肝脏，具有不增加胰岛素释放，能改善胰岛素抵抗，避免高胰岛素血症，单用不引起低血糖，不引起体重增加等特点，目前已经成为多家指南推荐的治疗糖尿病的首选用药。余师自拟的减味乌梅丸是在《伤寒论》厥阴病主方乌梅丸的基础上加减变化而来，除具有原方乌梅丸主入厥阴的特点，同时还具有配方简单，作用靶点明确等特点，颇符合先贤张景岳的"治病用药，本贵精专，尤宜勇敢"的主张。二甲双胍与减味乌梅丸都入厥阴肝经，二者联用可能对于治疗肝脏胰岛素抵抗效果更佳，对于血糖的达标率具有更加积极的意义。

4 典型病例

李某某，男，31 岁，2012 年 3 月 14 日初诊。血糖升高 1 年。1 年前体检时查血糖偏高，随后行葡萄糖耐量试验（OGTT），诊断为 2 型糖尿病，一直未口服药物治疗，坚持饮食控制和运动，血糖未监测，4 天前因口干、乏力就诊于本院。查空腹血糖 7.3mmol/L，餐后 2h 血糖 8.7mmol/L。口干，乏力，时有汗出，双目干涩，腹部胀满，食后尤甚，纳差，睡眠差，二便调，舌质红，苔薄黄，脉弦滑。西医诊断：2 型糖尿病；中医诊断：消渴（肝经郁热）。治疗方案：盐酸二甲双胍片 0.5g，3 次/日；减味乌梅丸，药用乌梅、当归、黄连、黄芩、干姜（免煎剂）；饮食控制加运动。1 周后查空腹血糖 6.5mmol/L，餐后 2h 血糖 8.0mmol/L。口干及双目干涩等症状较前缓解，仍有乏力、腹胀等表现，舌质红，苔薄白，脉弦滑。中药原方基础上加用辛温宣散之吴茱萸以顺达厥阴肝经；二甲双胍继用前方案剂量。1 个月后复查空腹血糖 5.8mmol/L，餐后 2h 血糖 7.5mmol/L，目前患者诸症缓解，血糖控制平稳，治疗中未出现低血糖及腹痛、腹泻等不良反应。

5 结　语

通过对消渴病发生发展的分析，路波主任提出消渴病"四经传变"的观点，认为厥阴肝是消渴病预后与转归的关键所在。从厥阴辨治消渴病可为中医治疗消渴病提供一个新的思路与方法。

参考文献

[1] 张彦丽. 肝与消渴刍议 [J]. 中医药导报，2009，15（10）：10-12.

[2] 李赛美. 浅谈糖尿病及其并发症六经辨治思路 [J]. 中华中医药杂志，2007，22（12）：857-859.

[3] 张福华，于学美. 浅谈"枢机"及其临床意义 [J]. 山东中医药大学学报，2004，28（1）：23-24.

[4] 李士颖，朱铁虹. 肝胰岛素抵抗的研究进展 [J]. 中国慢性病预防与控制，2008，16（2）：206-208.

[5] 于淼. 从肝论治 2 型糖尿病胰岛素抵抗 [J]. 长春中医药大学学报，2011，27（4）：567-568.

从中医"治未病"理念思考糖尿病前期的防治

孙利平　路　波

糖尿病前期指由血糖调节正常发展为调节受损但未达到糖尿病（MD）的高血糖状态，主要表现为患者糖耐量（IGT）降低及空腹血糖（IFG）增高[1]，目前我国患者仍有着较高的转糖尿病率[2]。中医学将这种处于正常和 MD 患者之间的状态归属于"未病"。近年随着人们健康意识的不断提高，中医"治未病"理论对糖尿病前期的防治也逐步得到人们重视，相关研究表明，对 MD 高危人群进行合理干预无疑是一项合理有效的措施[3]。因此，笔者从"治未病"理论的实际应用着手，对糖尿病前期进行生活和行为方式指导具有重要意义。

1 对"治未病"理论的认识

早在《黄帝内经》中记载："是故圣人不治已病治未病，不治已乱治未乱……上工治未病，不治已病。"以上均体现了治未病具有防重于治的特点。此外，元·朱丹溪在《内经》的引导下也阐述了治未病的主要思想是未病先防和既病防变。其中，未病先防是在未病之前，采取措施以预防疾病的发生；既病防变是指已生病要及时治疗，并能预测疾病可能的发展方向并防止其进一步发展。鉴于此，顺应疾病发生、发展规律，在其从"未病"到"已病"漫长过程中做到早识、早防、早治意义重大。

2 "治未病"在糖尿病前期防治中的应用

中医学认为，糖尿病前期属于中医"脾瘅""食郁"等范畴，病因常以禀赋不足为内因，以久坐少动、过食肥甘、情志失调等为外因，内外相应导致脾失运化、肝肾亏虚而致病[4]，其病机在气、血、痰、火、湿、食六郁兼夹，以食郁为主[5]。黄铮等认为其病先在食气郁滞，中焦郁闭而痰浊内生，日久化热伤津致血糖升高，其病变以实证为主，虚瘀兼见[5-6]。这与当今人们生活方式和饮食结构的改变，肥甘厚腻使脾胃气滞食郁而导致胰岛素抵抗、痰湿诱导发病、情志不遂加重病情等观点相符[7]。

因此，合理有效地防治糖尿病前期宜从"未病先防，既病防变"着手，从起居、饮食、精神、动静及劳逸等各方面进行调摄。

2.1 未病先防 未病先防的特点在于抗病防邪，重在预防。如《内经》所云："上医治未病。"即最高明的医生无外乎知道教患者如何摄全防病。此外，清·曹庭栋在《老老恒言·慎药》中说："以方药治已病，不若以起居饮食调摄于未病。"意思即顺应自然界变化节律调摄养生可使人体与自然阴阳平衡，从而正气内存，邪不可干。

2.1.1 调畅情志 《素问·上古天真论》云："恬淡虚无，真气从之，精神内守，病安从来。"《素问·举痛论篇》中有言："余知百病生于气也，怒则气上……思则气结。"喜、怒、忧、思过度等均可致五脏功能失调而诱发机体代谢异常致病，可见良好的心理状态在其防治中尤为重要。

2.1.2 合理饮食 《金匮要略》中指出："凡饮食滋味以养于生，食之有妨，反能为害。若得宜则益体，害则成疾，以此致危。"因此适时、适量进食可控制体重，减少高危因素及发病概率。

2.1.3 适量运动 增加体力活动可使全身气血运行通畅，脏腑功能协调，从而提高机体免疫力以增强体质,同时适量活动可促进血糖分解,有效控制体重,减少肥胖等诱发因素的干扰。如《素问·上古天真论》言:"起居有常,不妄作劳,故能形与神俱。"

2.1.4 定期血糖监测 每2~3个月检查糖化血红蛋白以及时了解血糖水平,并对异常情况进行处理。

2.2 既病防变 既病防变的特点在于疾病发生发展过程中早发现、早治疗,防止疾病进一步扩展。《难经·七十七难》云:"所谓治未病者,见肝之病,则知肝当传之于脾,故先实其脾气,无令得受肝之邪,故曰治未病焉。"[8]即当邪气侵体,在疾病尚未发生或处于萌芽状态时就应采取积极有效的措施防止疾病的发生和传变。因此,临床诊疗应以积极查找病因为首要。诊疗中我们宜四诊合参,辨清病证,合理诊治。其次,合理的药物治疗可以提高疗效:气滞痰阻证可用越鞠丸加减以调畅气机;脾虚痰湿证可选六君子汤化痰祛湿、补益脾胃;阴虚气滞证宜选二至丸联合四逆散滋阴行气[9]。此外,坚持饮食及运动疗法是必不可少的调摄措施。《素问·上古天真论》早有记载,即顺应自然界变化,合理饮食、规律生活、节欲保精、动静适宜等规律合理的生活习惯可以加强体质、提高免疫力。最后,定期了解血糖状态,及时调整药物种类和剂量以便控制血糖的正常。

3 结 语

综上所述,糖尿病前期具有病程长、发病原因多样、病机复杂等特点,日久可转变为MD并引发其他疾病,给患者的身心造成巨大伤害,影响其生活质量。中医对糖尿病前期的发生、发展、治疗及预后均有详细论述,采用中医"治未病"思想对该病患者给予积极有效的指导,可达到"未病先防、既病防变"的效果,从而降低糖尿病的发病率及转变率,有效提高患者生活质量,在临床工作中取得良好效果。

参考文献

[1] 田麒,高爱洁,刘玉伏. 中医治未病结合健康管理干预对糖尿病前期人群的影响[J].西部中医药,2014,11 (8):5-7.

[2] 刘树林,凌燕."治未病"在糖尿病前期人群健康管理中的应用[J].吉林中医药,2013,33 (6):550-552.

[3] 马纲. 构建"治未病"IGT干预模式和评价体系[J].浙江中医药大学学报,2008,32 (5):586-587.

[4] 谢红艳,葛爱利,赵媛媛,等. 中医药治疗糖尿病前期的研究进展[J].四川中医,2010,28 (10):39-40.

[5] 黄铮,何艳宏,徐秦儿,等. 中医"治未病"在糖尿病前期干预中的效果[J].上海预防医学,2015,27 (4):208-210.

[6] 吕仁和. 消渴病（糖尿病）的分期 [J]. 中国中医药现代远程教育, 2006, 4（2）: 18 - 49.

[7] 良毅, 韦海涛, 张相珍, 等. 越鞠丸口服用于糖尿病前期患者 "治未病" 的临床研究 [J]. 中国中医基础医学杂志, 2015, 21（4）: 429 - 431.

[8] 凌耀星. 难经校注 [M]. 北京: 人民卫生出版社, 2013.

[9] 高路. 中医规范化治疗糖尿病前期临床效果观察 [J]. 基础医学论坛, 2016, 20（23）: 3262 - 3263.

路波主任医师调中之法论治疑难杂症经验

宋 诞 指导: 路 波

"调中之法" 是路波主任医师所倡导的学术思想, 认为内科疑难杂症中调治中焦脾胃尤为重要, 属中医之胃（脾）同病[1]。"调中之法" 即温中祛寒、补气升阳和扶土抑木的法则, 其理论的内涵是运用中医阴阳五行理论分析中焦脾胃的病因病机, 并将 "调中之法" 贯穿于其中, 即: 在中医辨证治疗中, 按脾胃发病传变中阴阳及五行生克制化的自身规律, 动态把握病因病机的特点, 灵活采用 "调中之法", 有规律地制定个性化的整体诊疗方案。现将笔者学习体会总结如下。

1 温中祛寒法

温中祛寒法为温脾之阳, 祛脾之寒而设, 其与建土抑木法的区别在于建土抑木法主于胃, 温中祛寒法主于脾。病者多因素体阳气不足, 或过食生冷, 中阳郁遏, 或过于寒凉攻伐, 中气大虚, 致脾失健运, 胃寒冷积。中寒下注则传导失司, 逆上则饮填胸胁, 停留于中则心下冷痛。其主要代表法为《伤寒论》理中汤, 方中干姜温化寒滞, 白术运脾燥湿, 党参、甘草益脾气。若脾土虚寒较甚, 加附子以助温阳散寒之力。《金匮要略·胸痹心痛短气篇》中记载治 "胸痹, 心中痞, 留气结在胸, 胸满, 胁下逆抢心" 的人参汤, 药味与理中汤同, 但以人参为主。故此方多用于消化系统疾患[2], 但路老师认为该方运用指征为脾胃已严重虚弱, 中阳大伤, 寒从中生之机, 有明显胃脘部冷痛、舌淡苔白、脉弦紧或细等虚寒之象以及由此变生杂症者均可用此方灵活加减。

案例一: 脱发 张某, 女, 30 岁。初诊: 诉脱发 1 年余。现症: 脱发严重, 洗发后更甚, 月经量可, 色可, 有少量血块, 行经第一天时双腿发软, 遇冷胃脘胀, 纳差, 睡眠可, 便溏, 舌暗苔白, 脉弦细。给予理中汤加减, 组方: 附子

（先煎）6g，干姜、党参、炒白术各14g，炙甘草、丹参、桑葚、制首乌各10g。7剂，水煎服，每日1剂，早晚分服。二诊：经服上方后，脱发好转，诸症减轻，尤其胃脘部疼痛明显减轻，但仍感身体虚弱，乏力，大便无力等。前方有效，继续按原方加减，在前方的基础上加黄连6g，白芍10g，当归12g。14剂，水煎服，每日1剂。三诊：患者脱发基本消失，面色佳，精神可，大便正常，胃脘部疼痛消失。继服前方7剂以巩固疗效。

按语 路老师认为脱发病属于中医"虚劳"范畴，证属中阳虚兼血瘀型，该患者因过食生冷，损伤脾胃阳气，寒从中生，脾胃运化失职，故脘腹冷痛，呕吐下利，不思饮食；发为血之余，寒凝则血瘀，瘀血、中虚则无以推动血液上承濡养头发，故脱发益甚；舌淡苔白、脉沉细等一派虚寒之象，为脾胃虚寒之证。中焦脾胃属土，土气寒湿，则脘腹冷痛，中气大虚，则倦怠乏力，不思饮食，寒水犯中土，故大便稀溏。方中附子温中焦，暖脾胃；炒白术燥中土之湿；干姜温中土之寒；参草补中气之虚；丹参活血化瘀，与附子、干姜同用，活血而不寒凉，化瘀而不伤正；桑葚、制首乌滋补肝肾，诸药共奏温中祛寒、乌发固脱、调理中焦之功。路老师运用调中之法将此方应用于脱发病，取得满意效果。

2 扶土抑木法

扶土抑木为建中补虚而设，用于气血生化无能，致中气困惫，气机升降失司，营卫不和，宗气虚弱或下陷，无力"贯心脉""行呼吸"。常用方如黄芪建中汤，以黄芪升补脾气，养宗气；芍药泄肝和营；饴糖培建中州；桂姜辛温通阳，营卫协和，脾胃健运，气血自充。此方多用于因脾胃宗气亏虚而胸痹、心痛、惊悸、怔忡者等。路老师认为该方的运用指征为脾胃已虚弱，中阳已伤，阴阳失衡之机，中土生化之源不足，土虚木乘，而引起的内科杂症如高血压[3]、胃痛、失眠、痿病等均可灵活运用扶土抑木法治疗。

案例二：高血压病 李某，女性，65岁。患者高血压20余年，间断服用中西药物治疗，血压波动在150~180/90~105mmHg。现症：头重头胀加重，时有视物旋转，形体虚胖，易气喘，心烦易怒，脘腹胀满，纳少口淡，便溏溲短，舌淡胖苔白滑，脉濡缓，血压170/100mmHg。方予黄芪建中汤加味。处方：黄芪60g，党参、白芍各30g，白术、枳壳、水牛角各15g，桂枝、茯苓、陈皮各12g，紫苏叶、天麻、钩藤各12g，车前子、干姜、夏枯草各10g，炙甘草6g，大枣3枚。6剂，每日1剂，水煎，分两次服。复诊，述症状明显减轻，舌苔转薄白，脉缓，血压140/90mmHg，效不更方，继服两周，嘱患者戒烟酒，平衡膳食，规律作息。3周后临床症状消失，血压135/88mmHg，3个月后复查血压正常，未诉不适。

按语 路老师认为高血压病属于中医"眩晕"范畴[4]，多由外风和内风引起，本例属脾虚肝乘之内风型。风可有外受，亦可由内生。本例乃因脾胃虚寒所致，《内经》谓"风为百病之长""虚则补之"。故治以温中补虚，投以黄芪建中汤，助脾胃之阳，补虚缓中。脾胃中焦属土，中气虚弱，气血化生之源匮乏，故乏力，大便溏；木强土弱，脾虚肝乘，风气从中生；肝气犯胃故腹胀，腹痛；肝阳上亢，风行善变，故头晕头胀，视物旋转；肝火上炎，则见心烦易怒。木强侮金，肺金不能肃降，故气喘气短。方中黄芪、党参大补宗气，白术、干姜、茯苓、陈皮、枳壳、苏叶理气健脾，化湿和胃；白芍酸肝敛阴，平抑肝木；天麻、钩藤、水牛角平肝潜阳；桂枝、大枣调和营卫；甘草调和诸药，全方健脾平肝降压，对于治疗脾虚肝乘之内风型高血压有较好的疗效。

3 补气升阳法

调治脾胃当首推东垣"陷者举之"之法，立补中益气汤，药用黄芪补中气；升麻举中气；柴胡升达胸中清阳；参、术、草甘温养脾；陈皮理气；当归养血和营，支持宗气，贯通心脉，则气血互生，脾升胃降，中气始复。故此方多用于脾胃虚损，清气不升，中气下陷，阴火上乘之证[5]。路老师认为此方还可运用于以下指征：脾胃虚弱初始，中土升降失常而阳气始弱、阴气未伤之机。

案例三：甲状腺功能减退症 杨某，女，36岁。初诊：甲状腺功能减退1年余，多梦半年余。1年前诊断为桥本甲状腺炎，现服优甲乐50μg，每天1次，睡眠差，多梦，醒后不解乏，纳差，大小便可。月经周期23d，经行前腹痛，腰困，经行7d，色量可，白带略黄，舌淡苔薄，脉弦。甲状腺Ⅱ度大，质韧，光滑，无压痛。给予补中益气汤加减。处方：黄芪、连翘各30g，当归、白术各20g，党参、陈皮、柴胡、升麻各10g，仙茅、淫羊藿各14g，酸枣仁20g，蒲公英15g，炙甘草8g。7剂，水煎服，每日1剂。二诊：诸症较前明显好转，睡眠改善，乏力减轻，有食欲，自感体力增加。前方有效，继服，在此基础上再加黄精14g，磁石10g，7剂，每日1剂。三诊：患者精神可，纳可，睡眠安，不适症状基本消失，继服前方。1个月后复诊，甲状腺肿度无增大，患者自感无不适症状，优甲乐减量25μg并继此方巩固疗效。

按语 路老师认为甲状腺功能亢进属于中医"瘿瘤"范畴，此例属于中阳虚衰，痰气交结型[6]。患者因甲状腺功能异常，全身机体代谢率下降，故乏力、腰困；中焦脾胃虚弱，故纳差、食欲不振；中阳下陷，无力推动，故乏力、经前腹痛。胃不和则卧不安，则失眠多梦加重。中焦土气，乃全身气机升降之枢纽，中气亏虚或下陷，则肺金不能肃降，木之生发之气不能上承，心火不能温煦肾水，相火亦无法助阳，心肾失交，由此变生杂症。方中黄芪、党参大补元气，推动全身气血运行；白术、陈皮理气健脾，化痰除湿；当归补血养血；柴胡、升麻升阳举气；仙茅、淫羊藿温肾壮阳，大补阳气；连翘、蒲公英清热解毒；酸枣仁养心安神；黄精滋补肝肾，收敛固脱；磁石潜阳安神。全方升举阳气，调补脾胃，大补元气，将此方用于甲状腺功能减退症，临床取得良好的疗效。

4 小 结

仅举上述 3 例患者，虽然病名不同，但其相似之处在于病因及临床症状，都属于中焦脾胃虚弱而变生的杂症[7]。路老师"调中之法"，谨守病机，灵活选方，随证治之，脉证合参，抓住一个"虚"字辨证论治，不仅可以找准病机，根据其变生规律来指导用药，达到了疾病防治的目的，也为内科疑难杂症的论治提供了新的思路和方法[8]。

参考文献

[1] 胡小勤. 伤寒论脾胃学说初探 [J]. 陕西中医, 2003, 24 (7)：637 – 639.

[2] 马秀丽, 李正军. 参苓白术散联合理中汤治疗慢性功能性腹泻35 例 [J]. 陕西中医, 2011, 32 (5)：542 – 543.

[3] 刘玉霞. 孙思邈"治未病"思想在高血压病防治中的应用 [J]. 陕西中医, 2012, 33 (6)：709 – 710.

[4] 高福芬. 老年人眩晕综合征的病因分析 [J]. 陕西医学杂志, 2010, 39 (4)：473 – 474.

[5] 乐文博, 邓薇. 补中益气汤临床新用举隅 [J]. 陕西中医, 2011, 32 (7)：909.

[6] 刘臣, 崔岚, 孙立萍. 温化汤治疗甲状腺功能减退症疗效观察 [J]. 陕西中医, 2010, 31 (12)：1611 – 1622.

[7] 潘佩光, 潘奔前, 周俊亮. 脾胃学说与气虚体质 [J]. 中国临床康复, 2006, 10 (23)：165 – 166.

[8] 张卫东. 病、证规范化研究中若干问题的思考 [J]. 陕西中医, 2002, 23 (12)：1103 – 1105.

路波主任医师用免煎银翘散加减治疗亚甲炎的临床经验

常月蒲 路 波

亚急性甲状腺炎（简称亚甲炎）属临床常见的甲状腺疾病之一。发病原因是病毒对甲状腺的感染，病毒种类包括腮腺炎病毒、柯萨奇病毒、流感病毒、埃可病毒及腺病毒等，发病前患者常先有上呼吸道感染[1]。早期最明显的特征为甲状腺部位的疼痛和压痛，常向颌下、耳后或颈部等处放射，甲状腺腺体肿大，坚硬，压痛显著，甲功检查 T_3、T_4、FT_3、FT_4 浓度升高；中期表现为可转变为甲减，如果及时治疗，大都可恢复，也有少数患者变成永久性甲状腺功能减退症。在治疗上，西医以对症治疗为原则，常用泼尼松来缓解疼痛，而使用糖皮质激素类药物不会影响亚甲炎的自然病程，如果长期应用糖皮质激素会引起很多不良后果，2005—2006 年中华医学会颁布的《临床诊疗指南：内分泌及代谢性疾病分册》中提出，糖皮质激素治疗亚急性甲状腺炎有特效[2]，但临床有一部分患者对糖皮质激素不敏感，服用后效果不明显或无效。糖皮质激素治疗亚急性甲状腺炎疗效明显、起效快，但是用药量不足、减药快、停药过早等均可能导致复发，报道显示其复发率高达 33.3%[3]，而且还会引起内分泌紊乱、消化性溃疡、高血压、骨质疏松等诸多不良反应，所以用中医药治疗亚甲炎无疑成为最好的选择。

1 从中医看"亚甲炎"

亚急性甲状腺炎在中医属"热病""瘿痛"范畴。最常见的病因为感受火热之邪，其病理变化为感受火热之邪，热毒壅盛，结于颈前而成，路波主任医师认为亚甲炎为太阳经脉感受邪气，入里于少阳经脉，少阳外合太阳，内合阳明，为半表半里，调畅人体气机，加上现代人压力较大，情志易郁，邪气易于少阳化热，"胆足少阳之脉，循颈，行手少阳之前，其支者，下加颊车，下颈，合缺盆"，其经别"以上挟咽，出颐颔中"，热邪结于颈前发为肿块。另外甲状腺为足厥阴肝经所过部位，"……肝经上行者循喉咙，连目，上出额至巅顶……"故与情志不遂、肝气郁结有关，治法以疏风清热、解毒消肿为主，可加用和表解里、调畅气机之药。路波主任医师根据这一治疗原则，在临床应用中选用辛凉解表、清热解毒之银翘散加减治疗本病，取得了满意的疗效。

2 银翘散组方分析

银翘散出自《温病条辨》，它是吴塘论治温病所创第一方。银翘散是为温病初起、邪在上焦所设之方，银翘散在《温病条辨》中的地位相当于桂枝汤之于《伤寒论》，上焦篇第四条："太阴风温、温热、温疫、冬温，初起恶风寒者，桂枝汤主之；但热不恶寒而咳者，辛凉平剂银翘散主之。"

吴氏宗《素问·至真要大论》："风淫于内，治以辛凉，佐以苦干。"方中金银花清热解毒，辟秽祛浊；连翘苦寒，清热解毒，轻宣透表；荆芥、淡豆豉开皮毛而逐邪；桔梗利咽；竹叶清上焦热；芦根清热生津；薄荷、牛蒡子散风清热；甘草清热解毒。本方用于亚甲炎辛凉解表，透邪于肺，使热清毒解，据现代药理研究显示，此方具有解热、抗过敏、提高免疫力在作用。临床应辨证施治，在此方基础上随证加减。

免煎颗粒（广东一方制药）具有方便，易携带，药物有效成分不易挥发等优点，同时符合现代人的要求，故选用免煎颗粒治疗本病。

3 银翘散加减治疗亚甲炎临床病案举隅

案例一：患者，女，42岁。

初诊：2013年3月26日。因颈前疼痛3个月前来就诊。患者于2013年1月因感冒后出现颈前疼痛不适、咽干痛，在某医院诊断为"亚甲炎"，治疗给予泼尼松15mg，1次/天及静点"消炎药"后，疼痛缓解不明显。症见：颈前疼痛，精神欠佳，身困乏力，心中烦闷，偶有出汗，纳可，睡眠差，二便调，舌红，苔白厚，脉细数。查体：体温36.8℃，血压125/80mmHg，脉搏90次/分，甲状腺Ⅰ度大，质硬，触痛阳性。处理：泼尼松15mg口服，1次/天；银翘散加黄芩、酸枣仁、鸡内金各1包（免煎）（广东一方制药），14剂，开水冲服，2剂/日。

二诊：2013年4月2日。患者颈前疼痛缓解，稍有口干。查甲功TSH、Anti-TPO、Anti-TG升高。甲状腺B超示：甲状腺回声改变，血流丰富。处理：继用前方案，嘱患者预防感冒。

三诊：2013年4月9日，患者自诉颈前疼痛不明显。查体：体温正常，血压130/80mmHg，甲状腺Ⅰ度大，质韧，压痛阳性。处理：①泼尼松10mg口服，每天1次；②银翘散加荆芥、防风各1包（免煎），14剂，开水冲服，每天2剂。

四诊：4月16日就诊。患者颈前疼痛较前明显好转，偶有疼痛，口干，口苦。处理：泼尼松5mg口服，每天1次；银翘散加柴胡、黄芩、龙胆草各1包（免煎），14剂，服法同前。随后患者为求糖皮质激素规范减量，直至停用，每周复诊，除颈前轻微疼痛，余无不适，继用4月16日方案1个月。

五诊：5月18日就诊。诉颈前轻微疼痛，处理给予泼尼松5mg，隔日口服；中药给予银翘散加柴胡、黄芩、三七各1包（免煎）；服用1个月后复诊。

六诊：6月11日就诊。患者诉偶有颈前疼痛，余可，查体：甲状腺肿大减轻，有轻微压痛感，查甲功TSH：6.0mU/L，稍偏高，再次给予泼尼松减量为2.5mg，隔日服；中药继用5月18日方案。

七诊：6月29日就诊。颈前不适，继服泼尼松2.5mg，隔日服；中药用银翘散加郁金、柴胡、黄芩各1包（免煎），服法同前。

八诊：7月16日就诊。偶见颈部两侧不适，查体未触及甲状腺肿大，压痛基本消失，医嘱给予停泼尼松，中药继用银翘散加减。

8月6日复查甲功（−），血常规（−），甲状腺B超未见异常。继用银翘散调理。患者定期门诊随诊，定期复查甲功，病情平稳，至今未发作。

按语 此病案患者初诊前已服用泼尼松，疼痛无明显缓解，该患者对糖皮质激素不敏感，路波主任医师给予本方加减，并逐渐撤退糖皮质激素，后期加入柴胡、郁金等疏肝理气之药，在此过程中患者病情平稳，没有反复，颈前疼痛消失，各项指标恢复正常。

案例二：患者，男，47岁。

初诊：2013年4月20日。因颈前疼痛20余日来诊，行甲状腺B超示甲状腺多发大片低回声区，甲状腺功能检查示T3、T4升高，TSH偏低，诊断为亚甲炎。查体：体温38.0℃，甲状腺不大，压痛阳性。给予银翘散加黄芩、三七各1包（免煎），14剂，开水冲服，2剂/日。

二诊：2013年4月27日。体温降至36.3℃，颈前疼痛缓解。给予银翘散加黄芩、栀子、三七各1包（免煎），服法同前。

三诊：2013年5月4日。患者颈前疼痛好转，压痛减轻，睡眠差，多梦。给予银翘散加酸枣仁、黄芩、磁石（免煎），14剂，服法同前。

四诊：2013年5月11日。患者自诉颈前疼痛消失，但仍有不适，睡眠好转，查甲功（－），甲状腺B超未见明显异常。给予银翘散加柴胡、郁金、香附（免煎），14剂，服法同前。此后，患者每周门诊复诊，病情平稳，至今未再发作。

按语 此病案患者从未用过糖皮质激素，根据本病治疗原则，直接给予本方加减，患者体温很快恢复正常，症状好转，指标正常。路波主任医师对于本病的治疗颇有心得，明确病因病机及对疾病传变的预见，用本方加调理气机之药，辨证施治，达到"治未病"之效，值得学习借鉴。

参考文献

[1] 白耀. 甲状腺病学—基础与临床 ［M］. 北京：科学技术文献出版社，2003.

[2] 罗敏. 临床诊疗指南：内分泌及代谢性疾病分册 ［M］. 北京：人民卫生出版社，2005.

[3] 马德权. 中西医结合治疗亚急性甲状腺炎疗效观察 ［J］. 辽宁中医杂志，2006，33（4）：455.

路波主任医师运用柴胡疏肝散异病同治医案撷英

刘皎皎　指导：路　波

路波主任医师认为甲状腺肿大、乳腺增生、子宫肌瘤虽临床表现各异，但它们都有肝经气血瘀滞的发病机制。足厥阴肝经起于足大趾，沿足背、内踝、大腿内侧环绕阴器到达少腹，与胃经并行入属肝胆，上贯横膈，分布于胁肋，沿喉咙上行，与督脉会合于巅顶。子宫、乳腺、甲状腺均在足厥阴肝经循行路线上。以上三病多见于女性，与其情志不畅、胎产损伤有很大关系。情志不畅，忧思气结，则肝经气滞，胎产损伤，气血虚损，则肝血亏虚，两者合而为病，则致肝经气血瘀滞，结于颈部则表现为甲状腺肿大，结于乳腺则表现为乳腺增生，结于子宫，则形成子宫肌瘤等疾患。

柴胡疏肝散出自《医学统旨》，组成有柴胡、枳壳、陈皮、川芎、白芍、香附、炙甘草等，具有疏肝解郁、行气止痛之效，主治肝气郁滞证，主要表现：胁肋疼痛，或寒热往来，嗳气太息，脘腹胀满，脉弦。

路波主任医师谨守病机，将该方用于肝经气血瘀滞之甲状腺肿大、乳腺增生、子宫肌瘤等疾患颇为有效。

1 甲状腺疾病

张某，女，45岁，甲状腺功能亢进1年余。

初诊：查甲状腺功能明显异常。西医给予甲巯咪唑治疗后白细胞明显降低，现未服任何西药，症见：心慌心悸、手抖，烦躁易怒，怕热，易汗出，舌红苔薄黄，脉弦数。查体：双眼突出，甲状腺Ⅱ度肿大，情绪不佳时加重。药用：柴胡、枳壳、香附、白芍、夏枯草各14g，川芎、陈皮、甘草、郁金、浙贝母各10g，玫瑰花、合欢花、青皮、三棱、莪术各6g，龙齿、浮小麦、麻黄根、煅龙牡各30g，白花蛇舌草15g。6剂，水煎服，每天1剂。

二诊：经服上方后诸症减轻，尤其心慌、手抖、汗出改善明显。前方有效，在续进原方加减。此患者服用上方6月后诸症消失。

按语 路老师认为该病应属中医"瘿病"范畴，证属肝气郁结、痰气热结型。正如《诸病源候论》所云"瘿病由忧患气结所生……动气增患"，故瘿病的发生与情志密切相关。本病病变脏腑在肝脾，肝郁则气滞，脾伤则气结，气滞则湿阻，脾虚则生痰，痰气交阻，血行不畅，而成瘿病。久病阴精亏耗，阴虚火旺，累及于心，则心慌、心悸，烦躁易怒，易汗出，舌红苔薄黄，脉弦数均为肝郁痰气热结之征。治法疏肝解郁，理气化痰散结。方以柴胡疏肝散疏肝解郁，加青皮、郁金、玫瑰花、合欢花增强行气解郁之功；浙贝母、龙齿、煅龙牡以镇心安神、散结消瘿；三棱、莪术破气消瘿；夏枯草、白花蛇舌草以清热，佐治过于温燥；麻黄根、浮小麦敛阴止汗。诸药合用，共奏疏肝解郁、理气化痰散结之效。

2 乳腺增生症

黄某，女，20岁。

初诊：发现乳腺增生1月余。西医建议手术治疗。现症：情绪不佳，右胁隐痛，月经量少，色黑，夹血块，舌淡苔白，脉弦。B 超：右侧乳房外上象限可探及一直径约 2cm 肿块，边界清楚。药用：柴胡、枳壳、香附、白芍各 14g，川芎、陈皮、甘草各 10g，玫瑰花、合欢花、乳香、没药、黄药子各 6g，川楝子、延胡索各 12g。6 剂，水煎服，每天 1 剂。

二诊：3 个月后患者复诊，自述上方连服 3 个月，B 超提示肿块缩至 1.5cm，上方加益母草 30g，14 剂，水煎服，每天 1 剂。

三诊：服上方后月经规律，无特殊不适，嘱患者调畅情志，予初诊方 14 剂。3 个月后患者电话联系，述乳房肿块消失，精神舒畅，无特殊不适。

按语 路老师认为本病属中医内科"乳癖"范畴，证属肝郁气滞、痰气凝结型。本病是由于情志不遂，忧郁不解，久郁伤肝，导致肝气郁结，气机阻滞，蕴结于乳房胃络，乳络经脉阻塞不通，日久化热，炼液为痰，形成乳房肿块。正如《外科正宗》中所述："忧郁伤肝，思虑伤脾，积想在心，所愿不得志者，致经络痞涩，聚结成核。"肝主情志，主疏泄，肝郁则情绪不佳；肝脉布于胁下，肝气郁结，故右胁隐痛；另有气滞则血瘀，故表现为月经量少，色黑，夹血块，舌淡苔白，脉弦均为肝郁气滞、痰气凝结之征象。治以疏肝解郁，理气消痰，方用柴胡疏肝散疏肝解郁，加玫瑰花、合欢花加强疏肝解郁之功；乳香、没药二药并用宣通脏腑、流通经络；川楝子、延胡索行气止痛；黄药子化痰软坚，散结，此药有小毒，故用量不宜过大，6g 为宜。上药合用共奏疏肝解郁、理气消痰之功。

3 子宫肌瘤

成某，女，38 岁。子宫肌瘤 3 年。于多家医院及私人诊所就诊均未效。

初诊：情绪抑郁，急躁易怒，小腹隐痛，月经淋漓不尽，色红，夹大量血块，失眠多梦，纳少，舌暗红，苔白，脉弦细。B 超：子宫肌瘤（多发），最大直径约 5cm。药用：柴胡、枳壳、香附、白芍、郁金各 14g，川芎、陈皮、苍术、甘草各 10g，玫瑰花、三棱、莪术各 6g，蒲黄、五灵脂各 12g，鸡内金 30g，党参 15g，丹参 20g，6 剂，水煎服，每日 1 剂。

二诊：患者情绪好转，小腹疼痛消失，纳食增加，月经停止，原方减蒲黄、五灵脂，加酸枣仁、煅龙牡各 30g，14 剂，水煎服，每日 1 剂。前方有效，在续进原方加减。此患者服用上方 6 个月后，B 超：子宫肌瘤（单发），直径约 2cm。

按语 路老师认为本例应属中医内科"癥瘕"范畴，证属肝气郁结，兼血瘀。《医宗金鉴》中说此病"夫病皆起于气，必气聚而后血凝"。肝喜条达，而恶抑郁，情志不畅导致肝气郁结，气机郁滞则血行不畅，而成血瘀，致血不循经，故月经淋漓不尽，有血块；肝病日久，肝木乘脾，故纳食少；情绪抑郁，急躁易怒，失眠多梦，舌暗红，苔白，脉弦细皆为肝气郁结，兼血瘀表现。中医治法为疏肝行气活血，化瘀消癥。方选柴胡疏肝散疏肝行气，加郁金、丹参以活血调经，清心安神；三棱功善破气，莪术功善破血，二药为化瘀血之要药，治女子癥瘕，性非猛烈而建功甚速；党参甘、平，善补中益气，生津，养血，以防上药过于猛烈；方中加入失笑散以活血化瘀，理气止痛；方中精妙之处在于鸡内金的应用，其归脾、胃经，为消化郁积之要药，更为健补脾胃之妙品，脾胃健壮，更能运化药力以消郁积也，《医学衷中参西录》中还提出"是以男子泫癖、女子癥瘕，久久服之皆能愈"。

柴胡舒肝散方中药物配伍精妙，是疏肝理气之基础方，上述病例，均以肝经气血瘀滞为其病机，均选用柴胡舒肝加味，通过疏肝解郁、理气活血、养血止痛之功使诸症解除，体现了中医学中"异病同治"的辨证特点。

路波主任医师治疗失眠经验浅析

杭 程 吴瑞鑫 指导：路 波

失眠亦称"不寐、少寐、不眠"，以经常不能获得正常睡眠为特点，轻者表现为入睡困难、寐而易醒，或醒后不能再寐，重者彻夜不眠。随着生活节奏的增快，心理压力的增大，失眠人数与日俱增，已成为严重影响人们身体健康的危险因素之一。

1 失眠的源流及发展

从古至今失眠便为众医家所重视，对失眠的认识更是经历了营卫、脏腑神志、脑髓理论等三个发展阶段[1]。《黄帝内经》中首次提到了营卫致不寐的说法，《灵枢·大惑论第八十》云："黄帝曰：病而不得卧者，何气使然？岐伯曰：卫气不得入于阴，常留于阳。留于阳则阳满，阳气满则阳跷盛，不得入于阴则阴气虚，故目不瞑矣。"晋唐时医家则注重脏腑神志之理论，如《千金要方》言："五脏者，魂魄宅舍，精神之依托也。魂魄飞扬者，其五脏空虚也，即邪神居之，神灵所使鬼而下之，脉短而微，其脏不足则魂魄不安。魂属于肝，魄属于肺。"从中可看出五脏不和、魂魄不安而不眠的理论。明末清初的王宏翰在《医学原始》中首次明确提出了睡眠皆由脑所主的观点[1]。后世医家以上述理论为指导，在临床实践和认识发展的基础上或兼容并蓄，或各有侧重，形成了中医治疗失眠的众多方法。

2 失眠的病因病机

路波主任医师认为失眠的病因众多，治疗方法各异，经多年临床实践，认为五神与脏腑间功能失调是造成失眠的本质原因，尤以神魂与心肝间的联系为首，责之于"心血暗耗，肝血不足"。由于当今人们生活节奏改变，过度的情志往往使脏腑之阴血耗伤。心主血、藏神，劳倦、思虑太过，损伤心脾，使气血生化乏源，不能上奉于心以致心血不足，心神失养，神不能内守而出现失眠。肝藏血，主疏泄，性喜条达，体阴而用阳，情志异常易使肝疏泄功能异常，致气血不畅，肝血不足，魂不安藏，而出现失眠[2]。魂隶属于神，神藏于心，心静则神清，神昏则魂荡，心血足而神气充，神气充而魂舍肝，遂睡眠安。

3 失眠的治法方药

神与魂的物质基础皆有赖于血，故路波主任医师在治疗失眠时多以补血养心、解郁安神为法，方选归脾加郁金汤。本方由酸枣仁、郁金、当归、龙眼肉、茯苓、远志、黄芪、党参、炒白术、甘草、木香、生姜、大枣组成。方中酸枣仁善养心阴、益肝血，郁金可疏肝解郁、理气活血，二药皆入心、肝经，使气血条达而为君药；当归、龙眼肉补养心血，茯苓、远志宁心安神，共为臣药；黄芪、党参、炒白术、甘草合用可健脾益气，配伍木香理气醒脾，使补而不滞，共为佐药；姜、枣调和脾胃，以资化源为使药，全方共奏补血养心、解郁安神之功[3]。

4 病案举例

案例一：王某，女，47岁。

2014年9月20日初诊。主诉：失眠1年余。1年前因家庭琐事致情志不畅而间断性出现入睡困难、心烦多梦、易醒、醒后不能再寐等症，曾自服中成药（具体不详）效果不明显，现为求进一步中医治疗遂来门诊治疗。现症见：眠差，多梦易醒，伴头晕，两胁隐痛，全身乏力，口苦，纳差，二便调，舌红苔薄黄，脉弦细。中医诊断：不寐（心脾两虚、肝郁气滞证）。治法：补血养心，解郁安神。方用归脾加郁金汤化裁。处方：酸枣仁30g，郁金14g，当归10g，龙眼肉9g，茯苓10g，远志10g，黄芪30g，党参18g，炒白术10g，柴胡7g，甘草6g，木香6g，生姜9g，大枣2枚。7剂，水煎服，每日1剂。

2014年9月27日二诊：服药后入睡困难、醒后不能再寐等症较前改善，头晕已不明显，仍有易醒、两胁疼痛、口苦等症，纳可，二便调，舌红苔薄黄，脉弦细。方药：继用上方加柴胡14g，7剂，水煎服日1剂。

2014年10月11日三诊：已无不寐，稍感乏力，余无不适。舌质红苔薄白，脉细。方药：守方7剂，水煎服每日1剂。后未就诊。

案例二：贺某，女，19岁。

2014年3月15日初诊。主诉：失眠2月余。2个月前因高考学习压力大而出现入睡困难，常辗转反侧2~3h不能入睡或彻夜不眠，时觉心慌，烦躁易怒，纳差，手脚冰凉。末次月经2014年2月3日，经量少，色淡，夹有少量血块，经期小腹疼痛，小便频，大便可，舌红苔白，脉细。中医诊断：不寐（肝郁心脾两虚证）。治法：疏肝解郁，养心安神。方用归脾加郁金汤化裁。处方：酸枣仁30g，郁金14g，当归12g，龙眼肉9g，茯苓10g，远志10g，黄芪30g，党参18g，炒白术10g，炙甘草10g，木香14g，生姜9g，大枣2枚，通草10g，丁香10g、制香附14g。7剂，水煎服，每日1剂。

2014年3月29日二诊：服药后睡眠较前改善，月经2014年3月16日至，量、色可，仍觉心烦急躁，时有腹胀、呃逆、矢气频等症，纳食可，二便调，舌红苔薄白，脉细。方药：继用上方加丁香14g、制香附14g，7剂，水煎服，每日1剂。

2014年4月8日三诊：上述症状皆改善，未诉明显不适。舌质红苔白，脉细。方药：上方去丁香，7剂，水煎服，每日1剂，不适复诊。

5 讨 论

路波主任医师强调在治疗失眠时应辨证准确，用药精当，加减灵活，对于以心血虚为主者可适当加大黄芪、党参、白术、当归等补气血之药用量，肝郁重者应根据症状增加疏肝解郁之药，如柴胡、制香附、丁香等，不必拘泥于原方用量、组成，以达优化。

参考文献

[1] 孙洪生，张维西，张永鹏，等. 不寐调治当重阳明少阴 [J]. 时珍国医国药，2014，25（7）：1687-1689

[2] 邢玉瑞. 中医基础理论 [M]. 西安：陕西科学技术出版社，2001.

[3] 沈新民. 归脾汤合逍遥散加减治疗失眠80例 [J]. 陕西中医杂志，2010，31（6）：672-673

路波主任用加味滋肾清肝饮经验举隅

田晓莹　路　波

1　出　处

"滋肾清肝饮"方最早出自清·高鼓峰《四明心法》，用于肝郁化火伤阴，证见胃痛，胁痛，口苦，咽干，心烦失眠或夜梦纷纭，体中忽热忽止；而"滋水清肝饮"出自《医宗己任编·卷六西塘感症（上）·感症本病》，阴虚肝郁，胁肋胀痛，胃脘疼痛，咽干口燥。两方一字之差，但辨证、功效及主治病症皆相同，从中医基础来说水液是体内正常液体的总称。肾主水液，从广义来讲，是指肾为水脏，泛指肾具有藏精和调节水液的作用。从狭义而言，是指肾主持和调节人体水液代谢的功能。《医宗己任编》为清·杨乘六辑，王汝谦补注，辑评清代著作高鼓峰《四明心法》等四本著作。故两方实为一方。本方是由滋阴养肾之六味地黄丸合疏肝清肝之丹栀逍遥散加减而成，全方共奏滋阴补肾、疏肝清热之效。方中以六味地黄丸滋养肝肾之阴，去茯苓加茯神健脾益气兼以安心神和丹栀逍遥散去薄荷、白术，疏肝清热，养血柔肝，配合酸枣仁宁心安神，栀子降火，柴胡疏肝解郁，当归、白芍、酸枣仁养血柔肝，宜阴虚之郁证。方名上直言脏腑之名，组成以六味地黄丸、丹栀逍遥散、补肝汤为一体，实为滋水涵木、滋阴解郁之良方。

2　路波主任运用加味滋肾清肝饮的经验

老师临床运用该方加黄芩和炒白术。老师认为：五行中肺属金，肝属木，肾属水，肺为肾之母，金水相生，滋水可以涵木。《素问·经脉别论》指出"饮入于胃，游溢精气，上输于脾，脾气散精，上归于肺，通调水道，下输膀胱，水精四布，五经并行"[1]。本方中加黄芩，清肺火以护肾阴。肺主治节，主津液输布，肺为水之上源，肾为水之下源，肾水亏乏，虚火妄动，火逆上冲，火伤及肺，水之上源为虚火耗散，则津失输布，五脏失润。《素问·病能论》说："肺为藏之盖也。"[2]肺位于胸腔，覆盖五脏六腑之上，位置最高，因而有"华盖"之称。肝为刚脏，喜柔恶刚，其气主升主动，易亢易逆。此处运用黄芩清上焦肺火，清肃肺气以抑制肝气上逆，助柴胡、白芍柔肝，佐金以平木。另外黄芩性燥，能防滋补药产生滞腻之弊。故该方加黄芩后滋而不腻，行而不燥，补消兼顾，为补益肝肾，清降虚火的妙方[3]；盖脾胃为后天之本，气血生化之源，李东垣在《脾胃论·脾胃虚实传变论》中说："脾胃之气既伤，而元气亦不能充，而诸病之所由生也。"[4]故老师在本方中加炒白术温中健脾和胃，以防滋补药滋腻太过，有碍于脾胃运化。尤其在虚劳病的治疗中兼顾脾胃，则气血充足，五脏六腑阴平阳秘，脾胃为气血生化之源，治疗的同时顾护脾胃之气，使生化有源，留一份胃气，有一份生机[5]。

3 组方分析

本方以熟地黄为君药，滋阴补血，益精填髓，滋养肝肾，壮水之主，以制阳光。以山茱萸、柴胡和炒酸枣仁为臣药，山茱萸补益肝肾，涩精固脱，滋养肝阴，助君药滋阴补血填精；柴胡疏肝理气、清解肝热，助君药滋水以涵木；炒酸枣仁助君药滋肾清肝，兼以养心安神。以炒山药、当归、生白芍、茯神、牡丹皮、炒黄芩、炒白术为佐药，其中炒山药、茯神和炒白术健脾益气，滋脾阴、防腻胃，兼以安心神；当归、生白芍、炒酸枣仁养血柔肝，助柴胡清肝热以护肝阴；炒黄芩善清上焦之火，以护水之上源，与焦栀子相伍可加强清心火之力，与柴胡相配有清疏肝胆之功；牡丹皮清热、凉血、和血，防止进一步阴伤。以焦栀子和泽泻为使药，焦栀子入肝、心、肺、胃经，清热泻火，凉血，清泄三焦之火邪，引诸药入肝以清肝；泽泻入肾、膀胱经，利水渗湿，泄热，引诸药入肾以滋肾。全方共奏滋阴补肾养血、疏肝清热之效。

免煎颗粒（广东一方制药）具有携带方便、使用简便、药物有效成分稳定、不易挥发等优点，故选用免煎颗粒治疗疾病[6]。

4 临床验案举隅

案例一：虚劳 王某，女50岁。

2014年1月18日初诊：患者月经紊乱半年，行经前双下肢发凉、头晕2个月，乏困无力，心慌，怕冷，颜面发麻，气短，纳可，睡眠差，入睡困难，大便调，小便无力，舌红苔白，脉细弦，双寸涩。诊断：虚劳。肝肾不足，瘀血阻络证。予以滋补肝肾，活血通络，方用滋肾清肝饮加丹参、天麻各1包（免煎颗粒），14剂（免煎），开水冲服，每日2次，每次1剂。

二诊：患者诉心慌，颜面发麻，双下肢发凉较前好转，偶有双足发麻，头晕，小便无力，夜休约4~5h，效不更方，继用上方28剂（免煎），开水冲服，每日2次，每次1剂。

三诊：头晕，双足发麻好转，后依患者病情，依首方加减，再服14剂巩固疗效，随访未再反复。

案例二：消渴 叶某，女，51岁。

2016年1月23日初诊：血糖不稳定1周，空腹血糖波动在8~9mmol/L，餐后血糖波动在10~13mmol/L，自服二甲双胍0.5g，每日3次，血糖控制不佳，既往有糖尿病20余年。现症：乏困无力，夜休差，入睡困难，便秘3~4天一次，便质干，食纳可，小便调。舌质红，苔薄黄，脉右弦细数，左细数，关尺无力。诊断：消渴，肝肾不足证。给予滋补肝肾，清热平肝。处理：①滋肾清肝饮各1包，14剂（免煎），每日2次，每次1剂。②西药继用二甲双胍。

二诊：空腹血糖波动在8mmol/L左右，餐后血糖波动在8~9mmol/L，乏困较前改善，夜休约4~5h，便软成形，2~3天一次，偶有双下肢麻木感，方用滋肾清肝饮加丹参，牛膝各1包，30剂（免煎），每日2次，每次1剂。三诊：患者夜休改善，餐后血糖正常，空腹血糖波动在7mmol/L。继服上方30剂（免煎），每日2次，每次1剂。电话随访，血糖基本稳定。

案例三：眩晕 郭某，女，53岁。

2015年11月23日初诊：头晕5年，5年间头晕间断发作，以血压升高时较多见，严重时天旋地转，偶有恶心、口苦，腰部酸困不适，双眼干涩，以夜间较明显，入睡困难，多梦易醒，二便调，舌红，少苔，舌中裂纹，舌下络脉迂曲，脉浮细。辅助检查：TG 1.85mmol/L，肾功示尿素2.7mmol/L，测血压为130/80mmHg。诊断：眩晕，肝肾不足证，法以滋补肝肾，清肝疏肝，方用滋肾清肝饮加枸杞子、白菊花各1包，14剂（免煎），每日2次，每次1剂。

二诊：头晕明显减轻，腰困不适明显好转，偶有双眼干涩，夜休较前稍有改善，大便成形，每日1次。舌质红，苔薄白，舌中裂纹，舌下络脉迂曲，散在瘀点，右脉沉弦，左脉沉。处理：继用上方加丹参1包，18剂（免煎），每日2次，每次1剂。后电话随访，患者头晕好转。

案例四：月经不调 杨某，女，48岁。

2016年2月24日初诊：经量多5月余。5个月来出现月经量多，月经周期不规律，行经期10~30天不等，量多，伴血块，无痛经，伴脑鸣，头昏，以右侧较为明显，心烦，易怒，乏困无力，反复唇炎，既往有高血压半年余，最高收缩压为150mmHg左右，未服用降压药，曾用激素治疗，具体不详，效果不佳，食纳可，夜休可，夜尿多，大便调，近1年来，平素怕冷，气短，乏困无力，无心慌、胸闷。舌淡红，苔白，边略有齿痕，舌体瘦小，脉细数无力。BP 140/100mmHg。末次月经2016年1月24日。诊断：月经不调，肝肾不足证。法当补益肝肾，清肝疏肝。处理：查性激素系列、血流变、血常规、肝功系列、肾功系列、甲功系列、心电图；滋肾清肝饮各1包，4剂（免煎），每日2次，每次1剂。

二诊：乏困较前明显好转，心烦易怒较前缓解，唇炎较前减轻，仍有耳鸣、头晕、气短、怕冷，食纳可，夜休可，舌淡红，苔白，脉细数，BP 145/90mmHg，性激素系列（－），血流变（－），肝功系列（－），肾功系列（－），甲功系列（－），血常规：RBC 2.98×10^{12}/L，心电图：心率 106 次/分，ST 段改变。妇科 B 超示子宫小肌瘤，双侧附件未见明显异常。效不更方，继用滋肾清肝饮加黄芪、当归、仙茅、淫羊藿各1包，28 剂（免煎），每日2次，每次1剂。

三诊：上述头晕、脑鸣，较前缓解，气短缓解，唇炎未再出现。继服上方1个月，电话随访，月经量正常，月经周期规律。

按语 虚劳、消渴、眩晕、月经不调为不同疾病，在各自的发展过程中出现了相同的病机，因而采用同一方法治疗，这就是中医学理论中的"异病同治"。辨证论治是中医学的灵魂，是指导临床诊治疾病的基本法则，正所谓"证同治亦同"，故而看似不同的疾病，却可以用相同的方剂治疗，路波主任灵活运用本方以培补先天为主，补中兼泄，古为今用，加减有度，值得学习借鉴。

参考文献

[1] 田代华. 素问·经脉别论第二十一 [M]. 北京：人民卫生出版社，2015.

[2] 田代华. 素问·病能论第四十六 [M]. 北京：人民卫生出版，2015.

[3] 路波，沈璐. 米烈汉主任医师运用加味滋肾清肝饮经验拾萃 [J]. 陕西中医，2006，27（3）：320－321.

[4] 李东垣. 脾胃论·脾胃虚实传变论 [M]. 文魁，丁国华整理. 北京：人民卫生出版社，2015.

[5] 王浩，张念志，纪娟，等，从脾论治慢阻肺的概述 [J]. 光明中医，2015，30（11）：2476－2479.

[6] 常月蒲，路波. 路波主任医师用免煎银翘散加减治疗亚甲炎的临床经验 [J]. 光明中医，2015，30（1）：25－26

芪丹地黄汤治疗糖尿病周围神经病变 80 例

王红丽 路 波

糖尿病周围神经病变（DPN）的治疗一直是医学研究的难点之一，米烈汉教授从事中医内科学的临床、教育、科研工作 40 余载，对内分泌、疑难杂证经验丰富，米烈汉教授认为 DPN 属于消渴痹症范畴，提出周围神经病变患者久病入肾，久病入络。故提出"肾虚血瘀"是糖尿病周围神经病变的基本病机，治疗应以益气滋阴、活血通络为主。米烈汉运用芪丹地黄汤加减在临床治疗糖尿病周围神经病变取得了较好的疗效，现总结如下。

1 资料与方法

1.1 诊断标准

1.1.1 西医诊断标准 参照国家糖尿病神经病变调查标准[1]及1999年WHO糖尿病诊断标准[2]，具体如下：①有糖尿病病史、糖尿病诊断明确；②四肢麻木疼痛；③肌无力和肌萎缩；④腱反射减弱或消失；⑤感觉障碍。符合上述①及②~⑤诸症之一即可。

1.1.2 中医证候诊断标准 参照中药新药临床研究指导原则[3]中的相关标准制定，中医辨证属肾虚血瘀证主症：肢体麻木或刺痛，腰膝酸软，畏寒肢冷，五心烦热，舌暗或有瘀斑，或舌下青筋紫暗怒张，脉弦或沉涩；次症：①精神萎靡，夜尿频多，发稿齿摇，尺脉无力；②口干咽燥，形体消瘦，眩晕耳鸣，失眠健忘。具备主症、次症①中的两项及次症②中的两项即可。

1.2 纳入和排除标准 纳入标准：同时符合上述中西医诊断标准，年龄在30~70岁，签署知情同意书，愿意参加本研究者。排除标准：年龄在30岁以下或70岁以上者；妊娠或哺乳期妇女及可能对本研究所用药物过敏者；合并糖尿病急性并发症者；严重的肝肾损害者；其他原因所致的周围神经病变者；不愿合作者及精神病患者。

1.3 一般资料 全部病例均为2006年3月至2016年3月在我科就诊的糖尿病周围神经病变患者80例，随机分为两组。治疗组40例，其中男性15例，女性25例；年龄30~63岁，平均49.1（±3.1）岁；病程5~10年，平均7.4（±2.5）年。对照组40例，其中男性20例，女性20例；年龄30~65岁，平均45.1（±4.1）岁，病程3~10年，平均6.7（±1.1）年。两组患者的性别、年龄、病程方面经统计学处理，差异无显著性（$P > 0.05$）。具有可比性。

1.4 治疗方法 所有患者均给予糖尿病基础治疗，治疗周期为2个月。基础治疗包括合理饮食、控制总热量摄入，体质较差者可适当增加蛋白质的摄入量；鼓励患者做适度的肢体运动，并继续原降糖药物治疗，有效控制血糖水平。

对照组给予甲钴胺注射液500ml静推，1次/日，营养神经治疗，2个月为一疗程。治疗组用芪丹地黄汤（生黄芪35g，丹参30g，生地黄28g，山茱萸14g，山药14g，泽泻10g，牡丹皮10g，茯苓10g，鸡血藤15g，肉桂10g，石斛15g，川牛膝14g，三七7g）为主方，每天1剂，水煎取汁分两次温服，餐后半小时口服，2个月为一疗程。

1.5 疗效判定 疗效判定依据糖尿病及并发症中西医诊治学相关标准[4]。显效：患者临床症状基本消失或恢复正常；有效：患者临床症状明显减轻；无效：患者临床症状无明显改善。

2　结　果

两组临床疗效比较，治疗组显效 16 例，有效 20 例，无效 4 例，总有效率 90.0%；对照组显效 8 例，有效 13 例，无效 19 例，总有效率 52.5%；治疗组优于对照组，具有显著性意义（$P < 0.05$）。

3　讨　论

米烈汉教授[5]认为消渴痹症累及全身多个脏腑，与肝脾肾三脏关系最为密切。主要是由于肾脏气化失司，肝脏郁结，脾脏肌肉失养等脏腑功能不足所致。肾虚血瘀是米烈汉教授提出的糖尿病周围神经病变的基本病机，米烈汉教授运用芪丹地黄汤化裁治疗时一方面补肾益精，令肾气充足，津液四布，气血通畅；另一方面，通过活血化瘀，令瘀去络通，病向痊愈。肾虚和血瘀不是孤立存在的，相互并存，肾虚必兼血瘀，血瘀加重肾虚，往往肾虚是本，血瘀是标；反过来，瘀血又会构成新的致病因素，从多方面加重肾虚的程度。因此，益气滋阴与活血通络必须两者兼顾。同时在治疗中不忘原发病，在发生糖尿病周围神经病变后，消渴原有的临床表现仍然存在，因阴虚贯穿于病程的始终，故养阴为基础治法。糖尿病后期可阴损及阳，见阴阳两虚证，兼痰饮甚至水饮内停，瘀血阻络之象更为突出，又当阴阳双补，温阳化饮，活血通络兼治。辨明主次与缓急，在糖尿病周围神经病变期辨证多以瘀血为主，在治疗上应当以活血化瘀为主，兼以益气滋阴。故方中在六味地黄丸六味药中，平补肝、脾、肾三脏之阴，轻泄肝脾肾三脏之浊之上，重用黄芪、丹参加强补肾活血之效，少佐肉桂引火归元，牛膝引血下行，加用石斛以增强滋阴清热之功，鸡血藤、三七以增加活血通络化瘀之效，共收益气滋阴、活血通络之功。

参考文献

[1]《中国糖尿病防治指南》编写组. 中国糖尿病防治指南 [M]. 北京：北京大学医学出版社，2004.

[2] World Health Organization. Definition, diagnosis and classification of Diabetes mellitus. Report of a WHO consulation [J]. Geneva：World Health Organization, 1999.

[3] 郑筱萸. 中药新药临床研究指导原则（试行）[M]. 北京：中国医药科技出版社，2002.

[4] 吕仁和，熊曼琪，魏执真，等. 糖尿病及其并发症中西医诊治学 [M]. 北京：人民卫生出版社，1997.

[5] 申泽民，路波. 米烈汉教授治疗糖尿病的临床经验 [J]. 光明中医，2013，28（7）：1325 – 1326.

三黄二花汤内服与外洗方治疗女性痤疮疗效观察

王高雷　指导：路　波

痤疮是多发于面部及胸背部的一种皮肤病，尤其好发于女性，给患者生理、心理上造成一定困扰，影响正常学习和生活。导师路波主任医师经过多年临床经验，利用中药内服、外治法治疗女性痤疮，疗效显著，现报道如下。

1　资料与方法

1.1　临床资料　81 例均为 2011 年 7 月至 2012 年 12 月陕西省中医医院内分泌门诊患者，按就诊先后顺序采用随机数字表法随机分为治疗组和对照组。其中治疗组 41 例；年龄 17～39 岁，平均年龄 23.2 岁。对照组 40 例；年龄 16～42 岁，平均年龄 24.1 岁。两组性别、年龄等一般资料差异无统计学意义（$P > 0.05$），具有可比性。诊断标准参考 2011 年国家中医药管理局医政司《22 个专业 95 个病种中医诊疗方案》之皮肤科中医诊疗方案[1]。

1.2　治疗方法　两组均给予生活方式干预，包括禁辛辣饮食及烟酒，晨起、睡前均用温水洗脸，停用任何洁面、护肤等化妆用品，调畅情志。

对照组口服甘草锌颗粒，每次 5g（1 包），每天 3 次；外用异维 A 酸凝胶适量涂患处，每天 2 次，7d 为一个疗程，连续使用 3 个疗程。3 个月后随访。

治疗组口服三黄二花汤（均为广东一方生产的免煎颗粒）：黄芩、黄柏、金银花、蒲公英、连翘、桑白皮各 10g，川芎 6g，黄连 3g。每日 2 剂，开水冲 400ml，早晚餐后各服 1 剂。每日睡前外用芒硝 15g，放入脸盆中，加入 200ml 开水，待水温降至 40℃时，将毛巾或纱布浸湿敷于患处 15min。7d 为一个疗程，连续使用 3 个疗程。3 个月后随访。

1.3　疗效标准　疾病疗效判定按尼莫地平法计算，以皮疹消退率作为疾病疗效判定标准。皮疹消退率 =（治疗前皮疹总评分 - 治疗后皮疹总评分）/治疗前皮疹总评分。痊愈：皮疹消退率 ≥95%；显效：95% > 皮疹消退率 ≥70%；好转：70% > 皮疹消退率 ≥30%；无效：皮疹消退率 < 30%，或皮疹反见增多者。皮疹评分[1]：皮疹类型无为 0 分，仅见粉刺为 2 分，粉刺、丘疹、脓疱并见为 4 分，粉刺、丘疹、结节并见为 6 分，粉刺、丘疹、结节、脓疱并见 8 分；皮疹数量：无为 0 分，< 30 个为 2 分，31～50 个为 4 分，51～100 个为 6 分，> 100 个为

8 分。

中医证候疗效判定按尼莫地平法计算，以皮疹加其他症状评分的总降低率作为中医证候疗效判定标准。痊愈：总评分降低率≥95%；显效：95%>总评分降低率≥70%；好转：70%>总评分降低率≥30%；无效：总评分降低率<30%。

症状积分标准：出现上述纳入标准中的任一症状者计 1 分，无则计 0 分，累积的总和则为症状积分。

2 治疗结果

经过统计，治疗组皮疹痊愈 24 例，显效 3 例，好转 12 例，无效 1 例，皮疹消退率为 83.33%；对照组皮疹痊愈 12 例，显效 3 例，好转 22 例，无效 3 例，皮疹消退率为 69.66%，差异具有统计学意义（$P < 0.05$）。中医证候比较：治疗组痊愈 17 例，显效 15 例，好转 9 例，无效 0 例，总有效率为 85.77%；对照组痊愈 9 例，显效 15 例，好转 19 例，无效 1 例，总有效率为 69.95%，差异具有统计学意义（$\triangle P < 0.05$）；两组治疗前后症状积分变化见附表。

附表　两组治疗前后症状积分变化（$\bar{x} \pm s$）

观察指标	治疗组（$n = 41$）		对照组（$n = 40$）	
	治疗前	治疗后	治疗前	治疗后
皮疹类型积分	4.73 ± 1.78	$0.88 \pm 1.09^{\triangle\blacktriangle}$	4.95 ± 1.65	$1.5 \pm 1.26^{\triangle}$
皮疹数量积分	6.10 ± 1.59	$0.93 \pm 1.27^{\triangle\blacktriangle}$	5.95 ± 1.19	$1.58 \pm 1.43^{\triangle}$
其他症状积分	5.12 ± 1.33	$0.46 \pm 0.60^{\triangle\blacktriangle}$	5.08 ± 1.31	$0.98 \pm 0.77^{\triangle}$
中医证候积分	15.95 ± 2.48	$2.27 \pm 2.53^{\triangle\blacktriangle}$	15.54 ± 2.46	$5.66 \pm 2.91^{\triangle}$

与本组治疗前后对比，$\triangle P < 0.05$；两组之间对比，$\blacktriangle P < 0.05$

3 讨 论

近年来，随着人们生活水平提高，学习、工作压力增加及环境因素改变等因素，痤疮的发病率呈上升趋势。经过流行病学调查，绝大部分属肺经风热、脾胃湿热证型[2]。导师通过多年临床观察发现，这两个证型常不能截然分开，故导师将其归为肺胃郁热型。随着生活水平的提高，数食肥甘厚味，致胃肠损伤，运化失司，积热内蕴，发于肌表则为痤疮；学习、生活压力增加，情志不舒，肝失疏泄，郁而化热，发于肌表也可为痤疮；环境污染，温热毒邪直中肌表，或吸入肺胃，肺胃郁热，发于肌表亦为痤疮。治则当以清热解毒、燥湿散郁为法。方中三黄均有清热燥湿、泻火解毒之功，黄芩偏于清上焦热，黄连偏于清中上焦热，黄柏偏于清下焦热，使热从下焦去；金银花清热解毒，主治一切内痈外痈；蒲公英、连翘清热解毒，消肿散结；桑白皮入肺经，肺主皮毛，一清肺热，二引药达肌表；川芎辛温发散，一助壅积之热行而散之，二反大队药物苦寒之性。芒硝性咸、苦、寒，功可清热消肿、软坚散结，外洗一可防止过寒伤脾胃之阳，二则直达病所。上述诸药合用，内外兼治，力强功专，共奏清热解毒、燥湿散郁之效。

现代医学认为，痤疮的发生与雄性激素分泌增多、皮脂腺分泌旺盛、毛囊口堵塞、痤疮棒状杆菌及其他微生物感染和全血黏度增高等有关[3]。通过我们的临床观察发现，芒硝外洗有助于痤疮的消退，内服三黄二花汤不仅能消退痤疮，而且能解除患者的症状，两者合用对痤疮的治疗确实有效，但具体是通过哪些机理起作用，还有待进一步研究。

参考文献

[1] 国家中医药管理局医政司. 22 个专业 95 个病种中医诊疗方案（合订本）[M]. 北京. 中国中医药出版社，2011.

[2] 杨柳，赖海生. 痤疮中医优化诊疗方案研究 [J]. 新中医，2001，43（10）：64 - 65.

[3] 赵辨. 临床皮肤病学 [M]. 3 版. 南京：江苏科技出版社，2011.

玉女煎加减治疗非酒精性脂肪肝验案 1 则

王红丽　路　波

非酒精性脂肪肝是指除外酒精和其他明确的肝损害因素所致的、以弥漫性肝细胞大泡性脂肪变为主要特征的临床病理综合征[1]。其主要病理变化为肝脏内中性脂肪过度蓄积，而发病机制至今尚不明确。

近年来，随着肥胖症和糖尿病发病率的增加，我国脂肪肝的发病率呈上升趋势，并且越来越年轻化，已远远超过病毒性肝炎而跃居第一位。肝纤维化的发病率高达 25%，可以认为脂肪肝是肝纤维化及肝硬化的前期病变。许多研究表明中药调脂及治疗脂肪肝的效果肯定，说明采用中医药治疗脂肪肝已取得显著疗效。路波主任医师在治疗内科疾病方面积累了宝贵经验并取得了显著的疗效。现将其运用玉女煎加减治疗非酒精性脂肪肝 1 例报告如下。

姚某，男，12 岁，于 2015 年 5 月 2 日以"体质量明显增加 3 年"为主诉就诊于路波主任医师处，患者身高 149cm，体质量 62kg，陕西省中医医院行上腹部 CT 提示：肝脏 CT 值/脾脏 CT 值 = 3.2/41.8，诊断为重度脂肪肝。患者初诊时症见：形体肥胖，平素饭量较大，易饥饿，咽喉部黏痰较多，大便时有泄泻，小便可，夜休可，舌暗、苔黄，脉滑数。西医诊断为脂肪肝；中医诊断为肥胖症，证属胃热阴虚，治以滋阴清热，予玉女煎加减：知母10g，石膏15g，熟地黄10g，麦冬10g，牛膝10g，决明子6g。共7剂。

5月9日二诊。患者体质量59kg，近1周体质量减轻3kg，无明显饥饿感，饭量减半，仍有咽喉黏痰，眠可，二便调。舌质暗，苔黄，脉数。效不更方。

5月16日三诊。患者体质量57.5kg，再次较上次减轻1.5kg。患者近期感冒咳嗽，咽喉处红肿，咳白色黏痰，眠可，大便调，小便黄，舌红苔黄，脉滑。男性生殖系统B超（2015年5月9日，陕西省中医医院）示：双侧睾丸及附睾头测值略小；性激素6项提示：促黄体生成素<0.001mU/ml，睾酮<20ng/dl。考虑患者病情平稳，治疗效果较佳，继予原方治疗，共17剂。

6月6日四诊。患者体质量55.8kg。纳眠可，二便调，效不更方。

7月5日五诊。患者体质量54kg，易饥，舌淡红、苔白，脉缓。予玉女煎加减，处方：石膏15g，知母10g，熟地黄10g，麦冬10g，牛膝10g，乌梅10g，决明子6g，黄连3g，干姜3g。共30剂，水煎服。

患者此后分别于8月1日、8月24日、10月18日就诊，均效不更方。10月31日患者再次就诊，身高153cm，体质量54kg。目前患者食欲较前明显减少，纳眠可，二便调，舌红、苔白，边有齿痕，舌下脉络迂曲，脉沉弦。腹部CT（2015年10月31日，陕西省中医医院）示：肝脏CT值约为35HU，脾脏CT值约为39HU，诊断：①脂肪肝（中度）；②胆囊内密度增高，考虑胆汁淤积？③脾脏、胰腺CT扫描未见明显异常。在原方中加黄连3g、柴胡10g以疏肝清热，共30剂，每天1剂，水煎服。

按语 脂肪肝属中医学"胁痛""积聚""痰浊""肥气"等范畴。大多数医家认为，脂肪肝的发生与饮食所伤（饮食不节，嗜酒过度或嗜食肥甘厚味）和情志不遂（长期忧郁或恼怒）有关。患者初诊为重度脂肪肝，加之患者体形肥胖，平素饭量较大，结合舌暗、苔黄，脉滑数的特点，辨证为胃热阴虚，故予玉女煎加减。玉女煎出自《景岳全书》，本方治证原书为"少阴不足，阳明有余"，为胃热阴伤所致，由石膏、熟地黄、麦冬、知母、牛膝组成[2]。方中石膏辛甘大寒，以清"阳明有余"之热，是君药；熟地黄甘而微温，养血滋阴，补少阴之不足，为臣药，二药相伍是清火滋水并用；知母苦寒质润，助石膏以清胃热，麦冬养阴助熟地黄以滋胃阴，二者均为佐药；牛膝滋补肾水，并引热下行，故为使药。诸药配合，共奏清胃滋肾之功，标本两顾，使热撒阴存，变"有余"与"不足"为平衡协调而转愈。

参考文献

[1] 陆再英，钟南山. 内科学 [M]. 北京：人民卫生出版社，2008.

[2] 高巾裔，黎良元. 玉女煎临床应用心得 [J]. 陕西中医，2005，26（9）：971－972.